营养学基础与应用

主 编 罗 冰

副主编 刘冬姣 徐春华

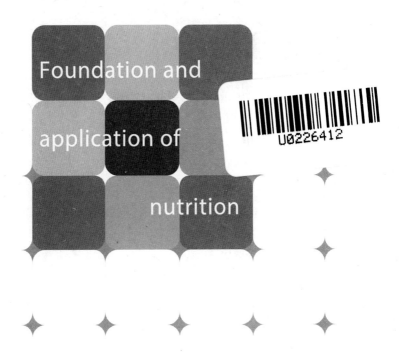

Foundation and

application of

nutrition

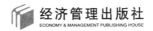

经济管理出版社

ECONOMY & MANAGEMENT PUBLISHING HOUSE

图书在版编目（CIP）数据

营养学基础与应用/罗冰主编. —北京：经济管理出版社，2016.2
ISBN 978-7-5096-4230-6

Ⅰ. ①营… Ⅱ. ①罗… Ⅲ. ①营养学 Ⅳ. ①R151

中国版本图书馆 CIP 数据核字（2016）第 021173 号

组稿编辑：王光艳
责任编辑：许　兵
责任印制：黄章平
责任校对：雨　千

出版发行：经济管理出版社
　　　　　（北京市海淀区北蜂窝 8 号中雅大厦 A 座 11 层　100038）
网　　址：www. E-mp. com. cn
电　　话：(010) 51915602
印　　刷：保定市嘉图印刷有限公司
经　　销：新华书店
开　　本：720mm×1000mm/16
印　　张：25.75
字　　数：466 千字
版　　次：2016 年月 4 第 1 版　2016 年 4 月第 1 次印刷
书　　号：ISBN 978-7-5096-4230-6
定　　价：68.00 元

前　言

　　随着社会的发展，人们对膳食营养与健康愈发关注、重视。高职高专院校烹饪工艺与营养专业、食品加工专业、食品营养与检测专业、老年服务专业等都开设了相关的营养学课程。根据教育部《关于全面提高高等职业教育教学质量的若干意见》中提出的"加大课程建设与改革的力度，增强学生的职业能力"要求，为适应职业教育课程改革趋势，本书根据餐饮行业和食品行业对职业岗位（群）的任职要求，改变以知识导向为主的教学模式，寻求以职业能力需求为导向，以相关职业资格标准为依据的课程教学模式，重新构建了营养学基础与应用教材结构。

　　本书内容分为"健康人群饮食指导与配餐"、"特殊人群饮食指导与配餐"、"疾病患者的饮食指导与配餐"、"食品营养咨询与评价"四个任务，每个任务根据教学需要分别编写4~6个教学项目。项目之间相对独立，且总体教学内容由浅入深，实现项目教学与知识递进相统一的教材模式。各学院可根据专业教学实际需要，灵活选用教学项目和训练项目。本书大部分项目内容是食品、烹饪以及与之相关的科研人员、技术人员、营养师必须了解和掌握的，同时对家庭的合理营养、合理膳食和营养配餐也有很好的指导作用。

　　本书由大连职业技术学院罗冰担任主编，大连职业技术学院刘冬姣、徐春华担任副主编。在编写过程中得到了大连职业技术学院领导和同事的热心帮助和指导，经济管理出版社的大力支持，在此深表感谢。

　　由于编者本身的教学、专业水平所限，书中难免有不足和疏漏之处，敬请各位同仁和广大读者批评指正，以使本书得以不断完善提高。

罗冰

2015 年 9 月

目 录

任务一 健康人群饮食指导与配餐

任务二　特殊人群营养饮食指导与配餐

任务三　疾病患者的饮食指导与配餐

任务四　食品营养咨询与评价

任务一 健康人群饮食指导与配餐

项目一
健康人群营养素需求

【内容提要】

我们日常所吃食物中的营养成分，除水、游离态的维生素和矿物质可直接吸收外，其他如蛋白质、脂肪和糖类等大分子，必须先在消化系统内借助消化液中所含有的酶催化水解成小分子，才能通过消化道的黏膜进入血液循环，运送至身体各处供组织细胞利用。消化和吸收是人体获得能源、维持生命的重要功能。

机体正常生理过程需要各种不同种类的营养素，每种营养素还要满足一定的摄入量要求并合理搭配。确定营养素的需要量，提出参考摄入量，可指导人们营养合理化，提高营养与健康水平。人体正常生理过程所需要的营养素，必须能满足人体能量供给、组织构建更新以及生理调节三方面的基本需要。随着生活水平的不断提高，人类认识到只有科学、合理的膳食才能有利于人体保持健康。

合理膳食是世界卫生组织倡导的健康四大基石之一，普及营养知识、培养合理膳食的观念和习惯，是改善居民营养状况、预防和控制相关慢性病的重要手段。

子项目一 消化系统与食物的消化吸收

【学习目标】

了解人体消化吸收系统的组成及功能

掌握食物的消化吸收过程

掌握蛋白质、脂类和碳水化合物的消化与吸收

【知识内容】

一、消化系统组成及功能

消化系统由消化道和与其紧密相关的消化腺共同组成，如图 1-1-1 所示。消化道包括口腔、咽、食管、胃、小肠（十二指肠、空肠、回肠）和大肠（盲肠、结肠、直肠、肛管）。

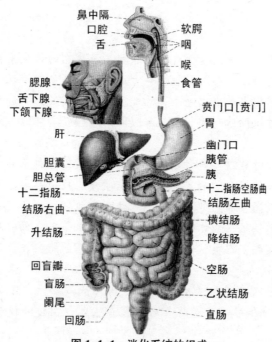

图 1-1-1　消化系统的组成

1. 口腔

口腔位于消化道的最前端，是食物进入消化道的门户，由口唇、颊、腭、牙、舌和口腔组成。食物进入口腔后，首先刺激唾液腺分泌唾液，在牙齿切割、咀嚼和舌的搅拌下，唾液与食物一起混合成食团，唾液中的唾液淀粉酶能部分水解碳水化合物，将淀粉分解成麦芽糖。

2. 咽

咽位于鼻腔、口腔和喉的后方，其下端通过喉与气管和食管相连，是食物与空气的共同通道。咽的主要功能是完成吞咽反射动作。

3. 食管

食管是长条形的肌性管道，全长 25~30 厘米，是食物与空气的共同通道。食管的主要功能是运送食物入胃，其次是防止呼吸时空气进入食管，以及阻止胃内容物逆流入食管。

4. 胃

胃位于左上腹,是消化道最膨大的部分,其上端通过贲门与食管相连,下端通过幽门与十二指肠相连。胃的肌肉由纵状肌肉和环状肌肉组成,内衬黏膜层。肌肉的舒缩形成了胃的运动,黏膜层则具有分泌胃液的作用。

食物进入胃后暂时储存,在此期间受到胃液的化学性消化和胃壁肌肉的机械性消化。

胃液是由各种胃腺细胞分泌的混合物,包括水、电解质、脂类、蛋白质等。纯净的胃液为透明、淡黄色的酸性液体,pH 值为 0.9~1.5。胃液主要由以下成分组成:

(1) 胃酸。胃酸由盐酸构成,由胃黏膜的壁细胞分泌,分为游离酸和结合酸两种,二者的浓度合称为总酸度。胃酸主要有以下功能:①激活胃蛋白酶原,使之转变为有活性的胃蛋白酶,并为胃蛋白酶提供适宜的酸性环境;②与钙、铁等矿质元素结合,形成可溶性盐,利于吸收;③抑制和杀死随同食物进入胃内的细菌;④分解食物中的结缔组织和肌纤维,使蛋白质变性,便于被消化酶所分解。

(2) 胃蛋白酶。胃蛋白酶是由胃底腺的主细胞以不具活性的胃蛋白酶原的形式所分泌的,胃蛋白酶原在胃酸的作用下转变为具有活性的胃蛋白酶。胃蛋白酶在酸性较强的环境中可将蛋白酶水解为多肽和氨基酸,其最适 pH 值为 2.0,随着 pH 值增高,其活性降低。

(3) 内因子。内因子是由壁细胞分泌的一种糖蛋白,可以和维生素 B_{12} 结合形成复合物,有促进回肠上皮细胞吸收维生素 B_{12} 的作用。

5. 小肠

小肠位于胃的下端,长 5~7 米,从上到下分为十二指肠、空肠和回肠。十二指肠长约 25 厘米,在中间偏下处的肠管稍粗,称为十二指肠壶腹,该处有胆总管的开口,胰液及胆汁经此开口进入小肠,开口处有环状平滑肌环绕,起括约肌的作用,称为 Oddi 括约肌,防止肠内容物返流入胆管。小肠是食物消化和吸收的主要器官。在小肠,食糜受到胰液、胆汁、小肠液和小肠运动的消化,基本完成食物的消化和吸收过程。食物经过小肠的消化,已被分解成可被吸收的小分子物质,绝大部分营养成分在小肠吸收,未被消化的食物残渣,由小肠进入大肠。

小肠内的消化液帮助食物在小肠内消化吸收,按其消化腺的不同,分为胰液、胆汁和小肠液。不同消化液的成分及其功能都不同。

(1) 胰液。胰液是由胰腺的外分泌腺分泌,为无色、无嗅的弱碱性液体,pH 值为 7.8~8.4,含水量类似于唾液;无机物主要为碳酸氢盐,其作用是中和进入十二指肠的胃酸,使肠黏膜免受强酸的侵蚀,同时也提供了小肠内多种消化酶活动的最适 pH 值;有机物主要是消化三种营养物质的消化酶:①胰淀粉酶,为 α 淀粉酶,可将淀粉水解为麦芽糖及葡萄糖;②胰脂肪酶类,胰液中消化脂类的酶有胰脂肪酶、磷脂酶 A_2、胆固醇酯酶和辅脂酶，可分解三酰甘油为脂肪酸、单酰甘油和甘油；③胰蛋白酶类，胰液中的蛋白酶基本上分为两类，即内肽酶和外肽酶。胰蛋白酶、糜蛋白酶和弹性蛋白酶属于内肽酶；外肽酶主要有羧基肽酶 A 和羧基肽酶 B。胰腺细胞最初分泌的各种蛋白酶都是以无活性的酶原形式存在的，进入十二指肠后被肠激酶所激活。

除上述三类主要的酶外，胰液中还含有核糖核酸酶和脱氧核糖核酸酶。胰液中的所有酶类的最适 pH 值为 7.0 左右。

（2）胆汁。胆汁是由肝细胞不断生成的，储存于胆囊，经浓缩后由胆囊排出至十二指肠。胆汁是一种金黄色或橘棕色有苦味的浓稠液体，其中除含有水分和钠、钾、钙、碳酸氢盐等无机成分外，还含有胆盐、胆色素、脂肪酸、磷脂、胆固醇和细胞蛋白等有机成分。胆盐是由肝脏利用胆固醇合成的胆汁酸与甘氨酸或牛磺酸结合形成的钠盐或钾盐，是胆汁参与消化与吸收的主要成分。胆汁中不含消化酶，但对脂肪的消化和吸收具有重要作用。

（3）小肠液。小肠液是由十二指肠腺细胞和肠腺细胞分泌的一种弱碱性液体，pH 值约为 7.6。小肠液中的消化酶包括氨基肽酶、α-糊精酶、麦芽糖酶、乳糖酶、蔗糖酶、磷酸酶等；主要的无机物为碳酸氢盐；小肠液中还含有肠激活酶，可激活胰蛋白酶原。小肠液的主要作用：①消化食物，即肠激酶和肠淀粉酶的作用；②保护作用，即弱碱性的黏液能保护肠黏膜不受到机械性损伤和胃酸的侵蚀，免疫蛋白能抵抗进入肠腔的有害抗原。

6. 大肠

大肠是消化管的末段，成人的大肠全长约 1.5 米，全程似方框，围绕在空肠、回肠的周围。人类的大肠内没有重要的消化活动。大肠的主要功能是吸收水分和盐类，此外还为消化后的食物残渣提供临时贮存场所。一般地，大肠并不进行消化，大肠中物质的分解也多是细菌作用的结果，细菌可以利用肠内较为简单的物质合成 B 族维生素和维生素 K，但更多的是细菌对食物残渣中未被消化的碳水化合物、蛋白质与脂肪的分解，所产生的代谢产物也大多对人体有害。

二、食物的吸收

食物经过消化，将大分子物质变成小分子物质，其中多糖分解成单糖，蛋白质分解成氨基酸，脂肪分解成脂肪酸、单酰甘油酯等，维生素与矿物质则在消化过程中从食物的细胞中释放出来，通过消化道壁管吸收进入血液循环，这些过程称为吸收。

1. 吸收部位

食物进入胃之前没有吸收，胃的吸收功能比较弱，正常情况下仅能吸收少量的水分和酒精等，大肠主要吸收在小肠内没被完全吸收的水分和盐类，而营养物质的吸收主要部位是小肠上段的十二指肠和空肠。回肠主要是吸收功能的储备。

在小肠内壁上布满了环状皱襞、绒毛和微绒毛。经过这些环状皱襞、绒毛和微绒毛的放大作用，使小肠的吸收面积可达 200 平方米；且小肠的这种结构使其内径变细，增大了食糜流动时的摩擦力，延长了食物在小肠内的停留时间，一般是 3~8 小时，为营养物质在小肠内的充分吸收创造了有利条件。

2. 小肠吸收形式

小肠细胞膜的吸收作用主要依靠被动转运和主动转运来完成。

（1）被动转运主要包括简单扩散、易化扩散、滤过、渗透等作用。

1）简单扩散。指营养物质从浓度高的一侧直接透过生物膜向浓度低的一侧进行的扩散性转运。由于细胞膜的基质是类脂双分子层，因此脂溶性物质更易进入细胞。物质进入细胞的速度决定于它在脂质中的溶解度和分子大小，溶解度越大透过越快；如果在脂质中的溶解度相等，则较小的分子透过较快。此方式不借助载体，不消耗能量。

2）易化扩散。指非脂溶性物质或亲水物质，如 Na^+、K^+、葡萄糖和氨基酸等，不能透过细胞膜的双层脂质，需在细胞膜蛋白质的帮助下，由膜的高浓度一侧向低浓度一侧扩散或转运的过程。

3）滤过。消化道上皮细胞可以看作是滤过器，当胃肠腔内的压力超过毛细血管时，水分和其他物质就可滤入血液。

4）渗透。渗透主要指水分的吸收。当膜两侧产生不相等的渗透压时，渗透压较高的一侧将从另一侧吸引一部分水过来，以达到两侧渗透压平衡的过程。

（2）主动转运。在许多情况下，某种营养成分必须要逆着浓度梯度（化学的或电荷的）的方向穿过细胞膜，这个过程称主动转运。此方式必须借助于载体，并需要能量。主动转运是高等动物吸收营养物质的主要方式。

三、食品的消化与吸收

1. 蛋白质的消化与吸收

蛋白质进入机体前必须先水解成氨基酸，然后再被吸收入体内，否则会产生过敏。蛋白质的消化作用主要在小肠中进行，由内肽酶的胰蛋白酶、糜蛋白酶及弹性蛋白酶，外肽酶的羧基肽酶及氨基肽酶协同作用，水解成氨基酸后即可被吸收。

未被消化吸收的氨基酸及蛋白质在肠道细菌作用下，生成许多对人体有害的物质，此过程称为蛋白质的腐败作用。这些物质进入人体内后，经肝脏的生物转化作用转变成易溶于水的无害物质随尿排出。

（1）蛋白质的消化与吸收。膳食中蛋白质的消化从胃开始。胃分泌的胃酸先使蛋白质变性，破坏其空间结构以利于酶发挥作用，同时胃酸可激活胃蛋白酶分解蛋白质。但食物在胃内停留时间较短，蛋白质在胃内消化很不完全，蛋白质消化吸收的主要场所在小肠。蛋白质在小肠中被胰蛋白酶和糜蛋白酶水解为氨基酸和部分二肽及三肽，再被小肠黏膜细胞吸收。在小肠黏膜刷状缘中肽酶的作用下，进入黏膜细胞的二肽、三肽进一步分解为氨基酸单体。被吸收的氨基酸通过黏膜细胞进入肝门静脉而被运送到肝脏和其他组织或器官中被利用。

同时，小肠也是蛋白质吸收的主要场所。过去认为只有氨基酸单体（游离氨基酸）才能被机体吸收，现在发现2~3个氨基酸的小肽也可以被吸收。被吸收的氨基酸通过黏膜细胞进入肝门静脉而被运送到肝脏和其他组织或器官中被利用。

（2）影响蛋白质消化与吸收的因素。食物的种类和加工状态对食物蛋白质的消化吸收会有一定的影响。一般对食物的加热蒸煮，会使贮藏蛋白质溶胀水化，有利于与消化液混合，使其更便于消化；加热使蛋白质变性，其规则的高级结构被破坏，增加了化学反应活性，更利于消化和吸收；而加热水解蛋白质则会使部分氨基酸以游离态释放出来，对增强风味、刺激食欲、调节消化腺体的功能有积极作用。

2. 脂类的消化与吸收

食物进入口腔后脂肪的消化就已经开始，唾液腺分泌的脂肪酶可水解部分食物脂肪。对成人来说这种消化能力很弱，而婴儿口腔中的脂肪酶则可有效地分解奶中短链和中链脂肪酸。脂肪的消化在胃内也极有限，主要消化场所是小肠。来自胆囊中的胆汁首先将脂肪乳化，胰腺和小肠内分泌的脂肪酶将甘油三酯水解，生成游离脂肪酸和甘油单酯，偶尔也可完全水解成为甘油和脂肪酸。

（1）脂肪的消化与吸收。在脂肪消化过程中，食物间歇地从胃送入十二指肠。由于食糜本身对胃肠道的刺激而引起胰液和胆汁的合成和分泌。来自胆囊的胆汁首先将脂肪乳化，胰腺和小肠分泌的脂肪酶将三酰甘油水解成游离脂肪酸和单酰甘油。三酰甘油的水解速度与三酰甘油的链长和不饱和程度等因素有关。

脂肪水解后的小分子，如甘油、短链和中链脂肪酸很容易被小肠细胞吸收直接进入血液。单酰甘油和长链脂肪酸被吸收后，先在小肠细胞中重新合成三酰甘油，并和磷脂、胆固醇和蛋白质形成乳糜微粒，由淋巴系统进入血液循环。血中的乳糜微粒是一种颗粒最大、密度最低的脂蛋白，是食物脂肪的主要运输形式，随血液流遍全身以满足机体对脂肪和能量的需要，最终被肝脏吸收。食物脂肪的吸收率一般在80%以上，最高的如菜籽油可达99%。

肝脏将来自食物中的脂肪和内源性脂肪以及蛋白质等合成极低密度脂蛋白，并随血流供应机体对三酰甘油的需要，随着其中三酰甘油的减少，同时又不断聚集血中的胆固醇，最终形成了三酰甘油少、胆固醇多的低密度脂蛋白。血流中的低密度脂蛋白一方面满足机体对脂类的需要；另一方面可以被细胞中的低密度脂蛋白受体结合进入细胞，借此调节血中胆固醇浓度。但低密度脂蛋白过多，可引起动脉粥样硬化等疾病。体内还可合成高密度脂蛋白，其重要功能就是将体内的胆固醇、磷脂运回肝脏进行代谢，对机体起到保护作用。

（2）影响胆固醇吸收的因素。高脂肪膳食具有促进胆汁分泌的作用，胆汁酸是促进胆固醇吸收的重要因素；膳食中饱和脂肪酸过高，可使血浆胆固醇升高，摄入较多不饱和脂肪酸，血浆胆固醇即降低；植物食物中的谷固醇和膳食纤维可减少胆固醇的吸收，从而可降低血浆胆固醇；随着年龄的增长，血浆胆固醇有所增加。

3. 碳水化合物的消化与吸收

碳水化合物的消化与吸收分为两种主要形式：小肠消化和结肠发酵。消化吸收主要在小肠中完成。单糖直接在小肠被消化吸收；双糖经酶水解后再被吸收；一部分寡糖和多糖水解成葡萄糖后被吸收。在小肠不能消化的部分，到结肠经细菌发酵后再被吸收。

（1）碳水化合物的消化与吸收。蔗糖和乳糖经红细胞膜表面的蔗糖酶和乳糖酶水解为葡萄糖、果糖和半乳糖。由小肠吸收到门静脉血中的糖都是单糖，但吸收速率各不相同。若以葡萄糖的吸收率为100，则半乳糖为110，果糖为43，甘露糖为19，木酮糖为15，阿拉伯糖为9。这些糖类的吸收均为主动转运过程。小肠黏膜上皮细胞刷状缘葡萄糖苷酶是可以诱导的，有证据表明，蔗糖摄入量的增加，提高了餐后胰岛素和胃肠多肽的应答，由于诱导了蔗糖酶的活性，因而也使蔗糖吸收率增加。小肠黏膜上皮细胞刷状缘葡萄糖苷酶缺乏，将引起相应碳水化合物吸收受到限制。乳糖酶缺乏普遍存在于非白人人群，并常引起乳糖吸收不良。棉籽糖和水苏糖在小肠中不能消化，但可在结肠被细菌分解。双糖糖醇在小肠中酶的作用下部分水解，单糖糖醇通过被动扩散吸收，比葡萄糖要少，如果量大可能到结肠发酵后再吸收。组成淀粉的直链和支链淀粉首先经口中唾液分泌的淀粉酶消化为短链多糖和麦芽糖。食物进入胃后，由于淀粉酶适宜在中性介质中反应，在酸性条件下，淀粉酶失活，其胃酸对碳水化合物只有微小或很局限的降解，因此，淀粉在胃中不能被消化。淀粉的消化主要发生在小肠。碳水化合物到达小肠后，通过小肠上端胰腺分泌的淀粉酶继续被消化。肠腔中胰腺分泌的胰淀粉酶最适合于碱性环境，有助于淀粉的消化反应。食物中的淀粉和糖原被胰淀粉酶作用于 $\alpha-1，4$ 糖苷键，使之水解成为 α-糊精、麦芽寡糖、麦芽糖，再经小肠黏膜上皮细胞刷状缘 α-糊精酶、麦芽糖酶继续分解成为葡萄糖。

极少部分非淀粉多糖可在结肠内通过发酵消化，发酵是结肠的一种发酵方式，指在小肠不消化的碳水化合物到达结肠后，被结肠菌群分解，产生氢气、甲烷气、二氧化碳和短链脂肪酸的一系列过程。这些气体经循环转运经呼气和直肠排出体外；发酵产生的物质如短链脂肪酸很快被肠壁吸收并被机体代谢，乙酸主要入血并被肝脏、肌肉和其他组织吸收，丙酸在反刍类动物中（如牛和羊）是葡萄糖的前体，但不是人类的主要代谢途径。丁酸能够调节上皮细胞的更新，从而影响细胞凋亡。结肠发酵的碳水化合物的代谢产物对肠道有良好的保护作用。

（2）碳水化合物类型与消化吸收的关系。碳水化合物的类型不同，消化吸收率不同，引起的餐后血糖水平也不同。食物血糖生成指数（GI）表示某种食物升高血糖效应与标准食品（通常为葡萄糖）升高血糖效应之比。GI值越高，说明这种食物升高血糖的效应越强。不同的碳水化合物食物在肠胃内消化吸收的速度不同，而消化、吸收的快慢与碳水化合物本身的结构（如支链和直链淀粉）、类型（如淀粉或非淀粉多糖）有关。此外，食物的化学成分和含量（如膳食纤维、脂肪、蛋白质的多少）及加工方式，如颗粒大小、软硬、生熟、稀稠及时间、温度、压力等对GI都有影响。总之，越是容易消化吸收的食物，GI值就越高。高升糖指数的食物对健康不利。高"升糖指数"的碳水化合物食物会造成血液中的葡萄糖和胰岛素幅度上下波动。低"升糖指数"的食品，能大幅减少心脏疾病的风险。一般果糖含量和直链淀粉含量高的食物，GI值偏低；膳食纤维高，一般GI值低。可溶性纤维和脂肪也有降低食物GI值的作用。

单糖是碳水化合物在小肠中吸收的主要形式。单糖的吸收不是简单的扩散而是耗能的主动过程，通过小肠上皮细胞膜刷状缘的肠腔面进入细胞内再扩散入血。因载体蛋白对各种单糖的结合不同，各种单糖的吸收速率也就不同。单糖的主动转运与Na^+的转运密切相关，当Na^+的主动被阻断后，单糖的转运也不能进行。因此认为单糖的主动吸收需要Na^+存在，载体蛋白与Na^+和糖同时结合才能进入小肠黏膜细胞内。单糖吸收的主要部位是在十二指肠和上段空肠，被吸收后进入血液，经门静脉入肝脏，在肝内贮存或参加全身循环。

碳水化合物经消化吸收后，在肠壁和肝脏几乎全部转变为葡萄糖，主要合成为肝糖原储存，也可氧化分解供给肝脏本身所需的能量。另一部分，则经肝静脉进入体循环，由血液运送到各组织细胞，进行代谢或合成糖原储存，或氧化分解供能，或转变成脂肪等。

【知识链接】

消化道犹如贯穿人体的一条河流。美国"罗代尔生活网"最新载文，总结了经科学证实的"消化道的10个秘密"。

1. 如果将消化系统摊平，其面积可以覆盖一个网球场。
2. 大约70%的免疫系统位于消化道。
3. 消化道内微生物数量是人体细胞数量的10倍。
4. 消化道菌群的DNA是人体细胞DNA的100多倍。
5. 消化道微生物菌群总重量达3.5~4.5磅（约1.6~2公斤）。
6. 消化系统常被称为"第二大脑"。即使连接大脑和消化系统的迷走神经被切断，消化系统也可完好维持自身系统功能。
7. 消化道产生的血清素等神经传导物质明显多于大脑。

8. 如果食物选择错误，或者身体因消化功能差而无法消化、吸收和利用所吃食物，最终必然疾病缠身。

9. 消化不充分会导致一系列健康问题，包括偏头痛、抑郁症、自身免疫疾病、自闭症、慢性疲劳、多发性硬化症等。

10. 适合别人的健康食物，对你的消化道而言可能不健康，因此不要盲目跟风。

【能力训练】

1. 训练内容

分析如下食物的消化吸收情况：

米饭——淀粉类食物

牛肉——蛋白类食物

菠菜——维生素、矿物质

2. 训练参考

（1）消化器官包括口腔、胃、小肠、大肠。

（2）食物在消化器官中的分解变化：蛋白质的分解、脂肪的分解、碳水化合物的分解。

3. 回答如下问题

（1）分析这些食物主要在什么位置开始消化。

（2）需要怎样的消化液。

（3）消化后的结构。

（4）吸收的位置。

【练习任务】

简述主要产能营养素的消化吸收特点。

子项目二　膳食营养素参考摄入量

【学习目标】

了解《中国居民膳食营养素参考摄入量（Chinese DRIs)》的主要内容

掌握健康人群的营养素需求

【知识内容】

一、营养学发展史

1. 中国营养学发展史

中国的饮食文化、中医文化和养生学是现代营养学的鼻祖。7000 多年前，神农尝百草是营养学研究的开始。3000 多年前，我国著名的中医论著《黄帝内经·素问篇》就曾提出"五谷为养，五果为助，五畜为益，五菜为充，气味合而服之，以补精益气"的论述，这与现代营养学的"合理膳食"原则一致，可以认为是世界上最早的膳食指南。《神农本草经》和《本草纲目》记载了数百种食物的治疗作用，代表了中国古代食疗的高峰。

中国现代营养学于 20 世纪初创立。1927 年刊载营养学论文的《中国生理杂志》创办。1928 年和 1937 年分别发表了《中国食物的营养价值》和《中国民众最低限度营养需要》。1939 年，中华医学会提出了我国历史上第一个营养素供给量建议。1941 年，中央卫生实验院召开了第一次全国营养学会议。1945 年，中国营养学会在重庆成立，并创办了《中国营养学杂志》。这些都是中国营养学研究的开端，为营养学在中国的发展奠定了基础。

新中国成立以后，我国的营养学得到迅速发展。1952 年，我国出版了第一版《食物成分表》；1956 年创办了《营养学报》；1963 年提出了新中国成立后第一个营养素供给量建议。1982~2002 年，每隔 10 年进行一次全国性营养调查；1988 年修订了每人每日膳食营养素供给量，并于 1989 年制定了我国第一个膳食指南。与此同时，我国的营养科学工作者进行了一些重要营养缺乏病（包括克山病、碘缺乏症、佝偻病及癞皮病）等的防治研究，并结合防治克山病及硒中毒的研究结果，提出了人体需要量，受到全国营养学界的高度重视。

1997 年第 16 届国际营养大会为公共营养确定的定义："公共营养是以人群营养状况为基础，有针对性地提出解决营养问题的措施，它阐述人群或社区的营养问题，以及造成和决定这些营养问题的条件。与临床营养相比，其工作重点从个体水平转向群体水平，从微观营养研究转向范围广泛的宏观营养研究，如营养不良的消除策略、政策与措施等。"同年，根据社会发展和居民膳食结构的改变，中国营养学会修订了《中国居民膳食指南》，并发布了《中国居民平衡膳食宝塔》；2000 年，中国营养学会发布了我国第一部《中国居民膳食营养素参考摄入量（Chinese DRIs）》。

2. 西方营养学发展史

国外最早关于营养方面的记载出现于公元前 400 多年前的著作中。公元前300 多年前医学之父希波克拉底首先认识到膳食营养对健康的重要性，他曾对学生说"食物即药"。这同中国古代营养学提出的"药食同源"的说法一致。

现代营养学开始于 18 世纪中叶，当时自然科学得到了迅猛发展，营养学作为多种学科的交叉学科，也得到了前所未有的发展。1783 年，拉瓦锡（Lavoisier）发现了氧，并证实呼吸和燃烧都是氧化作用，蛋白质、脂肪、碳水化合物和常量元素陆续被发现，并被证明它们是人体必需的营养素。

19 世纪和 20 世纪初，是发现和研究各种营养素的鼎盛时期。1842 年，德国科学家李比希（Liebig）建立了碳、氢、氮定量测定法，确立了食物组成与物质代谢的概念。1912 年芬克（Funk）发现了第一种微生物——硫胺素，到第二次世界大战结束时，共发现 14 种脂溶性和水溶性维生素。1934 年，美国营养学会成立后，营养学正式成为一门学科。1973 年，世界卫生组织（WHO）将 14 种微量元素确定为动物必需的微量元素，并提出了部分元素的日摄入量范围。1996 年，联合国粮食及农业组织/国际原子能机构/世界卫生组织（FAO/IAEA/WHO）联合委员会确定 8 种元素为人体必需的微量元素，对防治营养缺乏性疾病起了重要作用。20 世纪 70 年代人们开始研究膳食纤维及其他植物化学成分的功能。目前，营养学已进入深入研究膳食中化学成分与预防疾病的时期。在微观营养学研究深入发展的同时，研究人群营养状况的宏观营养学也有了很大发展，公共营养学出现。1943 年，美国学者首次提出营养素供给量（RDA）的概念和一系列数量建议。随后欧洲和亚洲很多国家也提出了自己的营养素供给量建议及《膳食指南》。

二、膳食营养素参考摄入量

营养素是指食物中具有营养功能的物质，它具有供给能力、构成和修复组织、调节代谢以维持正常生理功能。人体必需的营养素有六类，即蛋白质、脂类、碳水化合物、维生素、矿物质和水。现代营养学还将膳食纤维列为第七营养素。人体需要不同种类的营养素，且要满足一定的摄入量要求，各种营养素还必须合理搭配才能起到预防疾病、延缓病程发展和促进健康的作用。

个体对某种营养素需要量是机体为了维持"适宜营养状况"，并处于继续维持其良好的健康状态，并不会发生营养相关性疾病，是一定时期内机体平均每天必须吸收该营养素的最低量，如果低于这个数量，就会对身体产生不利影响。营养素需要量受多种因素影响，包括年龄、性别、遗传、其他营养素的摄入、营养素的生化作用以及个体营养素的吸收率等不同，具有个体差异性。

确定营养素的需要量，是营养支持的基本要求。膳食营养素参考摄入量（Dietary Reference Intakes，DRIs）是在"推荐的每日膳食营养素供给量"（RDAs）基础上发展起来的一组每日平均膳食营养素摄入量的参考值，是设计和评价膳食质量的标准，也是膳食指南的具体体现，同时也是制定营养素需要量的依据。它包括四项内容：平均需要量（EAR）、推荐摄入量（RNI）、适宜摄入量（AI）和可耐受最高摄入量（UL）。

1. 平均需要量（Estimated Average Requirement，EAR）

EAR 是群体中个体需要量的平均值，是根据个体需要量的研究资料计算得到的。EAR 是依据某些指标进行判定，可以满足某一特定性别、年龄及生理状况群体中 50% 个体对某种营养素需要量的平均值。营养素摄入量达到 EAR 的水平可以满足该群体中 50% 个体的需要，但不能满足另外 50% 个体对该营养素的需要。EAR 可以用于评估群体中营养素摄入不足的发生率；对于个体，可以检查其摄入不足的可能性。EAR 是制定 RNI 的基础。

2. 推荐摄入量（Recommended Nutrient Intake，RNI）

RNI 相当于传统使用的推荐供给量（Recommended Dietary Allowances，RDA），是可以满足某一特定性别、年龄及生理状况群体中绝大多数（97%~98%）个体需要量的摄入水平。长期摄入 RNI 水平，可以满足身体对该营养素的需要，保持健康和维持组织中有适当的储备。RNI 的主要用途是作为个体每日摄入该营养素的目标值。

RNI 是以 EAR 为基础制订的。计算公式为 RNI=EAR+2 标准差（SD）或 1.2×EAR。当机体摄入营养素的量长期达到 RNI 时，机体对该营养素的需要量可得到满足，能保持身体健康，并维持组织中有适当储备。

RNI 是根据某一特定人群中体重在正常范围内的个体的需要量设定的。对个别身高、体重超过此参考范围较多的个体，可能需要按每千克体重的需要量调整其 RNI。

3. 适宜摄入量（Adequate Intake，AI）

只有在人群资料足够的情况下，才能得到营养素 EAR，并计算出相应 RNI 值。当某种营养素的个体需要量的资料不足，没有办法计算出 EAR，因而不能求得 RNI 时，可用 AI 来代替 RNI。AI 是通过观察或实验获得的健康人群某种营养素的摄入量，即是在缺乏 RNI 的情况下采用的营养素参考摄入指标。例如纯母乳喂养的足月产健康婴儿，从出生到 4~6 个月，他们的营养素全部来自母乳。母乳中供给的各种营养素量就是他们的 AI 值。AI 的主要用途是作为个体营养素摄入量的目标。

AI 与 RNI 相似之处是二者都用作个体摄入量的目标，能够满足目标人群中几乎所有个体的需要。AI 和 RNI 的区别在于 AI 的准确性不如 RNI，有时可能高于 RNI。当健康个体摄入量达到 AI 时，出现营养缺乏的危险性很小；如果长期摄入超过 AI 值时，则可能产生毒副作用。

4. 可耐受最高摄入量（Tolerable Upper Intake Level，UL）

可耐受最高摄入量是平均每日可以摄入该营养素的最高限量，其对一般人群中的几乎所有个体都是安全的，但并不表示达到这一水平可能是有益的。当人体某种营养素的摄入量超过 UL 时，机体健康损坏的概率增大。UL 是日常摄入量的最高限量，并不是一个建议的摄入水平。

如果某营养素的毒副作用与摄入总量有关，则该营养素的 UL 值需要依据食物、饮水及补充剂提供的该营养素的总量来制订。如果它的毒副作用仅与强化食物和补充剂相关，则它的 UL 要依据这些来源而不是总摄入量来制定。对许多营养素来说，当前还没有足够的资料来制定它们的 UL，所以没有 UL 值并不意味着过多摄入这些营养素没有潜在的危险。

膳食营养素参考摄入量（DRIs）各种指标的相互关系见图 1-1-2。

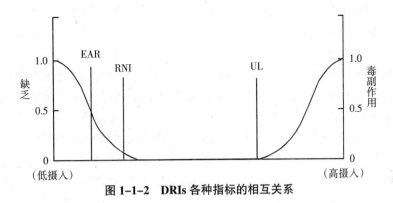

图 1-1-2　DRIs 各种指标的相互关系

三、膳食营养素参考摄入量的应用

1. 平均需要量的应用

EAR 主要用于评价人群的营养素适宜摄入量和计划群体膳食。当评估某一年龄性别组营养素摄入量的适宜情况时，可以通过该组中通常摄入量低于 EAR 个体的百分比来估计。EAR 也可作为计划或制订自由生活人群推荐量的基础。如果摄入量为常态分布，一个人群组的目标摄入量可以根据 EAR 和摄入量的变化而估计。其目的是为该人群组设立 EAR 以保证大多数个体（通常为 97%~98%）能满足营养素需要量。为了使摄入量低于 EAR 的个体少于 2%~3%，其摄入量的平均值必须在 EAR 的两个标准差以上。

2. 推荐摄入量的应用

RNI 是可用于指导和推荐个体达到适宜营养素摄入量的参考数值。RNI 按某个特定年龄段和性别列出，但 RNI 只拟用于健康人。由于个体摄入量的变化极大，RNI 很少适于计划自由生活人群中个别人的膳食和评价其营养素摄入量。如果对每种营养素的适宜性有一特殊定义，其 RNI 的设定值应适合于 97%~98% 的自由生活个体。RNI 是被作为一种目标或推荐的摄入量；低于 RNI 的营养素摄入量并不一定表明该个体未达到适宜性指标。RNI 以一个单独绝对值表示，并不与身高和体重相联系，因 RNI 是根据某一年龄段性别组在依年龄的体重正常范围内的一组人群需要量研究的结果而设定的；并给出了该年龄性别组的参考身高和体重。对个别身高和体重超过参考范围较多者（如较小的 4 岁儿童和较大的 8 岁儿童），有可能按每千克体重调整其 RNI。RNI 在评价个体营养素摄入量适宜性方面的用处有限。个体的营养素需要量因人而异。如果某个体的平均摄入量能满足或超过 RNI，据现有知识可以肯定该个体的摄入量对其特定指标是适宜的。当某个体的摄入量低于 RNI，有摄入不足的危险。如摄入量低于 EAR 的两个标准差，几乎可以肯定不能达到该个体的需要量。膳食摄入量或任何单一指标本身都不能用于评价个体的营养状况。摄入量经常低于 RNI 可能提示需要进一步用生化试验或临床检查来评价营养状况。

3. 适宜摄入量的应用

AI 的根据是在足以维持规定的营养状态的某个人群或人群亚组中观察到的或试验确定的平均营养素摄入量。AI 与 EAR 不同，EAR 是对个体需要量的估计值，AI 是来源于人群组摄入量的平均值（观察的单位是群体而不是个体）。AI 会比 EAR 高，因为按照定义，EAR 仅能满足某群体中 50% 个体的营养素需要。当平均摄入量在 AI 以下时不可能判断群体营养素摄入不足的程度。因此，AI 的应用与 EAR 的应用有差别。但是，摄入量超过 AI 的健康个体发生营养摄入不足的概率很低。

4. 最高可耐受摄入量的应用

UL 是指某种营养素或食物成分的每日摄入量对某个特定人群中几乎所有个体不会产生不良反应的最高摄入水平。在大多数情况下，它是针对各种来源的摄入量而言。与营养素需要量的情况一样，由于不能确定某个体从食物和（或）非食物来源摄入营养素而会发生不良作用的摄入量水平，如果该个体的摄入量低于 UL，可以肯定就现有知识该摄入量不会产生不良反应，当摄入量超过 UL，发生不良反应的潜在危险性增加。虽然健康个体摄取的营养素或食物成分超过 RNI 或 AI 没有明确的好处，但消费量未达到 UL 水平时，对其可能产生有害作用的资料很少见到。通常，UL 是针对由食物、强化的食物、水和补充物来源的摄入量而言。

5. 营养素参考摄入量的其他用途

DRIs 还可用于多种目的，如考虑用于喂养计划的制订、福利机构（养老院、学生食堂、教养所）的给养标准以及军队推荐摄入量的制订和建立食物标签的参考值，并用于微机的营养素分析比较和修改病人膳食计划等。

【知识链接】

维生素也称维他命，人体中如果缺少维生素，就会患各种疾病。1912 年，波兰生物化学家芬克（Funk）从米糠中分离出一种对治疗多发性神经炎（脚气病）有效的结晶性物质，称其为"生命胺"（Vitamine），这是第一次对维生素命名。1913 年，美国生物化学家艾尔默·麦克柯鲁姆（Elmer Mc Collum）和马格里特·戴维斯（Marguerite Davis）从黄油和鸡蛋中提取出了可治疗夜盲症的一种脂溶性物质，命名为"维生素 A"，并把水溶性抗脚气病物质称为"维生素 B"，以示区别。1920 年，英国生物化学家杰克·德鲁蒙（Jack Cecil Drummond）命名了抗坏血病物质"维生素 C"。1922 年，麦克柯鲁姆和赫伯特·伊文斯（Herbert Evans）分别发现并命名了"维生素 D"和"维生素 E"。1929 年丹麦生物化学家亨利克·达姆（Carl Peter Henrik Dam）发现了维生素 K。到 20 世纪 30 年代，各种维生素的化学结构分析相继完成。

近年来，随着对维生素的深入研究，人类发现了维生素许多新的功能和作用，特别是在预防某些慢性病、抗氧化、降低胆固醇、降低冠心病危险、抗贫血、促进免疫、降低骨质流失和促进成骨过程、神经系统保护、肿瘤防治等方面。

【能力训练】

1. 训练内容

回顾自己 24 小时内进食的食物数量和种类，通过食物成分表计算摄入的钙的总量，并与参考摄入量对比。

2. 训练参考（见表 1-1-1）

表 1-1-1　食物摄入量表

餐次	食材	数量（克）	钙含量
早餐	苹果	200	查表计算
	馒头	150	查表计算
	小米	30	查表计算
午餐	米饭	200	
	牛肉	50	查表计算
	芹菜	150	查表计算
	土豆	100	查表计算
晚餐	……	……	……
	总计		

【练习任务】

营养素需要量的四种定义：EAR、RNI、AI、UL。

子项目三 普通人群膳食指南

【学习目标】
掌握中国居民的膳食指南、膳食宝塔的概念和观念
运用普通人群的膳食指南和膳食宝塔的原则进行营养分析

【知识内容】

一、合理营养

在现代生活中，人们的饮食观念随着生活水平的提高和饮食科学的发展而不断更新，对膳食的要求不再满足于吃饱、吃好，健康营养正逐渐成为人们餐饮消费的价值取向，在追求食物美味的同时，更注重食物的合理选择和搭配，以达到营养和健康的要求。

所谓合理营养是指依据基础营养理论，通过制定合理的膳食结构和膳食制度，以及科学的膳食加工烹调手段，为人们提供总能量和各种营养素充足且比例适宜、适合人体消化机能和感官需要、卫生和安全的食物，以达到满足人体营养生理需要与膳食摄入的各种营养素之间的平衡，保持人体健康的目的。

合理营养首先就是要通过膳食调配合理掌握膳食中各种食物的种类、数量、质量及比例，使食物中的营养素达到平衡，并通过科学的烹调加工来改善食品的营养、感官性状和卫生质量，避免烹调过程中营养素的损失或有害物质的形成，以满足人体生理和心理需要。其次，应建立合理的膳食结构和膳食制度。

平衡膳食是指符合营养供应量标准的多样化的膳食，它既能满足人体对各种营养素的需要，防止营养缺乏，又能避免因营养素摄入过量而引起的疾病，达到合理营养、促进健康的目的。合理营养是健康的物质基础，而平衡膳食又是合理营养的根本途径。膳食平衡主要通过合理的膳食结构、膳食制度，合理制定食谱，合理的加工烹调等环节来实现。

（1）合理的膳食结构。膳食结构一般是指膳食中所包括的食物种类、数量、质量及其在膳食中所占的比重。合理的膳食结构应满足以下需求：①供给人体所需的各种营养素。膳食里面的营养素应全面、比例合理、质量好、容易消化，保证人体维持各种正常的生理功能。②各种营养素之间的比例要均衡。热能营养素达到一个合适的比例才能有利于人体健康，预防疾病的发生。一般认为，食物中的三大热能营养素摄入量的合理比例如下：碳水化合物占 60%~70%，脂肪占

20%~25%，蛋白质占 10%~15%。现在中国城市居民由脂肪产生的能量已经达到了 35.4%，这意味着城市居民发生心脑血管疾病的危险性大大增加。再如在蛋白质来源中，优质蛋白质要达到全部蛋白质的 30%~50%，8 种必需氨基酸要占到全部氨基酸的 40%左右。③食物应多样化。合理的营养来自于合理的膳食，食物要多样化，以谷类为主；多吃蔬菜、水果和薯类；常吃乳类、豆类及其制品；经常吃适量鱼、禽、蛋、瘦肉，少吃肥肉和荤油；吃清淡少盐的膳食；吃清洁卫生、不变质的食物。只有这样才能有效地预防高血压、心脏病、脑血管疾病、糖尿病以及肿瘤等的发生。

（2）合理的膳食制度。所谓膳食制度是指把每天的食物定质、定量、定时地分配食用的习惯做法。在一天内的不同时间，人的生理状况不同，机体对能量和营养素的需要也不完全相同。因此，针对人们的生理状况、消化特点、不同生活、工作及学习情况，合理安排一天的餐次，两餐间隔时间和每餐的数量和质量，拟订出适合不同个体生理需要的膳食制度是极为重要的。确定膳食制度要注意以下几个方面：

1）每日餐次。目前我国人民的生活习惯一般是正常成人每日三餐，对于婴幼儿、某些疾病患者等特殊人群可适当调整。

2）用餐时间。每日用餐时间应与每日作息时间相适应，做到三餐定时。进餐间隔时间不宜过长也不能太短，因为一般混合性膳食的胃排空时间为 4~5 小时，因此三餐间隔以 4~5 小时为宜。大多数人一天主要活动在上午，因而要特别注意吃早餐，不吃早餐会降低工作学习效率，还会损害身体健康。

3）食物分配。各餐的食物数量分配应根据劳动和活动需要的生理状况安排，比较合理的能量分配应是午餐稍多，早餐和晚餐较少。通常早餐摄入的能量应占全天总能量的 25%~30%，午餐占 40%，晚餐占 30%~35%。

（3）合理制定食谱。食谱的基本内容包括依据营养学原理合理确定和搭配每天主副食品的种类与数量，选择原料和加工烹调的方法，确定菜肴的名称。编制食谱的目的是为了使人体有计划地得到所需的能量和营养素。食谱一般有一日食谱或每周食谱等，可根据不同需要来定。

（4）合理选料与切配。合理选配食品原料同样是具体实施平衡膳食的重要环节，对食物原料进行合理选择、整理、清洗和刀工切配，除了对菜肴的质与量、感官性状、食品成本等有重要影响外，与菜肴的营养卫生有着更密切的关系。在选料和切配时要注意：必须高度重视原料的卫生要求和新鲜度；清洗切配过程中要注意减少营养素的损失；要重视合理配菜，使菜肴的营养成分更趋合理。

（5）合理烹调制作。合理烹调就是运用科学的烹调方法，对食物进行烹调和消毒，使制成的饮食产品具有色、香、味、形、质都良好的感官性状，营养充足并易于消化吸收，合乎安全要求。在食物加工的过程中还必须注意运用科学合理的技术工艺和方法，尽量减少营养素的损失。例如，做米饭时尽量减少淘米次数，不要用力搓洗，不要丢弃米汤；油炸面食会破坏面粉中的维生素，应尽量减少采用；蔬菜最好先洗后切，急火快炒，尽量不采用先焯水再炒的方法；煮菜汤时应在水开后下菜，煮的时间不宜太长。

二、膳食结构

膳食结构是膳食中各类食物的数量及其在膳食中所占的比重。膳食结构的形成与多种因素有关，一般人群因生活习惯、自然环境、科学知识水平等因素形成相对稳定的膳食结构，在短期内不会发生重大改变。膳食结构的组成是否合理，可以根据各类食物所能提供的数量和各种营养素的数量与比例来衡量。

1. 世界膳食结构的类型

膳食结构类型的划分有许多方法，依据动物性和植物性食物在膳食构成中的比例以及能量、蛋白质、脂肪和碳水化合物的供给量标准，可以划分为4种膳食模式。

（1）西方膳食模式。该膳食结构以动物性食物为主，是多数发达国家如西欧、北美等国家的典型膳食结构，以提供高能量、高脂肪、高蛋白质、低膳食纤维为特点，属于营养过剩型膳食。食物摄入的特点是粮谷类食物消费量少，动物性食物及食糖消费量大，而蔬菜与水果摄入量少。人均日摄入能量高达13807~14644千焦，蛋白质100克以上，脂肪130~150克。这种膳食结构容易造成肥胖、高血压、心脏病、糖尿病等营养过剩性慢性病。

（2）东方膳食模式。该膳食结构以植物性食物为主，是大多数发展中国家如东南亚、非洲的一些国家的膳食结构。其食物摄入特点是谷物性食物消费量大，动物性食物消费量少。人均日摄入能量为8368~10042千焦，蛋白质50克左右，脂肪30~40克，膳食纤维充足，而容易缺乏铁、钙、维生素A等来自动物性食物的营养素。这种膳食结构容易出现蛋白质、能量营养不良，人群健康状况不佳，劳动能力降低。

（3）日本膳食结构。该膳食结构是一种动植物食物较为平衡的膳食结构，以日本为代表。其特点是谷物与动物性食物消费量比例适当，蛋白质、脂肪与碳水化合物供应比例适合，既保留了东方膳食的特点，又吸收了西方膳食的长处。人均日摄入蛋白质70~80克，动物性蛋白占总蛋白的50%左右，脂肪50~60克，适量的膳食纤维。这种膳食结构基本合理，有利于避免营养缺乏病和营养过剩性疾病。此类膳食结构已经成为世界各国调整膳食结构的参考。

（4）地中海膳食结构。该膳食结构是居住于地中海地区居民所特有的，意大利、西班牙、希腊可作为该膳食结构的代表。其特点是富含植物性食物，每天食用适量的鱼、禽、蛋、奶等，食用红肉次数不多，主要的食用油是橄榄油，且大部分成年人有饮用葡萄酒的习惯。其膳食结构中饱和脂肪酸摄入量少，不饱和脂肪酸摄入量多，并含有大量的植物性食物，膳食结构相对合理。

2. 我国膳食结构及存在的问题

我国传统的膳食结构属于典型的东方膳食模式，是以植物性食物为主，即"高谷物膳食"，粮食为主，动物性食物消费少。这种膳食的特点是高碳水化合物、高膳食纤维、低动物脂肪。由于优质蛋白摄入比例低，维生素和微量元素摄入不足，容易出现营养不良。

三、中国居民的膳食指南

《中国居民膳食指南》由一般人群膳食指南、特定人群膳食指南和平衡膳食宝塔三部分组成。膳食指南以最新的科学证据为基础，论述了当前我国居民的营养需要及膳食中存在的主要问题，建议了实践平衡膳食获取合理营养的行动方案，对广大居民具有普遍指导意义。膳食指南的目的是提倡平衡膳食与合理营养，改善和优化饮食结构，以减少与膳食有关的疾病发生，以达到促进健康的目的。

最早的膳食指南出现在 1918 年的英国。20 世纪 30 年代，国际联盟向大众推荐膳食中应包括的一些有利于健康的食物，如牛乳、叶菜、鱼、肉、蛋等，当时称为"食物目标"。1968 年，瑞典提出要把饱和脂肪酸限制在总能量的 25%~35%，当时称为"膳食目标"。1980 年，美国农业部和卫生部联合颁布了它们的第一个膳食指南，以后每 5 年修订一次。每一次修订都根据美国营养调查结果和营养科学的发展进行改进和完善，20 世纪 70 年代末以后，许多国家都相继制定了各自的膳食指南，如加拿大、新西兰、法国等。

20 世纪 90 年代以来，我国社会经济快速发展，城乡居民的膳食状况明显改善，国民整体营养水平大大提高，营养不良患病率下降。然后部分人群膳食结构不合理及体育活动减少，引起肥胖、高血压、糖尿病、高脂血症等慢性疾病患病率快速增加；与此相反，贫困农村地区部分人群营养缺乏问题仍然存在，这些都成为威胁国民健康的突出问题。中国营养学会于 1989 年制定了我国第一个膳食指南，共有以下 8 条内容：食物要多样；饥饱要适当；油脂要适量；粗细要搭配；食盐要限量；甜食要少吃；饮酒要节制；三餐要合理。1989 年制定的指南自发布后，在指导、教育人民群众采用平衡膳食，增强体质方面发挥了积极作用。

1992 年全国营养调查和有关卫生统计资料结果和 1989~1995 年的中国 8 省居民健康与营养调查结果表明，我国居民因食物单调或不足所造成的营养缺乏病如缺铁性贫血、维生素 D 缺乏病和儿童生长迟缓等虽在逐渐减少，但仍不可忽视；与此同时，与膳食结构不合理有关的慢性病如心血管疾病、脑血管疾病、恶性肿瘤等的患病率明显上升。膳食调查结果表明，我国居民膳食中维生素 A、维生素 B 和钙摄入量普遍不足，部分居民膳食中谷类、薯类、蔬菜所占比例明显下降，油脂和动物性食品摄入过高、能量过剩、体重超常在城市成年人群中日渐突出，食品卫生问题也是有待改善的重要方面。为此，针对我国经济发展和居民膳食结构的不断变化，中国营养学会常务理事会于 1997 年和 2011 年通过并发布《中国居民膳食指南（1997）》和《中国居民膳食指南（2007）》。

2010 年，中国营养学会依据当前中国居民膳食和营养摄入情况，以及存在的突出问题，结合营养素需要量和食物成分的新知识，正式发布并出版《中国居民膳食指南（2011）》。该指南提供了 10 条建议，适合于 6 岁以上的正常人群，包括以下内容：

1. 食物多样，谷类为主，粗细搭配

人类的食物是多样化的。各种食物所含的营养成分不完全相同，每种食物都至少可提供一种营养物质，但任何一种天然食物都不能提供人体所需的全部营养素。平衡膳食必须由多种食物组成，才能满足人体各种营养需求，达到合理营养、促进健康的目的。多样化的食物结构可分为 5 大类：

（1）谷类及薯类。谷类包括米、面、杂粮等，薯类包括马铃薯、甘薯等，主要提供碳水化合物、植物蛋白质、膳食纤维及 B 族维生素。

（2）动物性食物。包括肉、禽、鱼、奶、蛋等，主要提供动物蛋白质、脂肪、矿物质、维生素 A、B 族维生素和维生素 D。

（3）豆类和坚果。包括大豆、其他干豆类及花生、核桃、杏仁等坚果类，主要提供植物蛋白质、脂肪、膳食纤维、矿物质、B 族维生素和维生素 E。

（4）蔬菜、水果和菌藻类。主要提供膳食纤维、矿物质、维生素 C、胡萝卜素、维生素 K 及有益健康的植物化学物质。

（5）纯能量食物。包括动植物油、淀粉、食用糖和酒类，主要提供能量。动植物油还可提供维生素 E 和必需脂肪酸。

谷类食物是中国传统膳食的主体，是人体能量的主要来源。根据 2002 年中国居民营养与健康状况调查的结果，在一些比较富裕的家庭中动物性食物的消费量已经超过了谷类的消费量，这类膳食提供的能量和脂肪过高，而膳食纤维过低，对一些慢性病的预防不利。坚持谷类为主是为了保持我国膳食的良好传统，避免高能量、高脂肪和低碳水化合物膳食的弊端。人们应保持每天适量的谷类食物摄入，一般成年人每天摄入 250~400 克为宜。另外要注意粗细搭配，经常吃一些粗粮、杂粮和全谷类食物。稻米、小麦不要研磨得太精，以免所含维生素、矿物质和膳食纤维流失。

2. 多吃蔬菜水果和薯类

新鲜蔬菜水果是人类平衡膳食的重要组成部分，也是我国传统膳食重要特点之一。蔬菜水果能量低，是维生素、矿物质、膳食纤维和植物化学物质的重要来源。薯类含有丰富的淀粉、膳食纤维以及多种维生素和矿物质。富含蔬菜、水果和薯类的膳食对保持身体健康，保持肠道正常功能，提高免疫力，降低患肥胖、糖尿病、高血压等慢性疾病风险具有重要作用。推荐我国成年人每天吃蔬菜 300~500克，最好深色蔬菜约占一半，水果 200~400 克，并注意增加薯类的摄入。

3. 每天吃奶类、豆类及其制品

奶类营养成分齐全，组成比例适宜，容易消化吸收。奶类除含丰富的优质蛋白质和维生素外，含钙量较高，且利用率也很高，是膳食钙质的极好来源。2002年中国居民营养与健康状况调查结果显示，我国城乡居民钙摄入量仅为 389 毫克/标准人日，不足推荐摄入量的一半；奶类制品摄入量为 27 克/标准人日，仅为发达国家（地区）的 5%左右。因此，应大大提高奶类的摄入量。各年龄人群适当多饮奶有利于骨健康，建议每人每天平均饮奶 300 克或相当量的奶制品，饮奶量更多或有高血脂和超重肥胖倾向者应选择低脂、脱脂奶。

大豆含丰富的优质蛋白质、必需脂肪酸、多种维生素和膳食纤维，且含有磷脂、低聚糖以及异黄酮、植物固醇等多种植物化学物质。大豆是重要的优质蛋白来源。为提高农村居民的蛋白质摄入量及防治城市中过多消费肉类带来的不利影响，应适当多吃大豆及其制品，建议每人每天摄入 30~50 克大豆或相当量的豆制品。

4. 常吃适量的鱼、禽、蛋和瘦肉

鱼、禽、蛋和瘦肉均属于动物性食物，是人类优质蛋白、脂类、脂溶性维生素、B 族维生素和矿物质的良好来源，是平衡膳食的重要组成部分。动物性食物中蛋白质不仅含量高，而且氨基酸组成更适合人体需要，尤其富含赖氨酸和蛋氨酸，如与谷类或豆类食物搭配食用，可明显发挥蛋白质互补作用；但动物性食物一般都含有一定量的饱和脂肪酸和胆固醇，摄入过多可能增加患心血管病的危险性。

鱼类脂肪含量一般较低，且含有较多的多不饱和脂肪酸，有些海产鱼类富含二十碳五烯酸（EPA）和二十二碳六烯酸（DHA），对预防血脂异常和心脑血管病等有一定作用。禽类脂肪含量也较低，且不饱和脂肪酸含量较高，其脂肪酸组合也优于畜类脂肪。蛋类富含优质蛋白质，各种营养成分比较齐全，是很经济的优质蛋白质来源。瘦畜肉一般含脂肪较多，能量高，但瘦肉脂肪含量较低，铁含量高且利用率好。肥肉和荤油为高能量和高脂肪食物，摄入过多往往会引起肥胖，并且是某些慢性病的危险因素，应当少吃。

目前我国部分城市居民食用动物性食物较多，尤其是食入的猪肉过多。应适当多吃鱼、禽肉，减少猪肉摄入。相当一部分城市和多数农村居民平均吃动物性食物的量还不够，还应适当增加。推荐我国成年人每天吃鱼虾类 50~100 克，畜禽肉类 50~75 克，蛋类 25~50 克。

5. 减少烹调油用量，吃清淡少盐膳食

脂肪是人体能量的重要来源之一，并可提供必需脂肪酸，有利于脂溶性维生素的消化吸收，但是脂肪摄入过多是引起肥胖、高血脂、动脉粥样硬化等多种慢性疾病的危险因素之一。膳食盐的摄入量过高与高血压的患病率密切相关。2002年中国居民营养与健康状况调查结果显示，我国城乡居民平均每天摄入烹调油42克、食盐12克，远高于合理的摄入水平，导致我国居民相关慢性疾病患病率迅速增加。食用油和食盐摄入过多是我国城乡居民共同存在的营养问题。为此，建议我国居民应养成吃清淡少盐膳食的习惯，即膳食不要太油腻，不要太咸，不要摄食过多的动物性食物和油炸、烟熏、腌制食物。建议每人每天烹调用油量不超过25~30克；食盐摄入量不超过6克，包括酱油、酱菜、酱中的食盐量。

【知识链接】
"高档盐"的营养价值有多高

最近市场上热议"玫瑰盐"，说它是一种营养价值特别高的高档盐。除此之外，竹盐、井盐、海盐、青盐、雪花盐等各种类型的盐也百花齐放。它们真的那么神奇吗？有多高的营养价值？

从市场角度来说，食物营养价值的高低并不一定与其价格的高低直接挂钩。食品价格是由成本和供求关系决定的，高价格并不是玫瑰盐必然高营养价值的理由，稀罕和炒概念才是它昂贵的原因。

据美食专家介绍，世界上有很多"珍稀"的盐产品，因为含有不同的微量元素，其颜色有红有灰，有黄有青，一小瓶就价值一两百元，被人们当成珍稀宝贝一样收藏，或者按照它们的味道特点，在高档料理中配合不同食材少量使用，给美食再增加一些新风味和新概念。喜欢不喜欢这些高价盐，就看个人选择和经济能力了。

所以，在市场上购买盐的时候，一定要注意看一下其中的氯化钠含量有多少。如虽然号称是某种概念盐，但氯化钠含量高达95%以上，那么不用期待它的营养价值有多高。有高血压冠心病的人，直接购买普通低钠盐就足够产生健康效果（在不额外多用的前提下）。

然后，无论含什么微量元素，盐都不是适合多吃的东西，每天还是要控制在6克之内为好。即便是低钠盐，如果比普通盐多用25%，吃进去的钠也就和普通盐一样多了。

6. 食不过量，天天运动，保持健康体重

进食量和运动是保持健康体重的两个主要因素，食物提供人体能量，运动消耗能量。如果进食量过大而运动量不足，多余的能量就会在体内以脂肪的形式积存下来，增加体重，造成超重或肥胖；相反若食量不足，可由于能量不足引起体重过低或消瘦。正常生理状态下，食欲可以有效控制进食量，不过有些人食欲调节不敏感，满足食欲的进食量常常超过实际需要。食不过量对他们意味着少吃几口，不要每顿饭都吃到十成饱。应保持食量和运动量的平衡，使摄入的各种食物所提供的能量能满足机体需要，而又不造成体内能量过剩，使体重维持在适宜范围。

由于生活方式的改变，人们的身体活动减少，目前我国大多数成年人体力活动不足或缺乏体育锻炼。运动不仅有助于保持体重健康，还能够降低患高血压、中风、冠心病、Ⅱ型糖尿病、结肠癌、乳腺癌和骨质疏松等慢性疾病的风险；同时还有助于调节心理平衡，有效消除压力，缓解抑郁和焦虑症状，改善睡眠。应改变久坐少动的不良生活方式，养成天天运动的习惯，坚持每天多做一些消耗能量的活动。建议成年人每天进行累计相当于步行 6000 步以上的活动，如果身体条件允许，最好进行 30 分钟中等强度的运动。

7. 三餐分配要合理，零食要适当

合理安排一日三餐的时间及食量，进餐定时定量。早餐提供的能量应占全天总能量的 25%~30%，午餐应占 30%~40%，晚餐应占 30%~40%，可根据职业、劳动强度和生活习惯进行适当调整。一般情况下，早餐安排在 6：30~8：30，午餐在 11：30~13：30，晚餐在 18：00~20：00 进行为宜。要天天吃早餐并保证营养充足，午餐要吃好，晚餐要适量。不暴饮暴食，不经常在外就餐，尽可能与家人共同进餐，并营造轻松愉快的就餐氛围。零食作为一日三餐之外的营养补充，可以合理选用，但来自零食的能量应计入全天能量摄入之中。

8. 每天足量饮水，合理选择饮料

水是膳食的重要组成部分，是一切生命必需的物质，在生命活动中发挥着重要功能。体内水的来源有饮水、食物中含的水和体内代谢产生的水。水的排出主要通过肾脏，以尿液的形式排出，其次是经肺呼出、经皮肤和随粪便排出。进入体内的水和排出来的水基本相等，处于动态平衡。饮水不足或过多都会给人体健康带来危害。饮水最好选择白开水。水的需要量主要受年龄、环境温度、身体活动等因素的影响。一般来说，健康成人每天需要水 2500 毫升左右。在温和气候条件下生活的轻体力活动的成年人每日最少饮水 1200 毫升。在高温或强体力劳动的条件下，应适当增加。

饮料多种多样，需要合理选择，如乳饮料和纯果汁饮料含有一定量的营养素和有益膳食成分，适量饮用可以作为膳食的补充。有些饮料添加了一定的矿物质和维生素，适合热天户外活动和运动后饮用。有些饮料只含糖和香精香料，营养价值不高。多数饮料都含有一定量的糖，大量饮用会造成体内能量过剩。含糖饮料饮后应及时漱口刷牙以保护牙齿健康。有些人尤其是儿童青少年，每天喝大量含糖的饮料代替喝水，是一种不健康的习惯，应当改正。此外，为了延长饮料产品的保质期和改进品相，瓶装饮料往往添加了一些人工防腐剂和色素成分，过多饮用对身体不利，因此应尽量选择新鲜果蔬饮料。

9. 饮酒应限量

在节假日、喜庆和交际的场合，人们饮酒是一种习俗。高度酒含能量高，白酒基本上是纯能量食物，不含其他营养素。无节制地饮酒，会使食欲下降，食物摄入量减少，以致发生多种营养素缺乏、急慢性酒精中毒、酒精性脂肪肝，严重时还会造成酒精性肝硬化。过量饮酒还会增加患高血压、中风等疾病的危险；并可导致事故及暴力的增加，对个人健康和社会安定都是有害的，应该严禁酗酒。另外饮酒还会增加患某些癌症的危险。若饮酒尽可能饮用低度酒，并控制在适当的限量以下，建议成年男性一天饮用酒的酒精量不超过 25 克，成年女性一天饮用酒的酒精量不超过 15 克。孕妇和儿童、青少年应忌酒。

10. 吃新鲜卫生的食物

食物放置时间过长就会引起变质，可能产生对人体有毒有害的物质。另外，食物中还可能含有或混入各种有害因素，如致病微生物、寄生虫和有毒化学物等。吃新鲜卫生的食物是防止食源性疾病、实现食品安全的根本措施。

正确采购食物是保证食物新鲜、卫生的第一关。烟熏食品及有些加色食品可能含有苯并芘或亚硝酸盐等有害成分，不宜多吃。食物合理储藏可以保持新鲜，避免受到污染。高温加热能杀灭食物中大部分微生物，延长保存时间；冷藏温度常为 4~8 摄氏度，只适于短期贮藏；而冻藏温度低达 -12~-23 摄氏度，可保持食物新鲜，适于长期贮藏。

烹调加工过程是保证食物卫生安全的一个重要环节。需要注意保持良好的个人卫生以及食物加工环境和用具的洁净，避免食物烹调时的交叉污染。食物腌制要注意加足食盐，避免高温环境。

有一些动物或植物性食物含有天然毒素，为了避免误食中毒，一方面需要学会鉴别这些食物，另一方面应了解对不同食物去除毒素的具体方法。

特定人群膳食指南是根据各人群的生理特点及其对膳食营养需要而制定的。特定人群包括孕妇、乳母、婴幼儿、学龄前儿童、儿童、青少年和老年人群。其中 6 岁以上各特定人群的膳食指南是在一般人群膳食指南 10 条的基础上进行增补形成的。

四、中国居民平衡膳食宝塔

为了帮助一般人群在日常生活中实践《中国居民膳食指南》的主要内容，专家委员会重新制订了《中国居民平衡膳食宝塔》（见图 1-1-3）。膳食宝塔以直观的形式展示了每日应摄入的食物种类、合理数量及适宜的身体活动量。膳食宝塔的使用说明中还增加了食物同类互换的品种以及各类食物量化的图片，为居民合理调配膳食提供了可操作性指导。

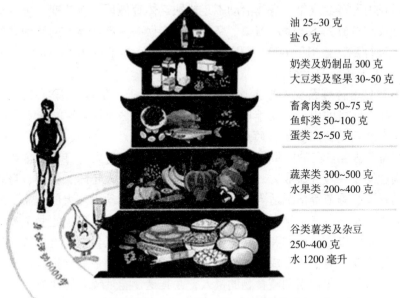

油 25~30 克
盐 6 克

奶类及奶制品 300 克
大豆类及坚果 30~50 克

畜禽肉类 50~75 克
鱼虾类 50~100 克
蛋类 25~50 克

蔬菜类 300~500 克
水果类 200~400 克

谷类薯类及杂豆
250~400 克
水 1200 毫升

图 1-1-3　中国居民平衡膳食宝塔（中国营养学会，2011）

1. 中国居民平衡膳食宝塔结构

平衡膳食宝塔共分五层，包含每天应摄入的主要食物种类。宝塔利用各层位置和面积不同，在一定程度上反映出各类食物在膳食中的地位和应占的比重。谷类食物位居底层，每人每天应吃 250~400 克；蔬菜和水果居第二层，每天分别应吃 300~500 克和 200~400 克；鱼虾、畜禽肉、蛋等动物性食物位于第三层，每天应吃 125~225 克（鱼虾类 50~100 克，畜禽肉 50~75 克，蛋类 25~50 克）；奶类和豆类食物合居第四层，每天应吃相当于鲜奶 300 克的奶类及奶制品和相当于干豆 30~50 克的大豆及制品；第五层塔尖是烹调油和食盐，每天烹调油不超过 25~30 克，食盐不超过 6 克。

膳食宝塔中所标示的各类食物建议量的能量水平在 7550~10900 千焦（1800~2600 千卡）。

膳食宝塔没有建议食糖的摄入量，主要是我国居民平均吃糖的量还不多，对健康的影响还不大。但多吃糖有增加龋齿的危险，尤其是儿童、青少年不应吃太多的糖和含糖高的食品及饮料。饮酒的问题在《中国居民膳食指南》中已有说明。

新的膳食宝塔图增加了水和身体活动的形象，强调足量饮水和增加身体活动的重要性。水是膳食的重要组成部分，是一切生命必需的物质，其需要量主要受年龄、环境温度、身体活动等因素的影响。在温和气候条件下生活的轻体力活动的成年人每日至少饮水 1200 毫升（约 6 杯）。饮水应少量多次，要主动，不要感到口渴时再喝水。

目前我国大多数成年人身体活动不足或缺乏体育锻炼，应改变久坐少动的不良生活方式，养成天天运动的习惯，坚持每天多做一些消耗体力的活动。建议成年人每天进行累计相当于 6000 步以上的身体活动，如果身体条件允许，最好进行 30 分钟中等强度的运动。

平衡膳食是合理营养的根本途径。根据《中国居民膳食指南（2011）》的条目并参照膳食宝塔的内容来安排日常饮食和身体活动是通往健康的光明之路。

2. 中国居民平衡膳食宝塔的应用

（1）确定适合自己的能量水平。膳食宝塔中建议的每人每日各类食物适宜摄入量范围适用于一般健康成人，在实际应用时要根据个人年龄、性别、身高、体重、劳动强度、季节等情况适当调整。年轻人、身体活动强度大的人需要的能量高，应适当多吃些主食；年老、活动少的人需要的能量少，可少吃些主食。由于人们膳食中脂肪摄入的增加和日常身体活动减少，许多人目前的能量摄入超过了自身的实际需要。对于正常成人，体重是判定能量平衡的最好指标，每个人应根据自身的体重及变化适当调整食物的摄入，尤其是含能量较多的食物。

（2）根据自己的能量水平确定食物需要。膳食宝塔建议的每人每日各类食物适宜摄入量范围适用于一般健康成年人，按照 7 个能量水平分别建议了 10 类食物的摄入量，应用时要根据自身的能量需要进行选择（见表 1-1-2）。建议量均为食物可食部分的生重量。

表 1-1-2　按照 7 个不同能量水平建议的食物摄入量（克/天）

能量水平	1600 千卡	1800 千卡	2000 千卡	2200 千卡	2400 千卡	2600 千卡	2800 千卡
谷类	225	250	300	300	350	400	
大豆类	30	30	40	40	40	50	50
蔬菜	300	300	350	400	450	500	500
水果	200	200	300	300	400	400	500
肉类	50	50	50	75	75	75	75
乳类	300	300	300	300	300	300	300
蛋类	25	25	25	50	50	50	50
水产品	50	75	75	75	75	100	100
烹调油	20	25	25	25	30	30	30
食盐	6	6	6	6	6	6	6

膳食宝塔建议的各类食物摄入量是一个平均值。每日膳食中应尽量包含膳食宝塔中的各类食物。但无须每日都严格按照膳食宝塔建议的各类食物的量来摄入。例如烧鱼比较麻烦，就不一定每天都吃 50~100 克鱼，可以改成每周吃 2~3

次鱼、每次 150~200 克较为切实可行。重要的是一定要经常遵循膳食宝塔各层中各类食物的大体比例。在一段时间内，比如一周，各类食物摄入量的平均值应当符合膳食宝塔的建议量。

（3）食物同类互换，调配丰富多彩的膳食。应用膳食宝塔可把营养与美味结合起来，按照同类互换、多种多样的原则调配一日三餐。膳食宝塔包含的每一类食物中都有许多品种，虽然每种食物都与另一种不完全相同，但同一类中各类食物所含营养成分往往大体上近似，在膳食中可以互相替换（见表 1-1-3）。

表 1-1-3　常见各类食物的互换表

谷类、薯类食物互换表（能量相当于 50 克米、面的食物）单位：克					
食物名称	市品重量	食物名称	市品重量	食物名称	市品重量
稻米或面粉	50	烙饼	70	面条（挂面）	50
油条	45	烧饼	60	面条（切面）	60
米饭（粳米）	110	米饭（籼米）	150	馒头	80
米粥	375	面包	55	饼干	40
花卷	80	鲜玉米	350	红薯、白薯	190

蔬菜类食物互换表（市品相当于 100 克可食部重量）单位：克					
食物名称	市品重量	食物名称	市品重量	食物名称	市品重量
菠菜、油菜、小白菜	120	萝卜	105	大白菜	115
圆白菜	115	西红柿	100	黄瓜	110
柿子椒	120	芹菜	150	菜花	120
蒜苗	120	茄子	110	韭菜	110
冬瓜	125	莴笋	160	藕	115

水果类食物互换表（市品相当于 100 克可食部重量）单位：克					
食物名称	市品重量	食物名称	市品重量	食物名称	市品重量
苹果	130	柑橘、橙	130	梨	120
香蕉	170	桃	120	芒果	150
鲜枣、柿子	115	西瓜	180	葡萄	115
菠萝	150	草莓	105	猕猴桃	120

肉类食物互换表（市品相当于 50 克生鲜肉）单位：克					
食物名称	市品重量	食物名称	市品重量	食物名称	市品重量
瘦猪肉（生）	50	猪排骨	85	猪肉松	30
整鸡、整鸭、整鹅（生）	75	羊肉（生）	50	鸡肉（生）	50
烧鸡、烧鸭、烧鹅	60	鸡腿（生）	90	炸鸡	70
鸭肉（生）	50	烤鸭	55	酱肘子	35
广式香肠	55	火腿肠	85	瘦牛肉（生）	50
酱牛肉	35	牛肉干	30	鸡翅（生）	80

续表

鱼虾类食物互换表（市品相当于 50 克可食部重量）单位：克

食物名称	市品重量	食物名称	市品重量	食物名称	市品重量
草鱼	85	鲤鱼	90	鲢鱼	80
鲫鱼	95	大黄鱼	75	带鱼	65
鲅鱼	60	鲈鱼	85	武昌鱼	85
花鲢鱼	80	鲳鱼	70	墨鱼	70
蛤蜊	130	虾	80	蟹	105

大豆类食物互换表（市品相当于 50 克大豆的豆类食物）单位：克

食物名称	市品重量	食物名称	市品重量	食物名称	市品重量
黄豆、青豆、黑豆	50	豆腐丝	80	北豆腐	145
南豆腐	280	素鸡	105	腐竹	35
内酯豆腐	350	豆浆	730	豆腐干	110

乳类食物互换表（市品相当于 100 克鲜牛奶的乳类食物）单位：克

食物名称	市品重量	食物名称	市品重量	食物名称	市品重量
鲜牛奶（羊奶）	100	奶粉	15	酸奶	100
奶酪	10				

（4）要因地制宜充分利用当地资源。我国幅员辽阔，各地的饮食习惯及物产不尽相同，只有因地制宜充分利用当地资源才能有效地应用膳食宝塔。例如牧区奶资源丰富，可适当提高奶类摄入量；渔区可适当提高鱼及其他水产品摄入量；农村山区则可利用山羊奶以及花生、瓜子、核桃、榛子等资源。在某些情况下，由于地域、经济产物所限无法采用同类互换时，也可以暂用豆类代替乳类、肉类；或用蛋类代替鱼、肉；不得已时也可用花生、瓜子、榛子、核桃等坚果代替大豆或肉、鱼、奶等动物性食物。

（5）要养成习惯，长期坚持。膳食对健康的影响是长期的结果。应用平衡膳食宝塔需要自幼养成习惯，并坚持不懈，才能充分体现其对健康的重大促进作用。

膳食宝塔提出了一个在营养上比较理想的膳食模式，同时注意了运动的重要性。目前，我国居民的食物摄入量与膳食宝塔的建议量仍有一定差距，城市和农村居民有不同的特点，城乡居民均应增加蔬菜、水果、奶类、豆类、鱼虾类的摄入量，减少烹调油的摄入量。农村居民肉类食物的平均摄入量基本与建议量持平，城市居民膳食的肉类摄入量较高，应适当减少。

【能力训练】

1. 训练内容

选取谷类、蔬菜、水果、鱼肉类、豆类及坚果类、植物油等几类食品各 5~10 种进行营养特性识别。

2. 训练参考

（1）准备工作。选取不同营养特性的食品，每类各 5~10 种，《中国食物成分表》以及记录用具等。

（2）食物类别识别。将各类食物按种类分类，并填写表 1-1-4。

表 1-1-4　食物类别识别表

食物名称	谷类	蔬菜、水果	动物性食物	豆类及坚果	纯能量食物

（3）食物蛋白质识别。将以上提供的食物一次放入表 1-1-5 食品营养类别识别表"富含蛋白质的食物"一栏中，并按照食物的蛋白质含量高低依次排列（一般是动物性食物、豆类蛋白质含量较高，蔬菜、水果蛋白质含量最少）。

（4）食物脂肪含量识别。将以上提供的食物依次放入表 1-1-5 食品营养类别识别表"富含脂肪的食物"一栏中，并按照食物的脂肪含量高低依次排列（一般是植物油、肉类、豆类及坚果类脂肪含量较高）。

（5）食物碳水化合物识别。将以上提供的食物依次放入表 1-1-5 食品营养类别识别表"富含碳水化合物的食物"一栏中，并按照食物的碳水化合物含量高低依次排列（一般是谷类、薯类碳水化合物含量较高）。

（6）食物能量识别。将以上提供的食物依次放入表 1-1-5 食品营养类别识别表"富含能量的食物"一栏中，并按照食物的能量含量高低依次排列（一般是高脂肪、高蛋白、高碳水化合物类食物含能量较高）。

（7）食物矿物质、维生素识别。将以上提供的食物依次放入表 1-1-5 食品营养类别识别表"富含维生素和矿物质的食物"一栏中，并按照食物的维生素、矿物质含量高低依次排列。

（8）结果核实。根据《中国食物成分表》，查找相应的食物确定相同重量下各种营养素及能量含量，然后与分类结构与含量排列结果比较，从而判断识别结果的准确性。

表 1-1-5　食物营养类别识别表

序号	富含蛋白质的食物	富含脂肪的食物	富含碳水化合物的食物	富含能量的食物	富含维生素和矿物质的食物
1					
2					
3					
4					
5					
6					
7					
8					
9					
10					

【练习任务】

回顾 24 小时内进食的种类与数量，与膳食指南进行对比。指出自己的饮食与指南之间的差异，阐述造成差异的原因。

项目二

营养素基础

【内容提要】

    机体的正常生长、发育、新陈代谢等生命活动的维持离不开能量和各种营养素。营养素分为蛋白质、脂类、碳水化合物、维生素、矿物质、膳食纤维和水七大类。人体为了维持生命活动和从事劳动等需要消耗能量，能量必须从食物获得以满足机体需要，这些能量主要来自于食物中的碳水化合物、脂类和蛋白质在体内的氧化分解过程，因此上述三种营养素又称为供能营养素。人体在正常情况下必须保持能量的摄入和消耗平衡，能量平衡是其他营养素平衡的基础。各种营养素在体内都有独特的生理生化功能，如碳水化合物、脂类与蛋白质可氧化分解产生机体所需能量，并参与器官和组织的构成，维生素与矿物质作为许多酶的辅助因子参与代谢调控等，一些营养素之间还存在复杂的相互作用，任何一种营养素摄入不足或过多均可对机体产生不良影响。

子项目一　能量

【学习目标】

了解影响人体能量需要的因素

掌握能量换算的方法和食物卡价的计算方法

掌握通过个体数据计算能量需求和查表方法

掌握分析、评价食谱中总能量及三种产能营养素比例的方法

【知识内容】

一、能量单位

以往能量单位一般以卡（cal）或千卡（kcal）表示，1 千卡相当于 1 千克水

的温度升高 1 摄氏度（即由 15 摄氏度升高到 16 摄氏度）所需的能量或热量。国际上通用的能量单位为焦耳（J），1 焦耳能量是指用 1 牛顿力将 1 千克重的物体移动 1 米所需的能量，两种能量单位的换算关系如下：

1 千卡 = 4.18 千焦　　　　　　　　1 千焦 = 0.239 千卡

1000 千卡 = 4.184 兆焦　　　　　　1 兆焦 = 239 千卡

三种营养素理论上每克氧化后产生能量分别为 17.15 千焦、39.54 千焦、23.64 千焦，由于消化吸收及氧化不完全等因素影响，三种产热营养素实际上在体内每克产生能量分别为 16.7 千焦（4.0 千卡）、36.7 千焦（9.0 千卡）和 16.7 千焦（4.0 千卡）。另外，作为简单的碳水化合物之一，酒类中的乙醇在体内氧化产生较高的能量，每克可产生 29.3 千焦能量（7.0 千卡）。

二、能量来源

1. 碳水化合物

碳水化合物是机体的重要能量来源，1 克碳水化合物氧化后产生能量为 17.15 千焦（4.1 千卡）。我国人民所摄取食物中的营养素，以碳水化合物所占的比重最大。一般说来，机体所需能量的 55%~65% 是由食物中的碳水化合物提供的。食物中的碳水化合物经消化产生的葡萄糖被吸收后，有一部分以糖原的形式贮存在肝脏和肌肉中。肌糖原是骨骼肌中随时可动用的贮备能源，用来满足骨骼肌在紧急情况下的需要。肝糖原也是一种贮备能源，贮存量不大，主要用于维持血糖水平的相对稳定。细胞储存的糖原很少，必须经常从血液中摄取葡萄糖以满足代谢和各种功能活动的需要。脑组织消耗的能量相对较多，在通常情况下，脑组织消耗的能量均来自碳水化合物的有氧氧化，因而脑组织对缺氧非常敏感。另外，脑组织细胞贮存的糖原又极少，代谢消耗的碳水化合物主要来自血糖，所以脑功能对血糖水平有很大的依赖性，血糖水平过低可引起昏迷甚至抽搐。

2. 脂类

1 克脂类在体内氧化可产能 39.54 千卡，相当于 9 千卡的能量。机体内的脂类分为组织脂质和贮存脂质两部分。组织脂质主要包括胆固醇、磷脂等，是组织、细胞的组成成分，在人体饥饿时也不减少，但不能成为能源。贮存脂质主要是脂肪，也称甘油三酯或中性脂肪。在全部贮存脂质中，脂肪约占 98%，其中一部分是来自食物的外源性脂肪；另一部分是来自体内碳水化合物和氨基酸转化成的内源性脂肪。脂肪含能量最高，是体内各种能源物质的主要贮存形式。

在正常情况下，人体所消耗的能源物质中有 20%~30% 来自体内的脂肪，其中包括从食物中摄取的碳水化合物所转化成的脂肪；在短期饥饿情况下，则主要由体内的脂肪供给能量。脂肪酸可直接供给很多组织利用，也可在肝脏转化成丙酮酸，再供给其他组织利用。不但骨骼肌、心肌等可利用脂肪酸和酮体，在饥饿时，脑组织也可利用酮体。所以，脂肪也是重要的能源物质，但它不能在机体缺氧条件下供给能量。

3. 蛋白质

1 千克蛋白质平均产能 23.64 千焦，相当于 5.65 千卡的能量。蛋白质是由氨基酸构成的，在机体蛋白质代谢中，也主要是利用氨基酸进行合成和分解代谢。体内氨基酸有两个来源：一是来自食物蛋白质消化所产生的氨基酸，由小肠吸收入血；二是在机体新陈代谢过程中，组织、细胞蛋白质分解所产生的氨基酸。这两部分氨基酸主要用于合成细胞成分，以实现自我更新，也用于合成酶、激素等生物活性物质。氨基酸也可以作为能源物质，但这是用较高的代价而取得的。

氨基酸在体内经过脱氨基作用或氨基转换作用，分解为非氮成分和氨基。其中非氮成分（α-酮酸）可以氧化供能，氨基则经过处理后主要由肾脏排出体外。人体在一般情况下主要利用碳水化合物和脂肪氧化供能。但在某些特殊情况下，机体所需能源物质供能不足，如长期不能进食或消耗量过大时，体内的糖原和贮存脂肪已大量消耗之后，将依靠组织蛋白质分解产生氨基酸来获得能量，以维持必要的生理功能。

进食是周期性的，而能量消耗则是连续不断的，因而贮备的能源物质不断被利用，又不断补充。当机体处于饥饿状态时，碳水化合物的贮备迅速减少，而脂肪和蛋白质则作为长期能量消耗时的能源。

4. 食物的卡价

人体所需要的能量来源于食物中的碳水化合物、脂类和蛋白质三种产能营养素。每克产能营养素在体内氧化所产生的能量值称为"食物的热价"或"食物的能量卡价"，亦称"能量系数"。

体内氧化是在酶的作用下缓慢进行的，比较温和；特别是最终产物不完全相同，所以产生的热量（能量）也不完全相同。据用"弹式热量计"测定，1 克碳水化合物在体外燃烧时平均产生能量 17.15 千焦（4.1 千卡）；1 克脂肪平均产能 39.54 千焦（9.45 千卡）；1 克蛋白质平均产能 23.64 千焦（5.65 千卡）。在体内氧化时，碳水化合物和脂肪与体外燃烧时的最终产物均为二氧化碳和水，所产生的能量也相同。但蛋白质在体内氧化时的最终产物为二氧化碳、水、尿素、肌酐及其他含氮有机物；而在体外燃烧时的最终产物则为二氧化碳、水、氨和氮等，体内氧化不如体外燃烧完全。若将 1 克蛋白质在体内氧化的最终产物收集起来，继续在体外燃烧，还可产生能量 5.44 千焦（1.3 千卡）。如果用"弹式热量计"体外燃烧试验推算体内氧化产生的能量值应为：1 克碳水化合物为 17.15 千焦（4.1 千卡），1 克脂肪为 39.54 千焦（9.45 千卡），1 克蛋白质则为 23.64 - 5.44 = 18.2 千焦（4.35 千卡）。

另外，食物中的营养素在消化道内并非 100% 吸收。一般混合膳食中碳水化合物的吸收率为 98%、脂肪 95%、蛋白质 92%。所以，三种产能营养素在体内氧化实际产生能量则为：

1 克碳水化合物：17.15 千焦 × 98% = 16.81 千焦（4.0 千卡）

1 克脂肪：39.54 千焦 × 95% = 37.56 千焦（9.0 千卡）

1 克蛋白质：18.2 千焦 × 92% = 16.74 千焦（4.0 千卡）

此外，乙醇在体内氧化也可产生能量，每克可提供 29.29 千焦（7 千卡）能量。

5. 能量来源分配

三种产能营养素在体内氧化都可产生能量，而且三者在代谢过程中可以互相转化，但却不能完全相互代替，在膳食中应当有一个适当的比例分配。根据我国人民的膳食习惯，成人碳水化合物供给的能量应占总能量的 55%~65%，脂肪占 20%~30%，蛋白质占 10%~15% 为宜。年龄越小，蛋白质及脂肪供能占的比例应相应增加。成人脂肪摄入量一般不宜超过总能量的 30%。

三、热能的消耗

成年人的能量消耗主要由维持基础代谢、体力活动和食物热效应三方面能量需要组成。基础代谢是人体能量消耗的主体（占 60%~65%），且对每个人比较稳定。体力活动（占 25%~35%）在不同个体之间由于从事活动不同而差异最大，而食物特殊动力则占较小的比例（占 5%~10%）。对于孕妇还应包括子宫、乳房、胎盘、胎儿的生长及体脂储备；乳母则需要合成乳汁；婴幼儿、儿童、青少年应包括生长发育的能量需要；创伤病人康复期间等也需要能量。

1. 基础代谢

（1）基础代谢与基础代谢率。基础代谢是指肌体维持正常生命所需要的代谢活动，即在清晨安静状态和 20~25 摄氏度环境下，静卧、放松而又清醒，距离前一天晚餐 12~24 小时后的能量消耗。此时能量仅用于维持体温、心跳、呼吸、肌肉的紧张度和腺体分泌等基础代谢。

基础代谢率（BMR）是指单位时间内人体所消耗的基础代谢热量。

（2）基础代谢的测量。基础代谢一般以每小时、每平方米体表面积的产热量为单位，以千焦/（平方米·小时）表示。基础代谢消耗的能量常根据体表面积或体重和基础代谢率计算。

基础代谢 = 体表面积（平方米）× 基础代谢率 [千焦/（平方米·小时）]

BM = S × BMR × 24 小时

式中：S（体表面积）= 0.00659 × 身高（厘米）+ 0.0126 × 体重（千克）− 0.1603。

BMR——基础代谢率，千焦/（平方米·小时）或千卡/（平方米·小时）。

中国人正常基础代谢率平均值 [千焦/（平方米·小时）] 如表 1-2-1 所示。

表 1-2-1　中国人正常基础代谢率平均值

单位：千焦/(平方米·小时)

年龄（岁）	11~15	16~17	18~19	20~30	31~40	41~50	51 以上
男	195.5	193.4	166.2	157.8	158.7	154.1	149.1
女	172.5	181.7	154.1	146.5	146.4	142.4	138.6

一般情况下，按体重计算基础代谢消耗的能量较为方便，成年人 1 千克体重的基础代谢率约为 1 千卡/小时，则基础代谢所需的热量（基础代谢能量消耗，BEE）公式：

成年男性 BEE = 1.00 千卡/(小时·千克) × 体重（千克）× 24 小时

成年女性 BEE = 0.95 千卡/(小时·千克) × 体重（千克）× 24 小时

基础代谢的高低与多种因素有关：一般基础代谢率的高低与体重不成比例，与体表面积基本上成正比；年幼者比年老者高；男性比女性高。

2. 从事劳动所消耗的能量

通常情况下由劳动所消耗的能量占总能量的 25%~35%，但随劳动强度的增加，热量消耗也会越多。活动强度可以用体力活动水平系数（PAL）表示。2001 年，中国营养学会将我国成年人的体力活动强度分为三个级别：轻、中、重体力活动，如表 1-2-2 所示。

表 1-2-2　我国成年人体力活动水平分级

活动水平	工作时间分配	工作内容举例	PAL 男	女
轻	75%时间坐或站立 25%时间站着活动	办公室工作、修理电器钟表、售货员、化学实验操作、讲课等	1.55	1.56
中	40%时间坐或站立 60%时间站着活动	学生日常活动、机动车驾驶、电工安装、车床操作、金工切割等	1.78	1.64
重	25%时间坐或站立 75%时间站着活动	非机械化农业劳动、炼钢、舞蹈、体育运动、装卸、采矿等	2.10	1.82

人体的能量消耗量或者需要量，可以用体力活动水平（PAL）和基础代谢率（BMR）来简单地估算：

人体能量需要量（24 小时）= BMR（24 小时）× PAL

3. 食物特殊动力作用

食物特殊动力作用是指人体在摄食过程中，由于要对食物中的营养素进行消化、吸收、代谢转化等，需要额外消耗能量，同时引起体温升高和散发能量。人体摄入食物后，可使肌体向外界散失的热量比进食前有所增加。进食碳水化合物可使能量消耗增加 5%~6%，进食脂肪增加 4%~5%，进食蛋白质增加 30%~40%。

食物的特殊动力作用消耗的热量每日为 150~200 千卡，相当于基础代谢能量的 10%，吃得越多，能量消耗也越多；进食快比进食慢者食物的特殊动力高，进食快时中枢神经系统更活跃，激素和酶的分泌速度快、量更多，吸收和贮存的速度更高，其能量消耗也相对更多。

4. 生长发育对热量的需要

体内有新组织的增长时，需要消耗能量，每增加 1 克的体内新组织约需 4.78 千卡的能量。

处在生长发育中的儿童，其能量的消耗还包括生长发育所需要的能量。孕妇由于胎儿发育和自身器官及生殖系统的进一步发育而特殊需要的能量，能量需求非常大。乳母则应补偿乳汁分泌所需的能量，每天约 200 千卡。

四、能量需要量及参考摄入量

1. 计算每日需要的总热量

每日需要的总热量应按照如下步骤计算：

（1）按照标准体重计算，采用标准体重计算公式如下：

标准体重（千克）= 实际身高（厘米）- 105

（2）评价成年人能量营养状况常用的指标是体质指数（BMI）。BMI 的公式如下：

BMI = 体重（千克）÷ 身高（米）^{2}

WHO 建议 BMI<18.5 为营养不良，18.5~25 为正常，>25 为超重或肥胖，参考标准见表 1-2-3。

表 1-2-3　中国成人体质指数评价表

体质指数	评价
<16	重度瘦弱
16~16.9	中度瘦弱
17~18.4	轻度瘦弱
18.5~23.9	正常
24~27.9	超重
>28	肥胖

（3）查每 1 千克标准体重能量需要量表，得知每日 1 千克标准体重能量需要量，如表 1-2-4 所示。

表 1-2-4　每日 1 千克标准体重能量需要量表

单位：千卡/千克·天

体型	体力劳动			
	极轻体力劳动	轻体力劳动	中体力劳动	重体力劳动
消瘦	35	40	45	45~55
正常	25~30	35	40	45
超重	20~25	30	35	40
肥胖	15~20	20~25	30	35

（4）求出总热量。

总热量（千卡）= 标准体重（千克）× 每日 1 千克标准体重所需的热量（千卡/千克·天）

例如，某成年男性，身高 174 厘米，体重 71 千克，轻体力劳动，其每日所需的热量计算如下：

标准体重（千克）= 174 - 105 = 69（千克）

体质指数（BMI）= 71 ÷ (1.74)² = 71 ÷ 3.0276 = 23.45（体型正常）

查每日 1 千克标准体重能量需要量表 1-2-4 得知，其每日每千克标准体重能量需要量为 35 千卡/千克·天。

总热量 = 69 × 35 = 2415（千卡）

所以该成年男性每日所需的总热量为 2415 千卡。

2. 计算蛋白质、脂肪、糖类的每日需要量

首先根据身高计算出标准体重和总热量。如果蛋白质、脂肪、糖类分别占总热量的 15%、25%、60%，再根据生热营养素的能量系数，即可计算出蛋白质、脂肪和糖类的每日需要量。

例如，某老年男性每日所需的总热量为 1950 千卡，他每日需要的蛋白质、脂肪和糖类计算如下：

蛋白质：1950 千卡 × 15% ÷ 4 千卡/克 = 73 克

脂肪：1950 千卡 × 25% ÷ 9 千卡/克 = 54 克

糖类：1950 千卡 × 60% ÷ 4 千卡/克 = 293 克

该老年人每日所需的蛋白质为 73 克，脂肪为 54 克，糖类为 293 克。

3. 膳食能量推荐摄入量

根据上述 BMR 和 PAL 的计算方法，并按 BMR × PAL = 能量推荐摄入量计算公式，推算中国居民成年人膳食能量推荐摄入量（RNI），见表 1-2-5。

在一定的时间内，了解人的能量是否平衡，精确了解体重的变化是一个可行的自我监测方法，测定时应先排便，除去衣物，用可靠的称量工具来测定。

表 1-2-5 中国成人膳食能量推荐摄入量（RNI）

年龄（岁）	活动水平	男	女	男	女
		RNI（兆焦/天）		RNI（千卡/天）	
18~	轻	10.03	8.80	2400	2100
	中	11.29	9.62	2700	2300
	重	13.38	11.30	3200	2700
50~59	轻	9.62	8.00	2300	1900
	中	10.87	8.36	2600	2000
	重	13.00	9.20	3100	2200
60~69	轻	7.94	7.53	1900	1800
	中	9.20	8.36	2200	2000
70~79	轻	7.94	7.10	1900	1800
	中	8.80	8.00	2100	1900
80~		7.74	7.10	1900	1700

五、能量的食物来源

人体的能量来源是食物中的碳水化合物、糖类和蛋白质。这三类营养素普遍存在于各种食物中。粮谷类和薯类食物含碳水化合物较多，是膳食能量最经济的来源；油料作物富含脂肪；动物性食物一般比植物性食物含有更多的脂肪和蛋白质；但大豆和坚果类例外，它们含丰富的油脂和蛋白质；蔬菜和水果一般含能量较少。常见食物能量含量见表 1-2-6。

表 1-2-6 常见食物能量含量（每 100 克）

食物	能量		食物	能量	
	千卡	千焦		千卡	千焦
小麦粉（标准粉）	344	1439	蚕豆	335	1402
粳米（标一）	343	1435	绿豆	316	1322
籼米（标一）	346	1448	赤小豆	309	1293
玉米（干）	335	1402	花生仁（生）	563	2356
玉米面	341	1427	猪肉（肥瘦）	395	1653

三类产能营养素在体内都有其特殊的生理功能，但又能相互影响，如碳水化合物与脂肪的相互转化及它们对蛋白质有抑制作用。因此，三者在总能量供给中应有一个恰当的比例。

碳水化合物、脂肪、蛋白质被消化、吸收后即贮存在体内，成为肌体活动的能量来源。碳水化合物被吸收后，仅有小部分转变为糖原贮存在肝脏和肌肉，能为机体供能约两天，而大部分转化为脂肪。人体贮存的脂肪量随胖瘦程度而不同，一般约占体重的12%，是能量的巨大储备库。

【知识链接】

天天吃土豆能减肥？

土豆富含膳食纤维、钾、维生素C、维生素B$_6$，还有2%的蛋白质，由于其抗性淀粉高、饱腹感强，因此很多人提出吃土豆能减肥。

以一个普通土豆为例，假设一个土豆大约370克，每100克有76卡的热量，一个土豆也相当于半个汉堡了，而减肥的前提是替换掉主食，所以减肥应该依据自身情况适当摄入土豆。

【能力训练】

1. 训练内容

某25岁女士为轻体力劳动，一日摄取食物如下：面粉150克，大米200克，鸡蛋60克，豆腐200克，芹菜200克，白菜200克，猪肉（肥瘦）50克，豆油20克。根据以上数据计算其一天摄入总能量，三种产热营养素供能比，并进行评价。

2. 训练参考

（1）计算食物所含能量和三大产能营养素的质量。查找食物成分表，确定食物所含能量及三大产热营养素量，见表1-2-7。

表1-2-7 食物能量及产热营养素质量

食物名称	质量/克	能量/千卡	蛋白质量/克	脂肪量/克	碳水化合物/克
面粉	150	510	15.6	2.2	107.7
大米	200	690	16.8	1.4	152.6
鸡蛋	60	83.7	7.0	5.7	1.2
北豆腐	200	220	30.2	11	2.2
芹菜	200	13.2	1.2	0.2	1.8
白菜	200	32	2.8	0.2	5
猪肉（肥瘦）	50	198	5.5	19.2	0.8
豆油	20	179	0	20	0
合计		1925.9	79.1	59.9	271.3

（2）计算三大产热营养素供能比。由蛋白质、脂肪、碳水化合物三种营养素的能量折算系数可以算得：

蛋白质供能比：（79.1克×4千卡/克）/1925.9千卡 = 16.4%

脂肪供能比：（59.9克×9千卡/克）/1925.9千卡 = 28%

碳水化合物供能比：（271.3 克×4 千卡/克)/1925.9 千卡 = 56.6%

查表得该女士能量 RNI 为 2100 千卡。

（3）评价。

1）总能量：

2100 − 1925.9/2100 = 8.2% < 10%，该食谱总能量摄入合适。

2）三大产能营养素分配比例。蛋白质、脂肪、碳水化合物适宜的功能比分别为：10%~15%，20%~30%，55%~65%。该食谱三大产能营养素供能比例除蛋白质高于比例外，其余均较合理。

【练习任务】

对自己一天食物摄取进行能量摄入分析评价。

子项目二　蛋白质

【学习目标】

明确蛋白质的概念

掌握蛋白质的营养学意义

明确蛋白质的食物来源和膳食参考摄入量

利用 AAS 法评价食物蛋白质营养价值

【知识内容】

一、蛋白质的组成和分类

1. 蛋白质的组成

蛋白质是自然界中一大类有机物质，从各种动物、植物组织中提取出的蛋白质，其元素组成为：碳（50%~55%）、氢（5%~7%）、氧（19%~24%）、氮（14%~19%）；有些蛋白质还含有硫、磷、铁和铜等元素，其中蛋白质的氮是人体氮的唯一来源。

大多数蛋白质的含氮量相当接近，平均约为 16%。因此在任何生物样品中，每克氮相当于 6.25 克蛋白质（100÷16），其折算系数为 6.25。只要测定生物样品中的含氮量，就可以算出其中蛋白质的大致含量。

样品中蛋白质的百分含量（克%）＝每克样品中含氮量（克）×6.25×100%。

但不同蛋白质的含氮量是有差别的，故折算系数不尽相同，见表1-2-8。

表1-2-8　不同食物氮折算蛋白质的折算系数

食物种类	折算系数	食物种类	折算系数
全小麦	5.83	杏仁	5.18
小麦胚芽	6.31	花生	5.46
大米	5.95	大豆	5.71
大麦、燕麦、黑麦	5.83	鸡蛋（全）	6.25
玉米	6.25	肉类和鱼类	6.25
小米	6.31	乳及乳制品	6.38
芝麻、葵花子	5.40	其他食品	6.25

2. 蛋白质的分类

蛋白质结构复杂，种类繁多。例如从蛋白质性状上，可将它们分为球状蛋白质及纤维状蛋白质；依据其组成可将蛋白质分为单纯蛋白质（分子中只含氨基酸残基）和结合蛋白质（分子中除氨基酸外还有非氨基酸物质）两大类。

食物蛋白质的营养价值取决于所含氨基酸的种类和数量，所以在营养上可以根据食物蛋白质的氨基酸组成，将蛋白质分为完全蛋白质、半完全蛋白质和不完全蛋白质三类。

（1）完全蛋白质。这是一类优质蛋白质，其中所含必需氨基酸种类齐全、数量充足、比例适当。被人体较好利用的蛋白质，不但能维持人体生命和健康，还能促进儿童的生长发育，也称为优质蛋白，如乳类中的酪蛋白、乳白蛋白，蛋类中的卵白蛋白、卵磷蛋白，肉类中的白蛋白、肌蛋白，大豆中的大豆蛋白，小麦中的麦谷蛋白，玉米中的谷蛋白等。

（2）半完全蛋白质。这类蛋白质所含必需氨基酸虽然种类齐全，但其中某些氨基酸数量不足，比例不适当，若在饮食中作为唯一的蛋白质来源时，虽然可以维持生命，但不能促进生长发育，如小麦和大麦中的麦胶蛋白等。

（3）不完全蛋白质。这类蛋白质所含必需氨基酸种类不全，若作为唯一的蛋白质来源时，既不能维持生命，也不能促进生长发育，如玉米中的玉米胶蛋白，动物结缔组织和肉皮中的胶原蛋白，豌豆中的豆球蛋白等。

一般来说，动物性食物比植物性食物中所含的完全蛋白质多，营养价值相对较高。

二、蛋白质的生理功能

蛋白质的生理功能概括起来主要有以下三个方面：

1. 构成和修复组织

蛋白质是构成机体组织、器官的重要成分，人体各组织、器官无一不含蛋白质。在人体的瘦组织中，如肌肉组织和心、肝、肾等器官均含有大量蛋白质；骨骼和牙齿中含有胶原蛋白；指趾甲中含有角蛋白；细胞中，除水分外，蛋白质约占细胞内物质的80%。因此，构成机体组织、器官的成分是蛋白质最重要的生理功能。身体的生长发育可视为蛋白质的不断积累过程。蛋白质对生长发育期的儿童尤为重要。

人体内各种组织细胞的蛋白质始终在不断更新。例如，人血浆蛋白质的半衰期约为10天，肝中大部分蛋白质的半衰期为1~8天，某些蛋白质的半衰期很短，只有数秒钟。只有摄入足够的蛋白质方能维持组织的不断更新。身体受伤后也需要蛋白质作为修复材料。

2. 调节生理功能

机体生命活动之所以能够有条不紊地进行，有赖于多种生理活性物质的调节，而蛋白质在体内是构成多种重要生理活性物质的成分，参与调节生理功能。如核蛋白构成细胞核并影响细胞功能；酶蛋白具有促进食物消化、吸收和利用的作用；免疫蛋白具有维持机体免疫功能的作用；收缩蛋白，如肌球蛋白具有调节肌肉收缩的功能；血液中的脂蛋白、运铁蛋白、视黄醇结合蛋白具有运送营养素的作用；血红蛋白具有携带、运送氧的功能；白蛋白具有调节渗透压、维持体液平衡的功能；由蛋白质或蛋白质衍生物构成的某些激素，如垂体激素、甲状腺素、胰岛素及肾上腺素等，都是机体的重要调节物质。

3. 供给能量

蛋白质在体内降解成氨基酸后，经脱氨基作用生成的 α-酮酸，可以直接或间接经三羧酸循环氧化分解，同时释放能量，是人体能量来源之一。但是，蛋白质的这种功能可以由碳水化合物、脂肪所代替。因此，供给能量是蛋白质的次要功能。

三、氨基酸

氨基酸（amino acid）是组成蛋白质的基本单位，是分子中具有氨基和羧基的一类含有复合官能团的化合物，具有共同的基本结构。由于它是羧酸分子的 α 碳原子上的氢被一个氨基取代的化合物，故又称 α-氨基酸。按化学结构式分为脂肪族氨基酸、芳香族氨基酸和杂环氨基酸。

1. 必需氨基酸和非必需氨基酸

在人体和食物蛋白质的 20 余种氨基酸中，只有一部分可以在体内合成，其余的则不能合成或合成速度不够快。不能合成或合成速度不够快的氨基酸，必须由食物供给，这一类氨基酸称为必需氨基酸（essential amino acid），包括赖氨酸、亮氨酸、异亮氨酸、蛋氨酸（甲硫氨酸）、苯丙氨酸、苏氨酸、色氨酸和缬氨酸，另外婴幼儿尚需组氨酸满足生长发育的需求，因此在婴儿阶段有 9 种必需氨基酸。能在体内合成或由其他氨基酸转变而来的氨基酸则称为非必需氨基酸（nonessential amino acid），包括天冬氨酸、天冬酰胺、谷氨酸、谷氨酰胺、甘氨酸、脯氨酸、丝氨酸、精氨酸、胱氨酸和丙氨酸。非必需氨基酸并非体内不需要，只是可以在体内合成，食物中缺少了也无妨。

2. 条件必需氨基酸

除了必需氨基酸与非必需氨基酸之外，还有第三类氨基酸，即"条件必需氨基酸"（conditionally essential amino acid）。半胱氨酸、酪氨酸可以在体内分别由蛋氨酸和苯丙氨酸转变而成，如果通过膳食摄入足量的半胱氨酸和酪氨酸，则人体对蛋氨酸和苯丙氨酸两种必需氨基酸的需要量减少 30% 和 50%。所以半胱氨酸和酪氨酸称为条件必需氨基酸或半必需氨基酸（semiessential amino acid）。在计算食物必需氨基酸组成时，常将蛋氨酸和半胱氨酸、苯丙氨酸和酪氨酸合并计算。

3. 氨基酸模式

氨基酸模式（amino acid pattern）是指某种蛋白质中各种必需氨基酸的种类、数量和构成比例。即根据蛋白质中必需氨基酸含量，以含量最少的色氨酸为 1，分别计算出的其他氨基酸的相应比值，这些比值就是该种蛋白质的氨基酸模式。常见食物蛋白质氨基酸模式见表 1-2-9。

表 1-2-9　几种食物蛋白质和人体蛋白质氨基酸模式

必需氨基酸	全鸡蛋	牛奶	牛肉	大豆	面粉	大米	人体
异亮氨酸	3.2	3.4	4.4	4.3	3.8	4.0	4.0
亮氨酸	5.1	6.8	6.8	5.7	6.4	6.3	7.0
赖氨酸	4.1	5.6	7.2	4.9	1.8	2.3	5.5
蛋氨酸+半胱氨酸	3.4	2.4	3.2	1.2	2.8	2.8	2.3
苯丙氨酸+酪氨酸	5.5	7.3	6.2	3.2	7.2	7.2	3.8
苏氨酸	2.8	3.1	3.6	2.8	2.5	2.5	2.9
缬氨酸	3.9	4.6	4.6	3.2	3.8	3.8	4.8
色氨酸	1.0	1.0	1.0	1.0	1.0	1.0	1.0

4. 限制性氨基酸

人体所需蛋白质来源于多种食物，凡蛋白质氨基酸模式与人体蛋白质氨基酸模式接近的食物，其必需氨基酸在体内的利用率就高；反之则低。例如，动物蛋白质中的蛋、奶、肉、鱼等以及大豆蛋白质的氨基酸模式与人体蛋白质氨基酸模式较接近，从而所含的必需氨基酸在体内的利用率就较高，因此被称为优质蛋白质。其中鸡蛋蛋白质的氨基酸模式与人体蛋白质氨基酸模式最为接近，在比较食物蛋白质营养价值时常作为参考蛋白质（reference protein）。而食物蛋白质中一种或几种必需氨基酸含量相对较低，导致其他必需氨基酸在体内不能被充分利用而使蛋白质营养价值降低，这些含量相对较低的氨基酸称为限制氨基酸（limiting amino acid）。即由于这些氨基酸的不足，限制了其他氨基酸的利用。其中，含量最低的称第一限制氨基酸，含量次之的称第二限制氨基酸，余者类推。

植物蛋白质的营养价值相对较低，这是因为植物性蛋白中赖氨酸、蛋氨酸、苏氨酸和色氨酸等必需氨基酸含量相对较低。例如赖氨酸和苏氨酸是谷类蛋白质（大米、小麦、大麦、玉米）的第一和第二限制氨基酸，而蛋氨酸则是大豆、花生的第一限制氨基酸。自然界中没有一种食物蛋白质所含氨基酸比值与人体完全符合，只有多种食物蛋白质混合食用，使氨基酸的种类及比值更接近于人体需要的模式，从而提高、改进必需氨基酸的平衡和提高蛋白质的利用率。几种常见植物性食品和限制性氨基酸见表1-2-10。

表1-2-10　常见的植物性食品的限制性氨基酸

食物种类	第一限制氨基酸	第二限制氨基酸	第三限制氨基酸
小麦	赖氨酸	苏氨酸	缬氨酸
大麦	赖氨酸	苏氨酸	蛋氨酸
大米	赖氨酸	苏氨酸	…
玉米	赖氨酸	色氨酸	苏氨酸
花生	蛋氨酸	…	…
大豆	蛋氨酸	…	…

四、食物蛋白质营养学评价

营养学上通常根据蛋白质含量、消化率和被人体利用率三个方面综合评价食物蛋白质的营养价值。

1. 食物中蛋白质含量

蛋白质含量是评价蛋白质营养价值的一个重要方面，通过凯氏定氮法测定食物中的氮含量，再乘以该食物蛋白质折算系数即得到蛋白质含量。

2. 食物蛋白质消化率

食物蛋白质消化率是指食物蛋白质在消化道内被消化酶分解、吸收程度的一项指标，它不仅反映蛋白质在消化道内被分解的程度，还反映消化后的氨基酸和肽被吸收的程度。食物蛋白质消化率受蛋白质在食物中存在形式、结构差异、食物中抗营养因子、加工烹调方式等因素的影响。动物性食物中的蛋白质消化率一般高于植物性食物。有的食物中含有蛋白酶抑制剂，如大豆中的胰蛋白酶抑制剂、蛋清中的抗生物素等，都会降低蛋白质的消化率。大豆整粒食用时消化率仅60%，而豆腐的消化率可超过90%，这是因为豆制品加工去除了大豆纤维素和其他不利于蛋白质消化吸收的因子。

3. 蛋白质的利用率

测量蛋白质利用率的指标有很多，各指标分别从不同角度反映蛋白质被利用的程度。

（1）生物价（biological value，BV）。蛋白质生物价是反映蛋白质被消化吸收后在体内的利用情况，BV 越高，说明蛋白质的体内利用率越高，营养价值也越高，这时食物蛋白质中的氨基酸主要用来合成人体蛋白。常见食物蛋白质的生物价以鸡蛋最好，生物价高达 94，牛奶为 87。凡是氨基酸模式与人体需要越接近的食物蛋白质，其生物价越高；反之则越低。

（2）蛋白质净利用率（net protein utilization，NPU）。食物蛋白质在消化过程中可能受到各种因素作用而影响其消化率，通常用蛋白质净利用率来反映食物中蛋白质被利用的程度，即机体利用的蛋白质占食物中蛋白质的百分比。

（3）蛋白质功效比值（protein efficiency ratio，PER）。蛋白质功效比值是指每摄入 1 克蛋白质所增加的体重，用来表示蛋白质在体内被利用的程度。摄入同等重量的不同食物蛋白质，凡能使人体体重增加较多者，该食物的蛋白质营养价值较高。

（4）氨基酸评分（amino acid score，AAS）。氨基酸评分是指食物蛋白质的必需氨基酸评分模式与推荐的理想模式或参与蛋白的模式（通常以鸡蛋蛋白质或人奶蛋白质）的比值，是目前广为应用的一种食物蛋白质营养价值评价方法，用来反映食物蛋白质的构成和利用的关系。

氨基酸评分 = 被测食物蛋白质每克氮或蛋白质氨基酸含量（毫克）/参考蛋白质每克氮或蛋白质氨基酸含量（毫克）× 100

氨基酸评分是目前广为应用的一种食物蛋白质营养价值评价方法，一种食物蛋白质的 AAS 越接近 100，则越接近人体需要，其营养价值越高，同时 AAS 不仅可以对单一食物蛋白质进行评价，也可以对混合食物蛋白质进行评价。几种常见食物的蛋白质质量评价见表 1-2-11。

表 1-2-11 　几种常见食物的蛋白质质量评价

食物	BV	NPU（%）	PER	AAS
全鸡蛋	94	84	3.92	106
全牛奶	87	82	3.09	98
鱼	83	81	4.55	100
牛肉	74	73	2.03	100
大豆	73	66	2.32	63
精制面粉	52	51	0.60	34
大米	63	63	2.16	59
土豆	67	60	—	48

五、蛋白质的分解代谢

1. 蛋白质的代谢

吸收的氨基酸先储存于人体各组织、器官和体液中，这些游离氨基酸统称为氨基酸池（amino acid pool）。氨基酸池中的游离氨基酸除了来自食物外，大部分来自体内蛋白质的分解。

氨基酸出入细胞是靠氨基酸转运子即细胞膜结合蛋白来实现的。细胞膜上有各种类型的氨基酸转运子，每种转运子可以识别不同氨基酸的构型和性质，转运子对氨基酸的亲和力和转运机制决定了细胞内氨基酸水平。

进入细胞的氨基酸少数用于合成体内含氮化合物，主要被用来重新合成人体蛋白质，以达到机体蛋白质的不断更新和修复。大约 30% 用于合成肌肉蛋白，50% 用于体液、器官蛋白质合成，其余 20% 用于合成白蛋白、血红蛋白等其他机体蛋白质。未被利用的氨基酸则经代谢转变成尿素、氮、尿酸和肌酐等，由尿和其他途径排出体外或转化为糖原和脂肪。

2. 氮平衡

营养学上将摄入氮的量和排出氮的量之间的关系称为氮平衡（nitrogen balance）。蛋白质在体内分解代谢所产生的含氮物质，主要由尿、粪排出体外。通过测定每日食物中的含氮量（摄入量），以及尿和粪便中的含氮量（排出氮）就可以了解氮平衡的状态，从而估计蛋白质在体内的代谢量和人体的营养状况。另外，氮平衡还常被用于机体蛋白质需要量的研究。氮平衡的关系式如下：

$B = I - (U + F + S)$

式中 B——氮平衡；

I——摄入氮；

U、F、S——排出氮（其中，U——尿氮；F——粪氮；S——皮肤等氮损失）。

氮平衡有三种情况：零氮平衡、正氮平衡和负氮平衡。当摄入氮和排出氮相等时为零氮平衡，也称总氮平衡，即 B＝0，健康的成年人应维持零氮平衡并富余 5%。如摄入氮多于排出氮，则为正氮平衡，即 B＞0，儿童处于生长发育阶段、妇女怀孕、疾病恢复时，以及运动和劳动等需要增加肌肉时均应保证适当的正氮平衡，以满足机体对蛋白质的需要。而当摄入氮少于排出氮时负氮平衡，即 B＜0，人在饥饿、疾病及老年时往往处于这种情况，应注意尽可能减轻或改变负氮平衡，以保持健康、促进疾病康复和延缓衰老。

六、蛋白质的食物来源和膳食参考摄入量

1. 食物来源

食物蛋白质的来源分为植物性蛋白质和动物性蛋白质，其中动物性蛋白质和植物大豆蛋白是优质蛋白的主要来源，包括动物的肉、内脏、蛋、乳、大豆及其制品等，合理膳食要求动物蛋白应占每天需要蛋白质的 30%，或动物蛋白和大豆蛋白占每日需要蛋白质的 50% 以上。

2. 蛋白质的推荐摄入量

按照机体蛋白质的代谢率，每日蛋白质的摄入量成人 0.8 克/（千克·天）为宜。由于我国膳食以植物性食物为主，所以成人蛋白质推荐摄入量为 1.16 克/（千克·天）。按能量计算，蛋白质摄入量应该占总能量的 10%~15%，一般成人在 10%~12%，儿童、青少年为 12%~15%。中国营养学会 2000 年修订的膳食参考摄入量建议我国成年男子轻、中、重度体力活动蛋白质推荐摄入量（RNI）分别为 75 克/天、80 克/天、90 克/天；成年女性分别为 65 克/天、70 克/天、80 克/天。

【知识链接】

对于大多数人来说，很容易出现摄入蛋白质过剩的情况，主要是由于鱼类、肉类食物过量引起的。尤其在节日期间，顿顿有鱼有肉，再加上各种主食、豆制品、奶、蛋、坚果等还能提供少量蛋白质，难免会发生蛋白质过剩的问题。

如果我们少吃点鱼肉，换成一些杂粮豆类，不会引起蛋白质摄入量的显著上升；并且用豆类食物替代一部分动物性蛋白质还有利于肾脏功能。

最后想提醒一下人们，吃鱼类、肉类食物，真的特别容易把蛋白质吃过量。不仅浪费资源，增加环境污染，还会因为身体必须处理多余的蛋白质，让自己餐后疲劳不堪，精神不振。少吃点动物蛋白质，再适当减少点精米白面，能让餐后更加轻松，精神更加振作，工作效率更高。如果自己的膳食已经充分满足了蛋白质的需求，就不必再花钱购买什么蛋白粉，给自己的身体增加更大的负担。

【能力训练】

1. 训练内容

已知某人早餐食物为燕麦片 30 克，牛乳 250 毫升，面包 150 克，用 AAS 法评价混合食物蛋白质营养价值。

2. 训练参考

（1）确定混合膳食中蛋白质含量和质量比。查找食物营养成分表，确定每种食物蛋白质含量，并根据食物消费量确定每种食物提供蛋白质实际量和总量，同时计算混合食物中各食物提供的蛋白质质量分数，见表 1-2-12。

表 1-2-12　混合食物蛋白质含量和质量分数

食物名称	蛋白质含量/(克/100 克)	数量	实际含量	蛋白质质量分数/%
燕麦片	15.0	30 克	4.5	18.9
牛乳	3.0	250 毫升	17.5	31.5
面包	7.9	150 克	11.8	49.6
合计	—	—	23.8	—

（2）混合膳食蛋白质氨基酸评价。

1）查询食物成分表得到必需氨基酸含量，并计算混合食物中各配料的必需氨基酸评分，确定各自的限制性氨基酸和食物蛋白质 AAS（为简便计算，通常选取含量较低必需氨基酸），见表 1-2-13。

表 1-2-13　混合食物中各食物 AAS

食物名称	氨基酸含量/(毫克/克蛋白质)								蛋白质氨基酸评分
	赖氨酸		含硫氨基酸		苏氨酸		色氨酸		
	含量	AAS	含量	AAS	含量	AAS	含量	AAS	
燕麦片	34.9	63	43.3	124	32.1	80	16.9	169	63
牛乳	71.3	130	32.0	91	34.7	87	13.0	130	87
面包	19.1	35	42.4	121	25.6	64	10.5	105	35

2）将各种食物氨基酸含量乘以相应的蛋白质质量比，再加和计算出混合膳食中每种氨基酸总量，再计算混合膳食的 AAS，见表 1-2-14。

表 1-2-14　混合食物的 AAS

食物名称	混合后氨基酸含量/(毫克/克蛋白质)				混合食物蛋白质 AAS
	赖氨酸	含硫氨基酸	苏氨酸	色氨酸	
燕麦片	6.6	8.2	6.1	3.2	
牛乳	22.5	10.1	10.9	4.1	

食物名称	混合后氨基酸含量/(毫克/克蛋白质)				混合食物蛋白质 AAS
	赖氨酸	含硫氨基酸	苏氨酸	色氨酸	
面包	9.5	21.0	12.7	5.2	
合计	38.6	39.3	29.7	12.5	
混合食物 AAS	70	112	74	125	

3）评价该膳食蛋白质营养价值。该早餐包括谷类、牛乳，其蛋白质 AAS 比单纯谷类食品有所提高，说明蛋白质营养价值有所提高，但赖氨酸、苏氨酸不足，应该增加含上述两种必需氨基酸丰富的食物，如大豆、玉米等。

【练习任务】

计算自己今日早餐的混合氨基酸分，并且评价。

子项目三 脂类

【学习目标】

明确脂类的基本概念

掌握脂类的营养学意义

明确膳食脂类营养价值的评价方法

明确脂类的食物来源和膳食参考摄入量

【知识内容】

一、脂类的分类

1. 脂肪

脂肪又称甘油三酯，是由一分子甘油和三分子脂肪酸结合而成。膳食脂肪主要为甘油三酯。组成天然脂肪的脂肪酸种类很多，所以由不同脂肪酸组成的脂肪对人体的作用也有所不同。

2. 类脂

类脂是一种在某些理化性质上与脂肪相似的物质，可溶于脂肪和脂肪溶剂，种类较多，其中主要包括磷脂（phospholipids）和固醇类（sterols）。

（1）磷脂。磷脂是指甘油三酯（脂肪）中一个或两个脂肪酸被含磷酸的其他基因所取代的一类脂类物质。磷脂是构成生物膜的重要组成成分，也是维持人体机能不可缺少的必需成分。它存在于每个细胞中，主要集中在脑及神经系统、血液循环系统、免疫系统以及心、肝、肾、肺等重要器官，是生命的重要基础物质，对维持生物膜的生理活性和机体的正常代谢起着关键作用。

磷脂按其组成结构可以分为两类：一类是磷酸甘油酯，包括磷脂酸（phosphatidic acid）、磷脂酰胆碱（卵磷脂，lecithin）、磷脂酰乙醇胺（脑磷脂，cephalin）、磷脂酰丝氨酸（phosphatidyline serine）和磷脂酰肌醇（phosphatidyli-nositol）；另一类是神经鞘脂。机体主要的神经鞘脂是神经鞘磷脂（sphin-gomyelin），其分子结构中不含甘油，但含有脂肪酰基、磷酸胆碱和神经鞘氨醇。

其中最重要的磷脂是卵磷脂，它是由一个含磷酸胆碱基因取代甘油三酯中一个脂肪酸而形成的。这种结构使它具有亲水性和亲脂性双重特性。卵磷脂在人体中的含量占体重的1%左右，但在大脑中却占到脑重量的30%，而在脑细胞中更占到其干重的70%~80%。

（2）固醇类。固醇可分为动物固醇和植物固醇，是一类含有多个环状结构的脂类化合物，为一些类固醇激素的前体，如7-脱氢胆固醇即为维生素D_3的前体。胆固醇（cholesterol）是人体中主要的固醇类化合物，它是脑、神经、肝、肾、皮肤等细胞膜的重要成分，也是人体内许多重要活性物质的合成材料。人体内的胆固醇主要有两个来源：一是内源性的，主要是肝脏利用乙酸及其前体合成的，是人体胆固醇的主要来源；二是外源性的，即人体从食物中摄取的。过多摄入胆固醇对人体健康有危害，但是胆固醇对人体健康具有重要意义。

植物固醇的环状结构和胆固醇完全一样，仅侧链有所不同。植物固醇能够促进饱和脂肪酸和胆固醇代谢，具有降低血液中胆固醇的作用。

二、脂类的生理功能

脂类的生理功能概括起来主要有以下几个方面：

1. 供给和储存能量

脂肪是人体能量的重要来源，体内1克脂肪氧化可产生能量37.7千焦（9千卡）。当人体摄入的能量过多或不能及时被利用时，就转变为脂肪储存起来。当机体需要时，脂肪细胞中的酯酶立即分解三酰甘油释放出甘油和脂肪酸进入血循环，和食物中的脂肪一起被分解释放出能量以满足机体的需要。

2. 构成机体组织

脂肪是机体脂肪细胞中的主要成分；磷脂、糖脂、胆固醇参与生物膜的构成；鞘磷脂、脑磷脂、胆固醇参与神经组织的构成；胆固醇还是胆酸、7-脱氢胆固醇、性激素等生理活性物质和激素的前体物质。

3. 维持体温，保护脏器

脂肪不易导热，皮下脂肪可阻止体热散失，起到保温御寒作用；而脂肪主要分布于皮下、腹腔、肌肉间隙、脏器周围，对各组织器官有缓冲机械冲击、固定位置的保护作用。

4. 促进脂溶性维生素的吸收

脂肪是脂溶性维生素 A、维生素 D、维生素 E、维生素 K 及 β-胡萝卜素的良好溶剂。食物脂肪不仅是这类脂溶性维生素重要的食物来源，同时还能促进这类维生素吸收。

5. 增加美味和饱腹感

食用油脂能改善食物的感官特性，增加食物美味，促进食欲，有利于营养素的消化吸收，能够延迟胃的排空等。

6. 提供必需脂肪酸

脂肪为人体提供必需脂肪酸和其他具有特殊营养功能的多不饱和脂肪酸，以满足人体正常生理需要。

三、脂肪酸

人体除了从食物得到脂肪酸外，还能自身合成多种脂肪酸，包括饱和脂肪酸（SFA）、单不饱和脂肪酸（MUFA）和多不饱和脂肪酸（PUFA）。有些脂肪酸是人体不能自身合成的，如植物合成的亚油酸（linoleic acid，C18：2，n-6）和 α-亚麻酸（linolenic acid，C18：3，n-3）。亚油酸是维持人体健康所必需，它的衍生物是某些前列腺素的前体，而且只要能供给足够量的亚油酸，人体就能合成所需要的其他 n-6 类脂肪酸，但亚油酸必须通过食物供给人体，因此称为"必需脂肪酸"；α-亚麻酸也属必需脂肪酸，其可衍生为二十碳五烯酸（eicosapentaenoic acid，EPA，C20：5，n-3）和二十二碳六烯酸（docosahexaenoic acid，DHA，C22：6，n-3）；花生四烯酸（arachidonic acid，AA，C20：4，n-6）是由亚油酸衍生而来，但在合成数量不足时，也必须由食物供给，故花生四烯酸也曾被称为必需脂肪酸。

二十二碳六烯酸（DHA，C22：6，n-3）是视网膜光受体中最丰富的多不饱和脂肪酸，它由食物中的 α-亚麻酸衍生而来。是维持视紫红质正常功能所必需，长期缺乏亚麻酸（n-3）可引起光感细胞受损、视力减退。DHA、EPA 在体内具有降血脂、改善血液循环、抑制血小板凝集、阻抑动脉粥样硬化斑块和血栓形成等功效，对心脑血管病有良好的防治效果，等等。DHA 亦可提高儿童的学习机能，增强记忆。

花生四烯酸（AA，C20：4，n-6）是合成前列腺素的主要成分。

DHA 和 AA 是大脑中最丰富的两种长链多不饱和脂肪酸，从出生前至出生后两岁在婴儿前脑中持续增加，从妊娠第 26 周开始在胎儿大脑中积累，到妊娠末期 3 个月中持续增加，但早产儿由于缩短了积累时间，故胎龄小于 28 周的早产儿脑组织中的 DHA 和 AA 的总量和累积量都远远低于足月儿，所以早产儿应及时补充 DHA 和 AA。一般母乳中 AA 的含量为 0.5%~0.7%，DHA 为 0.3%。

甘油三酯中的脂肪酸按链的长短分为长链脂肪酸（C14 以上）、中链脂肪酸（C8~C12）、短链脂肪酸（C6 以下），按有无不饱和键分为饱和脂肪酸和不饱和脂肪酸，不饱和脂肪酸根据不饱和键数目又分为单不饱和脂肪酸和多不饱和脂肪酸，根据不饱和键的位置又分为 n 或 ω-3、n 或 ω-6、n-或 ω7、n 或 ω-9 系列脂肪酸，根据氢原子在不饱和键的同侧或两侧又分为顺式不饱和脂肪酸和反式不饱和脂肪酸。动物性脂肪含的脂肪酸主要是饱和脂肪酸，植物性脂肪含的脂肪酸主要是不饱和脂肪酸。

1. 多不饱和脂肪酸

n-3、n-6 和 n-9 系统都有多不饱和脂肪酸（PUFA），但有重要生物学意义的是 n-3 和 n-6 PUFA。其中的亚油酸和 α-亚麻酸是人类必需脂肪酸，它们分别是 n-3 和 n-6 高不饱和脂肪酸的前体。20 世纪 30 年代以来对亚油酸降血脂等生物学功能研究甚多，直至 20 世纪 80 年代始对 n-3 PUFA 引起重视，研究进展飞速。20 世纪 90 年代对 PUFA 在体内平衡的重要生理意义研究进展很快，并用于实践。

多不饱和脂肪酸的另一重要生理作用即形成类二十烷酸（eicosanoids）。C20：3，n-6、C20：4，n-6 和 C20：5，n-3 脂肪酸经环氧化酶和脂氧合酶的酶代谢作用可生成一系列的类二十烷酸。这些类二十烷酸为很多生化过程的重要调节剂，在协调细胞间生理的相互作用中起着重要作用。

不饱和脂肪酸对人体健康虽然有很多益处，但易产生脂质过氧化反应，因而产生自由基和活性氧等物质，对细胞和组织可造成一定的损伤；此外，n-3 多不饱和脂肪酸还有抑制免疫功能的作用。因此在考虑脂肪需要量时，必须同时考虑饱和脂肪酸、多不饱和脂肪酸和单不饱和脂肪三者间的合适比例。

【知识链接】

DHA 就是所谓的"脑黄金"——不饱和脂肪酸二十二碳六烯酸的英文缩写。DHA 作为大脑发育，成长的重要物质之一。人的大脑有 140 多亿个神经元，而 DHA 大量存在于人脑细胞中，是人脑细胞的主要组成成分（DHA 很容易通过大脑屏障进入脑细胞，存在于脑细胞及细胞突起中，人脑细胞脂质中 10%是 DHA），是构成脑磷脂、脑细胞膜的基础，对脑细胞的分裂、增殖、神经传导、突触的生长和发育起着极为重要的作用，是人类大脑形成和智商开发的必需物质。

由于人体自身难以合成足够的 DHA 补充大脑，故必须摄入 DHA 来弥补，否则将导致脑功能障碍，如记忆力下降和脑细胞间的信息传递能力下降、感官衰退等。

含有较为丰富的 DHA 的动物类食物，包括肥肉、牛奶、蛋黄和鱼等；植物类食物包括大豆、木耳、香蕉、大蒜、鲜杏、橘络、辣椒叶、芝麻、南瓜、葵花子和海带等。

2. 单不饱和脂肪酸

凯斯（Keys）等在七国心血管病的流行病学调查中发现，在地中海地区的一些国家居民，其冠心病发病率和血胆固醇水平皆远低于欧美国家，但其每日摄入的脂肪量很高，供热比 40%。究其原因，主要是该地区居民以橄榄油为主要食用油脂，而橄榄油富含单不饱和脂肪酸（MUFA），由此引起了人们对单不饱和脂肪酸的重视。食用油脂中所含单不饱和脂肪酸主要为油酸（C18：1），茶油和橄榄油油酸含量达 80% 以上，棕榈油中含量也较高，约 40% 以上。

研究表明，单不饱和脂肪酸降低血胆固醇、甘油三酯和低密度脂蛋白胆固醇（LDL-C）的作用与多不饱和脂肪酸相近，但大量摄入亚油酸在降低 LDL-C 的同时，高密度脂蛋白胆固醇（HDL-C）也降低，而大量摄入油酸则无此种情况。同时单不饱和脂肪酸不具有多不饱和脂肪酸潜在的不良作用，如促进机体脂质过氧化、促进化学致癌作用和抑制机体的免疫功能等。所以在膳食中降低饱和脂肪酸的前提下，以单不饱和脂肪酸取代部分饱和脂肪酸有重要意义。

四、脂肪的营养学评价

营养学上通常根据脂肪的消化率、脂肪酸的种类与含量以及脂溶性维生素的含量三方面综合评价食用脂肪的营养价值。

1. 脂肪的消化率

脂肪的消化吸收率主要与熔点有关，吸收率与熔点成反比。熔点在 50 摄氏度以上的，不容易消化吸收。其消化率还与不饱和双键的数量有关，双键数目越多，其消化吸收率越高。植物油的不饱和双键一般多于动物脂肪。人体对牛油和羊油的吸收较差，而对植物油的消化吸收较好。在畜肉中的硬脂酸、软脂酸含量多，而鱼油中不饱和脂肪酸多，因此，鱼油的营养价值大于畜肉脂肪。

2. 脂肪酸的种类与含量

因为人体本身无法合成必需脂肪酸，必须要由食物供给。一般来说，必需脂肪酸和不饱和脂肪酸含量较高的油脂，其营养价值相对较高。由于不饱和脂肪酸中的亚油酸、亚麻酸和花生四烯酸是必需脂肪酸，而亚油酸在植物油中含量较多，因此植物油的营养价值高。

3. 脂溶性维生素的含量

脂溶性维生素主要是维生素 A、维生素 D、维生素 E、维生素 K，维生素 A 和维生素 E 在动物脂肪中含量极少。在动物肝脏中含有丰富的维生素 A、D，而植物油中富含维生素 E。由于肝油、牛乳、蛋黄脂肪中维生素 A、维生素 D 含量多，并且其脂肪呈分散细小微粒状态，很容易被人体消化吸收利用，所以这些食品的营养价值高。

五、脂肪的食物来源和膳食参考摄入量

1. 食物来源

脂类的食物来源主要是食用油和食物本身含有的油脂。食用油包括植物油类，如菜油、大豆油、花生油、芝麻油、棉籽油等，是必需脂肪酸的最好来源；动物性脂肪包括猪油、牛油、羊油等，主要以饱和脂肪酸为主。

含脂肪丰富的食品为动物性食物和坚果类。动物性食物以畜肉类含脂肪最丰富，且多为饱和脂肪酸，如猪肉脂肪含量在 30%~90% 之间，仅腿肉和瘦猪肉脂肪含量在 10% 左右；牛、羊肉脂肪含量比猪肉低很多，如牛肉（瘦）脂肪含量仅为 2%~5%，羊肉（瘦）多数为 2%~4%。一般动物内脏除大肠外含脂肪量皆较低，但蛋白质的含量较高。禽肉一般含脂肪量较低，多数在 10% 以下，但北京烤鸭和肉鸡例外，其含量分别为 38.4% 和 35.4%。鱼类脂肪含量基本在 10% 以下，多数在 5% 左右，且其脂肪含不饱和脂肪酸多，所以老年人宜多吃鱼少吃肉。蛋类以蛋黄含脂肪量高，约为 30%，但全蛋仅为 10% 左右，其组成以单不饱和脂肪酸为多。

除动物性食物外，植物性食物中以坚果类（如花生、核桃、瓜子、榛子、葵花子等）含脂肪量较高，最高可达 50% 以上，不过其脂肪组成多以亚油酸为主，所以是多不饱和脂肪酸的重要来源。

胆固醇只存在于动物性食物，在肉类、动物脑、内脏、蛋黄、奶油中含量较高，特别是蛋黄、蟹黄、动物脑含量最高，另外人体肝脏、小肠及产生固醇类激素的内分泌腺都具有合成胆固醇能力。

含磷脂丰富的食物主要有蛋黄、瘦肉、动物的脑、肝及肾等；植物性食物中以大豆含磷脂最为丰富，其他植物如芝麻、亚麻、葵花子中也含有一定量磷脂。

【知识链接】

高脂肪中的好食物

提到高脂肪食物，大家的第一反应是不健康。美国营养学专家提醒，其实高脂肪食物中也有很多养生高手，大家应该常吃。①蛋黄。富含多种 B 族维生素和矿物质。②牛油果。所含的大部分脂肪为单不饱和脂肪，可降低"坏"胆固醇。

③橄榄油。常吃可降低心脏病、高血压及某些癌症风险。

2. 脂类的推荐摄入量

由于脂类的需要量易受饮食习惯、季节和气候的影响，变动范围比较大；再加上脂肪在体内供给的能量，也可由碳水化物来供给。因此，目前尚难确定人体脂类的最低需要量。现有资料表明，满足人体需要的脂肪量是很低的，即使为了供给脂溶性维生素、必需脂肪酸以及保证脂溶性维生素的吸收等作用，所需脂肪亦不多，一般成人每日膳食中有 50 克脂肪即可满足。

2000 年，中国营养学会在制订《中国居民膳食营养素参考摄入量》时，参考各国不同人群脂肪推荐摄入量（RDA），结合我国膳食结构的实际情况，提出成人脂肪适宜摄入量（AI），见表 1-2-15。由于脂肪所产生的能量占总能量的 20%~30%，其中饱和脂肪酸含量不超过 10%，单不饱和脂肪酸和多不饱和脂肪酸各占 10% 较为合适。成人胆固醇适宜摄入量应小于 300 毫克/天。

表 1-2-15　中国成人膳食脂肪适宜摄入量（AI）（脂肪能量占总能量的百分比）

	脂肪	SFA	MUFA	PUFA	n-6：n-3	胆固醇/毫克
成人	20~30	<10	10	10	4~6：1	<300

【能力训练】

1. 训练内容

过量的脂肪对人体健康有害，所以应不吃或少吃脂肪，对吗？

2. 训练参考

这种观点是错误的。随着人民生活水平的提高，我国居民膳食构成中动物性食品数量不断增多，特别是动物性脂肪将随之增加，过量的脂肪对人体是有害的，因此，应适当控制饮食中的脂肪含量。

但是，如果人体摄食的脂肪过少，那么人体就无法获得足够的必需脂肪酸，以满足人体正常的生理功能；同时，脂肪还是重要的能量物质来源，脂溶性维生素也必须要溶解在其中才能够被吸收利用。因此，人体每天要摄食一定量的脂肪。

【练习任务】

分析脂类保健品都适合哪类人群？

子项目四　碳水化合物

【学习目标】

明确碳水化合物的基本概念

掌握碳水化合物的营养学意义

利用食物血糖生成指数评价碳水化合物

掌握碳水化合物的食物来源和膳食参考摄入量

【知识内容】

一、碳水化合物的分类

营养学上根据碳水化合物的分子结构特点、营养学特性、生理学功能不同，一般将其分为四类：单糖、双糖、寡糖和多糖，见表 1-2-16。

表 1-2-16　碳水化合物分类及食物来源

分类	组成	食物来源
单糖	葡萄糖	水果、蜂蜜
	半乳糖	以结合形式存在于乳糖、蜜二糖、棉籽糖、水苏糖等
	果糖	水果、蜂蜜
双糖	蔗糖	甘蔗、甜菜、槭树汁
	乳糖	哺乳动物乳汁
	麦芽糖	发芽谷粒，特别是麦芽中，是淀粉和糖原的结构成分
	海藻糖	动植物及微生物体内都广泛存在，如蘑菇、海藻、豆类、虾、面包、啤酒及酵母发酵食品等
寡糖	麦芽糊精	以淀粉为原料，经控制水解 DE（糖化率）值在 20% 以下的产品
	棉籽糖	大部分植物中存在，如大豆
	水苏糖	大部分植物中存在，如大豆
	低聚果糖	水果、蔬菜中，如洋葱、大蒜、香蕉
多糖	直链淀粉	谷类、根茎类植物中，由葡萄糖聚合而成
	支链淀粉	谷类、根茎类植物中，由葡萄糖聚合而成
	变性淀粉	淀粉经过某种方法处理后，不同程度地改变其原来的物理或化学特性
	糖原	动物组织，如肝糖原、肌糖原等
	纤维素	植物细胞壁
	非纤维素	植物细胞壁

分类	组成	食物来源
多糖	果胶	陆地植物原始细胞壁和细胞间质层，一些植物软组织含量高，如柑橘皮、苹果、山楂、甜菜等
	亲水胶质物	植物

1. 单糖

单糖（monosaccharides）是指分子结构中含有 3~6 个碳原子的糖，如三碳糖的甘油醛；四碳糖的赤藓糖、苏力糖；五碳糖的阿拉伯糖、核糖；六碳糖的甘露糖、果糖、半乳糖等。食品中的单糖以己糖（六碳糖）为主，主要有以下几种：

（1）葡萄糖。葡萄糖是构成食物中各种糖类的最基本单位。有些糖类完全由葡萄糖构成，如淀粉；有些则是由葡萄糖和其他糖化合而成，如蔗糖。葡萄糖可以不经过消化过程就能被人体小肠壁吸收，是人体能量的主要来源。葡萄糖以单糖的形式存在于天然食品中较为少见，人体中利用的葡萄糖主要由淀粉水解而来，此外，还可来自蔗糖、乳糖的水解。血液中的葡萄糖即血糖浓度保持恒定具有极其重要的生理意义。

（2）果糖。果糖主要存在水果和蜂蜜中，食物中的果糖吸收进入人体内后，经肝脏转变成葡萄糖被人体利用，也有一部分转变为糖原、乳酸和脂肪。果糖是最甜的一种天然糖，作为甜味剂广泛应用于食品工业，是饮料、冰淇淋等冷食、糖果蜜饯生产的重要原料。

（3）半乳糖。半乳糖很少以单糖形式存在于食品中，而是乳糖的重要组成部分。半乳糖在人体中转变为葡萄糖后才能够被利用。

2. 双糖

双糖是由两分子单糖缩合失去一分子水而形成的化合物。双糖为结晶体，溶于水，但不能直接被人体所吸收，必须经过酸或酶的水解作用生成单糖后方能为人体所吸收。食品中常见的双糖如下：

（1）蔗糖。蔗糖是由一分子葡萄糖和一分子果糖以 α-键连接而成。甘蔗、甜菜和蜂蜜中含量较多，日常食用的砂糖、绵白糖、红糖都是从甘蔗或甜菜中提取的。大量摄入蔗糖可能提高肥胖症、糖尿病、动脉硬化、冠心病等发病率，此外还易导致龋齿。

（2）麦芽糖。麦芽糖是由两分子葡萄糖以 α-键连接而成，在麦芽中含量最高。人们在咀嚼米饭、馒头时感到的甜味就是由淀粉在酶的作用下水解的麦芽糖带来的。麦芽糖在饴糖、高粱饴、玉米糖浆中大量存在，是食品工业中重要的糖质原料。

（3）乳糖。乳糖是由葡萄糖和半乳糖以 β-键连接而成，主要存在于动物乳汁中，乳糖约占鲜奶的 5%，占奶类提供总能量的 30%~50%。乳糖较难溶于水，在消化道中吸收较慢，是婴儿碳水化合物的主要来源，有利于保持肠道中合适的肠菌丛数，并能促进钙的吸收，故对婴儿有重要的营养意义。

3. 低聚糖

低聚糖又称寡糖，是由2~10个单糖以糖苷键聚合而成的碳水化合物，有许多低聚糖如低聚果糖、低聚半乳糖、低聚乳糖、低聚麦芽糖、大豆低聚糖等都具有营养和生理两方面的意义。功能性低聚糖已被广泛应用于食品工业中，它们在食品加工中可代替或部分代替甜味剂。目前已有先进的发酵技术和精细化工技术可以生产功能性低聚糖。由于大多数低聚糖不被人体消化酶分解，人体难以消化吸收，是理想的功能性甜味剂，对某些疾病患者有重要的意义：能使人体肠道有益菌群——双歧杆菌活化和增殖，有益于肠道健康；具有某些食用纤维的生理功能，如降低血清胆固醇和预防肠癌等；不易或难以为龋齿菌所利用，不易形成齿垢或龋变，可以预防口腔疾病等生理功能。

4. 多糖

多糖是由10个以上单糖失水后以糖苷键组合而成的大分子糖。多糖一般不溶于水，无甜味，在酸或碱的作用下，依水解程度不同而生成糊精，完全水解时的最终产物为单糖。食物中的多糖一部分可被人体消化吸收，如淀粉、糊精、糖原等；而另一部分则不能，如纤维素、半纤维素、木质素、果胶等。营养学上具有重要作用的多糖包括：

（1）淀粉。淀粉是以颗粒的形式储存在植物种子、根茎中的多糖，是由单一的葡萄糖所组成。淀粉在消化道内经过消化分解，最终变为葡萄糖供人体吸收利用。淀粉在谷类、豆类和薯类中含量丰富，是人体碳水化合物的主要食物来源，也是食品工业的主要原料。淀粉有直链淀粉和支链淀粉两种结构。前者易使食物老化，后者易使食物糊化。

【知识链接】

美国塔夫茨大学研究人员在著名国际医学杂志《循环》上发表了一篇研究，表明甜饮料每年造成十几万人死亡，这是研究者统计1980~2010年51个国家超过61万人的膳食数据后的发现。

甜饮料中糖的害处包括促进肥胖、促进糖尿病、促进脂肪肝、促进高血压、促进痛风、促进龋齿等。也有研究发现，摄入较多甜饮料的人，膳食中容易缺乏维生素和矿物质；喜欢甜饮料的儿童容易养成偏食、挑食习惯；甜饮料过多还会影响到肠道菌群的平衡。还有一些研究提示，从包括甜饮料在内的人工增甜食物中摄入较多的糖，或许还与绝经后妇女的乳腺癌、子宫内膜癌、肠癌、骨质疏松、老年认知退化等疾病的风险有关。

所以，要想避免被甜饮料所害，最好的方式是戒除对甜饮料的嗜好。可以先让自己吃足各种新鲜的蔬菜水果，杂粮薯类，用健康的碳水化合物来填满自己的肠胃，做菜少放点盐。坚持如此饮食一段时间，对甜饮料的渴望自然会逐渐下降，被甜饮料和各种不健康食物所毁坏的身体活力状态，会得到有效的修复。

（2）膳食纤维。膳食纤维是指存在于各类植物性食物中不能被人体小肠消化吸收并产生热量而在人体大肠能部分或全部发酵的多糖。在人体内具有预防便秘、预防血脂异常、预防糖尿病等重要生理功能。膳食纤维包括纤维素、半纤维素、果胶、树胶、木质素以及相关的植物物质。根据膳食纤维的溶解性，又将其分为不溶性纤维和可溶性纤维两种。

不溶性纤维主要包括纤维素、某些半纤维素和木质素。纤维素是植物细胞壁的主要成分，一般不能被肠道微生物分解。半纤维素是谷类纤维的主要成分，能被肠道微生物分解。纤维素和半纤维素在全麦和麦麸中含量较多。木质素是植物木质化形成的非碳水化合物，不能被人体消化吸收。

可溶性纤维主要包括果胶、树胶和粘胶。果胶通常存在于水果和蔬菜中，尤以柑橘类和苹果中含量较多。燕麦、大麦、豆类、马铃薯、山芋等可溶性纤维的含量也较丰富。

膳食纤维具有预防心脑血管疾病、预防糖尿病、降低血糖水平、预防便秘和肠癌的发生、预防胆结石、增加饱腹感以控制体重、预防和减少皮肤疾病（尤其是面部疾病如痤疮）的发生、预防牙周炎等多种医疗和保健作用。膳食纤维的摄入应适量，尤其做到粗细杂粮搭配合理，多吃蔬菜水果，这样才可以趋利避害，充分发挥膳食纤维对人体的医疗和保健作用。此外，某些疾病患者如患有痉挛性便秘、憩室炎、肠梗塞等应减少饮食中食物纤维的摄入。

二、碳水化合物的生理功能

碳水化合物是生物体细胞结构的主要成分及主要功能物质，并且有调节细胞活动的重要功能。碳水化合物的生理功能概括起来主要有以下几个方面：

1. 储存和提供能量

碳水化合物是人们从膳食中获取能量最经济和最主要的来源。碳水化合物在体内可迅速氧化分解释放能量，1克碳水化合物可提供16.4千焦（4千卡）的能量，部分以糖原的形式储存。在维持人体健康所需要的能量中，55%~65%由碳水化合物提供。糖原是肌肉和肝脏内碳水化合物的储存形式，肝脏约贮存体内1/3的糖原。一旦机体需要，肝脏中的糖原分解为葡萄糖进入血液循环以提供能量。碳水化合物在体内释放较快，功能也快，所以脑组织、骨骼肌和心肌活动主要靠碳水化合物供给能量。肌肉中的糖原只供自身的能量需要。体内的糖原储存只能维持数小时，必须从膳食中不断得到补充。血糖降低时，可出现昏迷、休克，甚至死亡。

2. 碳水化合物构成机体组织和神经系统的重要物质

碳水化合物是构成机体组织的重要物质，并参与细胞的组成和多种活动，如细胞膜中的糖蛋白、结缔组织的黏蛋白、神经组织以及传递遗传信息的 DNA 和 RNA 中都含有碳水化合物。

3. 碳水化合物有节约蛋白质作用

机体需要的能量主要由碳水化合物提供，当膳食中碳水化合物供应不足时，机体不得不通过糖原异生（gluconegenesis）作用将蛋白质转化为葡萄糖来满足机体活动所需的能量；而当摄入足够量的碳水化合物时，可预防蛋白质消耗，保证蛋白质最大程度发挥构建机体组织作用，这就是碳水化合物的节约蛋白质作用。

4. 抗生酮作用

脂肪在体内被彻底分解代谢并产生能量需要葡萄糖的协同作用。脂肪酸被分解所产生的乙酰基需要与草酰乙酸结合进入三羧酸循环，而最终被彻底氧化和分解产生能量。若碳水化合物不足，草酰乙酸供应相应减少，而脂肪酸将不能被彻底氧化而产生大量酮体，过多的酮体积累可引起人体酮血症和酮尿症，影响机体的酸碱平衡。而体内充足的碳水化合物就可以避免这种现象的发生，称为碳水化合物的抗生酮作用。人体每天至少需要 50~100 克碳水化合物才可防止酮血症的产生。例如糖尿病患者就是因为不能利用葡萄糖供给能量，其身体所需要的能量将多由脂肪供给，而脂肪氧化不完全则会产生过多的酮体，大量的酮体积累可引起酮症酸中毒。

5. 保肝解毒作用

碳水化合物经过糖醛酸途径可以生产葡萄糖醛酸，是机体内的重要结合解毒剂，通过食物进入人体的有害物质如酒精、细菌毒素、金属砷等在肝脏中能与其葡萄糖醛酸结合，从而降低或解除其毒性或生物活性，起到解毒作用。

6. 增强肠道功能

碳水化合物中的膳食纤维、功能低聚糖等，能刺激肠道蠕动，同时能被结肠中微生物利用，通过发酵作用产生短链脂肪酸，促进了肠道益生菌群的增殖，防止宿便发生，加强肠道排泄功能。

7. 提供活性多糖

碳水化合物中活性多糖具有提高机体免疫力，在抗衰老、抗氧化、抗疲劳及抗肿瘤方面有重要意义。

【能力训练】

1. 训练内容

"隐形糖"在哪里？如何控制？

2. 训练参考

需要限制的糖，并不包括新鲜完整水果中天然存在的糖，不包括奶类中的乳糖，也不包括粮食薯类和薯类中的淀粉。它们包括人类制造食品时所加入的蔗糖（白砂糖、绵白糖、冰糖、红糖）、葡萄糖和果糖等，也包括食品工业中常用的淀粉糖浆、麦芽糖浆、葡萄糖浆、果葡糖浆等甜味的淀粉水解产品。纯水果汁和浓缩水果汁也需要限制，蜂蜜也在限制之列，尽管它们都给人们以"天然"和"健康"的印象。

在现有证据的基础上，WHO 强烈推荐人们终生限制游离糖的摄入量。无论成年人还是儿童，建议都把游离糖的摄入量限制在每天总能量摄入的 10%以下，最好能进一步限制在 5%以下。

3. 控制方法

（1）日常尽量不喝各种甜饮料。偶尔一次聚会也就罢了，自己不要主动去喝。

（2）直接吃水果，市售果汁和榨的"原汁"应当控制在 1 杯以内。榨果蔬汁时尽量多放蔬菜，少放水果，避免自制果蔬汁含糖过多。

（3）乳酸菌饮料限量饮用，认真阅读食品标签上的碳水化合物含量一项。

（4）如果每天要喝一杯红糖水或蜂蜜水，最好就远离其他甜食、甜饮料，饼干曲奇巧克力之类最好免掉。

（5）喝咖啡尽量少加或不加糖，喝牛奶、豆浆也不要加糖。

（6）如果某种产品号称"低糖"，那么要看它是否达到营养标签上说明的低糖标准（100 毫升液体或固体当中的糖含量是否低于 5 克）。

（7）焙烤食品尽量控制数量，自己制作面包饼干点心可能很有情调，但除非不加糖，否则也不是可以每天放开吃的理由。

（8）日常家庭调味，尽量不要养成喝粥加糖的习惯。甜汤要少喝，做菜放糖最好限制在不明显感觉到甜味的程度。

（9）小心"营养麦片"和各种"糊粉"类产品中加的糖，数量真的非常可观。

【练习任务】

调查研究 5 种以上饮料的含糖量。

子项目五 矿物质

【学习目标】

明确矿物质的基本概念

掌握钙、磷、铁、锌、硒、碘、铬等的生理作用和相应的缺乏症

掌握主要矿物质的食物来源和推荐膳食参考摄入量

【知识内容】

一、矿物质的分类

按照矿物质在体内的含量和膳食中的需要不同，可以分为常量元素和微量元素。

1. 常量元素

常量元素（macoelements）又称宏量元素或组成元素，是指占体重0.01%以上或每日膳食需要量在100毫克以上的矿物质，包括钙、磷、钾、钠、氯、镁、硫等。

2. 微量元素

微量元素（microelements）又称痕量元素，是指占体重0.01%以下或每人每日膳食需要量为微克至毫克的矿物质。

1995年联合国粮食及农业组织/世界卫生组织（FAO/WHO）将所发现的微量元素分为三类：第一类为人体必需，包括碘、锌、铁、铜、硒、钼、铬、钴8种；第二类为人体可能必需，包括硅、镍、硼、钒、锰5种；第三类为具有潜在毒性，但低剂量可能具有一定作用，包括氟、铅、镉、汞、砷、铝、锂、锡8种。

二、常量元素

1. 钙

钙是构成人体的重要组分，正常人体内含有约1200克的钙，约占体重的2%，其中约99%主要以羟基磷灰石和磷酸钙的形式集中于骨、齿组织，只有约1%的钙以游离状态或结合状态存在于软组织、细胞外液及血液中，统称为混溶钙池。混溶钙池与骨骼中的钙维持着动态平衡，即骨中钙不断地从破骨细胞中释放进入混溶钙池；而混溶钙池中的钙又不断地沉积于成骨细胞，这种钙的更新在成年人每日约为700毫克，钙的更新速率随年龄的增长而减慢，幼儿骨骼每1~2

年更新一次，成人更新一次需要 10~20 年，40 岁以后，骨骼中钙逐渐减少，可能出现骨质疏松，女性往往早于男性出现。

（1）钙的生理功能。钙的主要生理功能如下：

1）形成骨骼和牙齿。体内的钙约 99% 集中在骨骼和牙齿，钙是骨骼和牙齿的重要成分。骨骼和牙齿中的钙主要以羟磷灰石 $[Ca_{10}(PO_4)_6(OH)_2]$ 及磷酸钙 $[Ca_3(PO_4)_2]$ 形式存在。成骨细胞与黏多糖等构成骨基质，羟磷灰石及磷酸钙沉积于骨基质，形成骨骼和牙齿。

2）维持肌肉和神经的正常活动。钙离子与神经和肌肉的兴奋、神经冲动的传导、心脏的正常搏动等生理活动有密切关系。如血清钙离子浓度降低时，肌肉、神经的兴奋性增高，可引起手足抽搐；反之，会损害肌肉的收缩功能，引起心脏和呼吸衰竭。

3）参与凝血。钙能够激活凝血酶原，使之变为凝血酶，参与机体血液凝固。

4）其他。钙在人体中还参与调节或激活多种酶的活性作用，如 ATP 酶、脂肪酶、蛋白质分解酶等；钙对细胞的吞噬、激素的分泌也有影响。

（2）钙的缺乏与过量。人体对钙的摄入应适当，缺乏和过量对人体都有不利影响。

1）缺乏。人体长期缺钙可导致骨质疏松与骨质软化，如骨骼、牙齿发育不良、血凝不正常，甲状腺机能减退。婴幼儿缺钙可导致佝偻病，若血钙降低，轻者出现多汗、易惊、哭闹，重者出现抽搐；中老年人缺钙较容易发生骨质疏松症、骨质增生、肌肉痉挛、四肢麻木、腰腿酸疼、高血压、冠心病等；孕妇缺钙不仅严重影响胎儿的正常发育，还容易在中年后患骨质疏松症。

对钙吸收产生阻碍作用的有植酸、草酸、膳食纤维、糖醛酸、海藻酸钠、油脂、酒精等，它们可与钙形成难以消化吸收的不溶性物质；维生素 D 的缺乏是造成儿童佝偻病的主要原因；随年龄增长，钙的吸收率逐渐下降，膳食中磷酸盐过多，也可降低钙的吸收。

能促进人体钙吸收的有维生素 D、乳糖、低聚糖、酪蛋白水解肽，还有氨基酸中的精氨酸、赖氨酸和色氨酸等。此外，肠道内的酸度有利于钙的吸收。

2）过量。长期摄入高钙可引起便秘，增加尿路结石的危险，影响其他矿物质的吸收，如钙抑制铁的吸收，降低对锌的利用率，严重时造成肾功能损害。

（3）钙的食物来源与推荐摄入量。钙的食物来源有乳类及乳制品、鱼类、蛋类、坚果种子类、全谷类、豆类、绿色蔬菜等。乳和乳制品不仅含钙丰富，而且还有乳糖和氨基酸，可以促进钙的吸收，是钙的最好食物来源。此外，豆类和豆制品、虾皮、海带、坚果、绿色蔬菜等也是钙的良好来源，常见食物中钙含量见表 1-2-17。

表 1-2-17　常见食物中钙含量（毫克/100 克）

食物名称	含量	食物名称	含量	食物名称	含量	食物名称	含量
石螺	2458	牛乳	104	鲳鱼	46	瘦羊肉	9
河虾	325	豌豆	97	大白菜	45	瘦牛肉	9
豆腐干	308	绿豆	81	花生仁	49	鸡	9
紫菜	264	芹菜	80	柑	35	猪肝	6
黑木耳	247	小豆	74	胡萝卜	32	籼米	6
黄豆	191	枣	64	标准粉	31	瘦猪肉	6
蚌肉	190	鲤鱼	50	黄瓜	24	葡萄	5
海虾	146	鸡蛋	48	梨	11	苹果	4
油菜	108	鹌鹑蛋	47	玉米	10		

　　针对我国居民钙摄入不足的状况，并且考虑到我国膳食以谷类食物为主，蔬菜摄入较多，2000 年中国营养学会提出成年人钙的适宜摄入量（AI）为 800 毫克/天，可耐受最高摄入量（UL）为 2000 毫克/天，对婴幼儿、儿童、孕妇、乳母、老人均适当增加钙的供给量。

【知识链接】
　　国人的膳食中钙摄入量普遍不足，这个问题往往被人们忽视。长期钙不足虽然不至于出现明显的不适症状，但它会影响到人一生的生命质量——比如影响到青少年时期形成的身高和体型，影响到中老年期患骨质疏松的风险，影响到情绪的稳定，影响到失眠的危险，钠多钙少的膳食还增加了成年人患高血压、中风和肥胖症的危险。
　　除了摄入量不足之外，还有很多影响到钙利用和钙保留的因素。例如，①多吃盐会造成钙流失；②豆制品比肉类有利骨骼健康；③增加来自乳制品的钙有利于改善骨质健康；④绿叶菜有利减少钙流失。

　　2. 磷
　　磷也是人体必需的元素之一，在人体内的含量为 650 克左右，占人体重的 1%左右，其中 85%~90%的磷以无机磷酸盐形式存在于骨骼和牙齿中，其余 10%~15%以有机磷脂、磷蛋白、磷脂形式分布在细胞膜、骨骼肌、皮肤、神经组织及体液中。
　　（1）磷的生理功能。磷在人体中也具有重要的生理功能。
　　1）构成骨骼和牙齿。磷在骨骼及牙齿中的存在形式主要是无机磷酸盐，主要成分是羟磷灰石 $[Ca_{10}(PO_4)_6(OH)_2]$。构成机体支架和承担负重作用，并作为磷的储存库，其重要性与骨、牙齿中钙盐作用相同。

2）组成生命的重要物质。磷是组成核酸、磷蛋白、磷脂、环腺苷酸（腺苷—3′5′—环化—磷酸，Cyclil adenosine monophosphate，cAMP）、环鸟苷酸（鸟苷—3′5′—环化—磷酸，Cyclil guanosine monophosphate，cGMP）、多种酶的成分。

3）参与能量代谢。高能磷酸化合物如三磷酸腺苷及磷酸肌酸等为能量载体，在细胞内能量的转换、代谢中，以及作为能源物质在生命活动中起有重要作用。

4）参与酸碱平衡的调节。磷酸盐缓冲体系接近中性，构成体内缓冲体系。

（2）磷的缺乏与过量。磷的摄入量缺乏与过量对人体也都有不良影响。

1）磷的缺乏。磷食物来源丰富，一般不会由于膳食原因引起营养性磷缺乏，只有在一些特殊情况下才会出现。如早产儿若仅喂以母乳，因人乳含磷量较低，不能满足早产儿骨磷沉积的需要，可发生磷缺乏，出现佝偻病样骨骼异常。

2）磷的过量。一般情况下，不易发生由膳食摄入过量磷的问题，曾有报告因摄入过量磷酸盐的食品添加剂而引起磷过量，但很少描述其影响作用。在某些特殊情况下，如医用口服、灌肠或静脉注射大量磷酸盐后，可引起血清无机磷浓度升高达 1.67 毫摩尔（50 毫克）/升，形成高磷血症（hyperphosphatemia）。

（3）磷的食物来源与推荐摄入量。磷在食物中分布很广，无论动物性食物或植物性食物都含有丰富的磷，动物的乳汁中也含有磷，磷是与蛋白质并存的，瘦肉、蛋、奶、动物的肝、肾含量都很高，海带、紫菜、芝麻酱、花生、干豆类、坚果粗粮含磷也较丰富。但粮谷中的磷为植酸磷，与钙结合不易吸收，难以利用。

磷广泛存在于食物中，很少有人发生磷缺乏，所以一般对磷的供给量都无明确规定。由于磷与钙的需要量关系密切，通常磷的摄入量大于钙的摄入量，如果食物中钙和蛋白质的含量充足，则磷也能满足需要。中国营养学会 2000 年 DRIs 中，成人磷适宜摄入量（AI）为 700 毫克/天，可耐受最高摄入量（UL）为 3500 毫克/天。

3. 镁

镁是人体重要的无机元素之一，主要分布于细胞内且含量仅次于钾和磷，是体内多种细胞基本生化反应的必需物质。成人身体镁的总含量约 25 克，其中 60%~65%存在于骨、齿，27%分布于软组织。

（1）镁的生理功能。镁在人体中也具有重要的生理功能。

1）激活多种酶的活性。镁作为多种酶的激活剂，参与磷酸转移酶、水解肽酶系等多种酶促反应。

2）抑制钾、钙通道。镁可封闭至少 4 种不同的钾通道的外向性电流（即阻止钾外流）而导致这些通道的内向性整流（inward rectification）。当镁缺乏时，这种内向性整流受到阻滞，这可能是多形性心动过速的电生理基础。镁是生理性钙通道阻断剂，可抑制钙通过膜通道内流，即抑制慢内向性钙电流（slow inward calcium current）。这种抑制作用的机制可能有两种，即对钙通道的直接作用和通过刺激蛋白磷酸酯酶而使钙通道脱磷酸的间接作用。当镁耗竭时，这种抑制作用减弱，导致钙经钙通道进入细胞增多。

3) 维护骨骼生长和神经肌肉的兴奋性。镁是骨细胞结构和功能所必需的元素，对促进生长和维持骨骼的正常功能具有重要作用；镁与钙使神经肌肉兴奋和抑制作用相同，不论镁或钙过低，神经肌肉兴奋性均增高；反之则有镇静作用。但镁和钙又有拮抗作用，有与某些酶的结合竞争作用，在神经肌肉功能方面表现出相反的作用。由镁引起的中枢神经和肌肉接点处的传导阻滞可被钙拮抗。

4) 维护胃肠道和激素的功能。对胃肠道具有一定作用，低度硫酸镁溶液经十二指肠时可使胆胰壶腹括约肌（Oddi）松弛，短期胆汁流出，促使胆囊排空，具有利胆作用；碱性镁盐可中和胃酸；镁离子在肠道中吸收缓慢，促使水分滞留，具有导泻作用。对激素也具有一定作用，血浆镁的变化直接影响甲状旁腺激素（PTH）的分泌，但其作用仅为钙的 30%~40%。

（2）镁的缺乏与过量。镁的缺乏与过量对人正常生活都有一定的影响。

1）镁的缺乏。

镁缺乏可致血清钙下降，神经肌肉兴奋性亢进；对血管功能可能有潜在的影响，有研究表明低镁血症患者可有房室性早搏、房颤以及室速与室颤，半数有血压升高；镁对骨矿物质的内稳态有重要作用，镁缺乏可能是绝经后骨质疏松症的一种危险因素；少数研究表明镁耗竭可以导致胰岛素抵抗。

2）镁的过量。在正常情况下，肠、肾及甲状旁腺等能调节镁代谢，一般不易发生镁中毒。只有在肾功能不全者、糖尿病酮症的早期，由于脱水，镁从细胞内溢出到细胞外，使血清镁升高以及肾上腺皮质功能不全、黏液水肿、骨髓瘤、草酸中毒、肺部疾患及关节炎等发生血镁升高时，方可见镁中毒。

（3）镁的食物来源与膳食参考摄入量。绿叶蔬菜中的叶绿素是镁卟啉的螯合物，富含镁。食物中诸如糙粮、坚果也含有丰富的镁，而肉类、淀粉类食物及牛奶中的镁含量属中等。除了食物之外，从饮水中也可以获得少量镁。

中国营养学会提出成年人镁的适宜摄入量（AI）为 350 毫升/天，可耐受最高摄入量（UL）为 700 毫升/天。

4. 钾

正常成人体内钾总量约为 50 毫摩尔/千克。体内钾主要存在于细胞内，约占总量的 98%，其他存在于细胞外。人体内钾约 70%在肌肉、10%在皮肤，红细胞约占 6%~7%，骨骼占 6%，脑占 4.5%，肝脏占 4.0%。正常人血浆中的钾浓度为 3.5~5.3 毫摩尔/升，约为细胞内钾浓度的 1/25。

（1）钾的生理功能。钾在人体中也具有重要生理功能。

1）参与碳水化合物、蛋白质的代谢。葡萄糖和氨基酸经过细胞膜进入细胞合成糖原和蛋白质时，必须有适量的钾离子参与。三磷酸腺苷的生成也需要钾离子的参与，钾缺乏时，碳水化合物和蛋白质代谢将受到影响。

2）维持细胞内正常渗透压。由于钾主要存在于细胞内，对维持细胞内渗透压的维持发挥重要作用。

3）维持细胞内外正常酸碱平衡。细胞失钾时，细胞外液中的钠离子和氢离子可进入细胞，引起细胞内酸中毒和细胞外碱中毒。反之，细胞外钾离子内移，氢离子外移，会引起细胞碱中毒和细胞外酸中毒。

4）维持神经肌肉的兴奋性和正常功能。细胞内钾离子和细胞外钠离子联合作用，可激活钠—钾泵（Na^+-K^+-ATP 酶），产生能量，维持细胞内外钾钠离子浓差梯度，发生膜电位，使膜有电信号能力，膜去极化时在轴突发生动作电位，激活肌肉纤维收缩并引起突触释放神经递质。当血钾降低时，膜电位上升，细胞膜极化过度，应激性降低，发生松弛性瘫痪。当血钾过高时，可使膜电位降低，可致细胞不能复极而应激性丧失，其结果也可发生肌肉麻痹。

5）降血压作用。血压与膳食钾、尿钾、血清钾水平呈负相关，补钾对高血压和正常血压者有降低作用。

（2）钾的缺乏与过量。钾的缺乏与过量对人体均有一定的影响。

1）缺乏。人体内缺钾可以引起神经肌肉、消化、心血管、泌尿、中枢神经等系统发生功能性和病理性改变。表现为肌肉无力或瘫痪、心律失常、横纹肌肉裂解症及肾功能障碍等。

体内缺钾的常见原因是摄入不足或损失过多。由于疾病或其他原因需长期禁食或少食，而静脉补液内少钾或无钾时，易发生摄入不足。损失过多的原因比较多，可经消化道损失，如频繁的呕吐、腹泻、肠胃引流、长期用缓泻剂或轻泄剂；经肾损失，如各种以肾小管功能障碍为主的肾脏疾病，可使钾从尿中大量丢失；经汗丢失，见于高温作业或重体力劳动者，因大量出汗而使钾大量丢失。

2）过量。体内钾过多，血钾浓度高于5.5毫摩尔/升时，可出现毒性反应，称高血钾症。钾过多可使细胞外钾离子上升，心肌自律性、传导性和兴奋性受抑制。神经肌肉表现为极度疲乏软弱，四肢无力，下肢沉重。心血管系统可见心率缓慢、心音减弱。

（3）钾的食物来源与膳食参考摄入量。大部分食物都含有钾，但蔬菜和水果是钾最好的来源。常见食物中钾含量见表1-2-18。

表 1-2-18　常见食物中钾含量（毫克/100 克）

食物名称	含量	食物名称	含量	食物名称	含量	食物名称	含量
紫菜	137	鲳鱼	1796	牛肉（肥瘦）	328	大白菜	211
黄豆	136	青鱼	1503	油菜	325	长茄子	210

续表

食物名称	含量	食物名称	含量	食物名称	含量	食物名称	含量
冬菇	130	猪肉（瘦）	1155	豆角	295	甘薯	207
小豆	119	小米	860	芹菜（茎）	284	苹果	206
绿豆	115	牛肉（瘦）	787	猪肉	284	丝瓜	204
黑木耳	109	带鱼	757	胡萝卜	193	巴宝菜	193
花生仁	587	黄鳝	278	标准粉	190	牛乳	109
枣（干）	524	鲢鱼	277	标二稻米	171	发菜	108
毛豆	478	玉米（白）	262	橙	159	葡萄	104
扁豆	439	鸡	251	芹菜	154	黄瓜	102
羊肉（瘦）	403	韭菜	247	柑	154	鸡蛋	98
枣（鲜）	375	猪肝	235	柿	151	梨	97
马铃薯	342	羊肉（肥瘦）	232	南瓜	145	粳米（标二）	78
鲤鱼	334	海虾	228	茄子	142	冬瓜	78
河虾	329	杏	226	豆腐干	140	猪肉（肥）	23

中国营养学会于 2000 年制订的 DRIs 中，参考国内外有关资料，提出了中国成人膳食钾的适宜摄入量（AI）为 2000 毫克/天。

5. 钠

钠是人体中一种重要无机元素，一般情况下，成人体内钠含量约为 3200 毫摩尔（77 克），男约为 4170 毫摩尔（100 克），约占体重的 0.15%。体内钠主要在细胞外液，占总体钠的 44%~50%，骨骼中含量也高达 40%~47%，细胞内液含量较低，仅 9%~10%。

（1）钠的生理功能。

1）调节体内水分与渗透压。钠主要存在于细胞外液，是细胞外液中的主要阳离子，约占阳离子总量的 90%，与对应的阴离子构成渗透压，这种阴离子在细胞外液中也占总渗透压的 90% 左右。钠对细胞外液渗透压调节与维持体内水量的恒定是极其重要的。此外，钾在细胞内液中同样构成渗透压，维持细胞内的水分的稳定。钠、钾含量的平衡是维持细胞内外水分恒定的根本条件。

2）维持酸碱平衡。钠在肾小管重吸收时与 H^+ 交换，清除体内酸性代谢产物（如 CO_2），保持体液的酸碱平衡。钠离子总量影响着缓冲系统中碳酸氢盐的比例，因而对体液的酸碱平衡也有重要作用。

3）钠泵。钠泵钠钾离子的主动运转，由钠—钾泵（$Na^+ - K^+ - ATP$ 酶）驱动，使钠离子主动从细胞内排出，以维持细胞内外液渗透压平衡。钠对 ATP 的生成和利用、肌肉运动、心血管功能、能量代谢都有关系，钠不足均可影响其作用。此外，糖代谢、氧的利用也需有钠的参与。

4）增强神经肌肉兴奋性。钠、钾、钙、镁等离子的浓度平衡，对于维护神经肌肉的应激性都是必需的，满足需要的钠可增强神经肌肉的兴奋性。

（2）钠的缺乏与过量。

1）钠的缺乏。人体内钠在一般情况下不易缺乏。但在某些情况下，如禁食、少食，膳食钠限制过严时，或在高温、重体力劳动、过量出汗、胃肠疾病、反复呕吐、腹泻（泻剂应用）使钠过量排出丢失时，或某些疾病，如艾迪生病引起肾不能有效保留钠时，胃肠外营养缺钠或低钠时，利尿剂的使用而抑制肾小管重吸收钠时，均可引起钠缺乏。

钠的缺乏在早期症状不明显，如倦怠、淡漠、无神甚至起立时昏倒。失钠达0.5克/千克（体重）时，可出现恶心、呕吐、血压下降、痛性肌肉痉挛，尿中无氯化物检出。当失钠达 0.75~1.2 克/千克（体重）时，可出现恶心、呕吐、视力模糊、心率加速、脉搏细弱、血压下降、肌肉痉挛、疼痛反射消失，甚至淡漠、木僵、昏迷、外周循环衰竭、休克，终因急性肾功能衰竭而死亡。

2）钠的过量。钠摄入量过多、尿中 Na^+/K^+ 比值增高，是高血压的重要因素。研究表明，Na^+/K^+ 比值与血压呈正相关，而尿钾与血压呈负相关。在高血压家族人群较普遍存在对盐敏感的现象。

在正常情况下，钠摄入过多并不蓄积，但在某些情况下，如误将食盐当作食糖加入婴儿奶粉中喂哺，则可引起中毒甚至死亡。急性中毒，可出现水肿、血压上升、血浆胆固醇升高、脂肪清除率降低、胃黏膜上皮细胞受损等。

（3）钠的食物来源与膳食参考摄入量。钠普遍存在于各种食物中，一般动物性食物钠含量高于植物性食物，但人体钠来源主要为食盐以及加工、制备食物过程中加入的钠或含钠复合物，如谷氨酸钠、小苏打、酱油、盐渍或腌制肉或烟熏食品、酱咸菜类、发酵豆制品、咸味休闲食品等。此外，有些地区饮用水中钠含量甚高，从这些饮用水中也可以获得少量钠。

中国营养学会提出我国成人膳食钠的适宜摄入量（AI）为 2200 毫克/天。

三、微量元素

1. 铁

铁是人体含量最多的微量元素，一般成人体内铁总量约为 4~5 克，铁有两种存在形式：一种为"功能性铁"，是铁的主要存在形式，其中血红蛋白中的铁占总铁量的 60%~75%，肌红蛋白占 3%，含铁酶类占 1%，这些铁发挥着铁的功能作用，参与氧的转运和利用；另一种为"储存铁"，是以铁蛋白（ferritin）和含铁血黄素（hemosiderin）形式存在于血液肝、脾与骨髓中，约占体内总铁的25%~30%。

（1）铁的生理功能。

1）参与氧气运输和组织呼吸过程。铁为血红蛋白、肌红蛋白、细胞色素以及一些呼吸酶的组成成分，参与体内氧与二氧化碳的转运、储存、交换和组织呼吸过程。

2）维持正常的造血功能。铁在骨髓造血细胞中与卟啉结合形成高铁血红素，再与珠蛋白合成血红蛋白，以维持正常的造血功能。缺铁时，新生儿的红细胞中血红蛋白量不足，甚至影响 DNA 的合成及幼红细胞的分裂增殖，还可使红细胞寿命缩短、自身溶血增加。

3）增强机体免疫功能。机体中铁水平与杀菌酶、淋巴细胞转化率、吞噬细胞移动抑制因子、中性粒细胞吞噬功能等均有关，缺乏时会降低机体抗感染能力。

4）其他功能。铁还有催化促进 β-胡萝卜素转化为维生素 A，促进嘌呤与胶原的合成，促进抗体的产生等功能。

（2）铁的缺乏与过量。

1）铁的缺乏。缺铁是造成缺铁性贫血的主要原因。长时间铁的负平衡，致使体内铁贮备减少，以致耗尽。体内铁缺乏，引起含铁酶减少或铁依赖酶活性降低，使细胞呼吸产生障碍，从而影响组织器官功能，出现食欲低下，严重者可有渗出性肠病变及吸收不良综合征等。铁缺乏的儿童易烦躁，对周围不感兴趣，成人则冷漠呆板。当血红蛋白继续降低，则出现面色苍白，口唇黏膜和眼结膜苍白，有疲劳乏力、头晕、心悸、指甲脆薄、反甲等。儿童、少年缺铁会使身体发育受阻，体力下降、注意力与记忆力调节过程产生障碍，学习能力降低。

2）铁吸收的影响因素。铁在食物中主要以三价铁形式存在，少数食物中为还原铁（亚铁或二价铁）。肉类等食物中的铁约一半是血红素铁（约 40%），而其他为非血红素铁，后者则明显受膳食因素的影响。无机铁被吸收时，对肠道环境的改变非常敏感，但血红素铁的吸收则不受其影响。

非血红素铁在吸收前，必须与结合的有机物，如蛋白质、氨基酸和有机酸等分离，而且必须在转化为二价铁后方可被吸收。如以下很多因素可影响非血红素铁的吸收：

① "内因子"。肉、禽、鱼类食物中铁的吸收率较高，除与其中含有一半左右（约 40%）血红素铁有关外，也与动物肉中一种叫肉因子（meat factor）或肉鱼禽因子（MFP factor）有关。此种 "因子" 能促进非血红素铁的吸收。动物组织蛋白质的铁吸收率较高，可达 15%~20%。动物的非组织蛋白质如牛奶、乳酪、蛋或蛋清等，却不高。纯蛋白质，如乳清蛋白、面筋蛋白、大豆分离蛋白等对铁的吸收还有抑制作用。至于氨基酸，如胱氨酸、半胱氨酸、赖氨酸、组氨酸等有利于铁的吸收，其原因可能是与铁螯合成小分子的可溶性单体有关。

②碳水化合物。膳食中脂类的含量适当对铁吸收有利，过高或过低均降低铁的吸收。各种碳水化合物对铁的吸收与存留有影响，作用最大的是乳糖，其次为蔗糖、葡萄糖，以淀粉代替乳糖或葡萄糖，则明显降低铁的吸收率。

③矿物元素。钙含量丰富，可部分减少植酸、草酸对铁吸收的影响，有利于铁的吸收。但大量的钙不利于铁的吸收，原因尚不明确。无机锌与无机铁之间有较强的竞争作用，当一种过多时，就可干扰另一种的吸收。

④维生素。维生素 A 与 β-胡萝卜素在肠道内可能与铁络合，保持较高的溶解度，防止诸如植酸、多酚类对铁吸收的不利作用。现已发现缺铁性贫血与维生素 A 缺乏往往同时存在，给维生素 A 缺乏者补充维生素 A，即使铁的摄入量不变，铁的营养状况亦有所改善。

维生素 B_2 有利于铁的吸收、转运与储存。当维生素 B_2 缺乏时，铁吸收、转运与肝、脾储铁均受阻。在儿童贫血调查研究中，也发现贫血与维生素 B_2 缺乏有关。

维生素 C 具酸性，还具还原性，能将三价铁还原为二价铁，并与铁螯合形成可溶性小分子络合物，有利于铁吸收。口服较大剂量维生素 C 时，可显著增加非血红素铁的吸收。在铁缺乏时，维生素 C 对铁吸收率的提高作用更为明显。

其他如枸橼酸、乳酸、丙酮酸、琥珀酸等具有弱的螯合性质的有机酸，也都可提高铁的吸收。

⑤膳食纤维。由于膳食纤维能结合阳离子的铁、钙等，摄入过多时可干扰铁的吸收，也有人认为可能是草酸作用的结果。

⑥植酸盐与草酸盐。粮谷类及蔬菜中的植酸盐、草酸盐能与铁形成不溶性盐，影响铁的吸收。植酸盐即肌醇六磷酸盐，几乎存在于所有谷类的糠麸，种子、坚果的纤维和木质素中，蔬菜水果中也都含有。

⑦多酚类化合物。几乎所有植物中都含有酚类化合物，其中的某些种类能抑制非血红素铁的吸收，如茶、咖啡以及菠菜中，均含有此酚类物质而明显抑制铁的吸收。

⑧卵黄高磷蛋白。蛋类中存在一种卵黄高磷蛋白（phosvitin），可干扰铁的吸收，使蛋类铁吸收率降低。

⑨机体状况。机体状况可影响铁的吸收，食物通过肠道的时间太短、胃酸缺乏或过多服用抗酸药时，影响铁离子释放而降低铁的吸收。血红素铁与非血红素铁吸收，都受体内铁贮存量的影响，当铁贮存量多时，吸收率降低；贮存量减少时，需要量增加，吸收率亦增加。胃肠吸收不良综合征也影响铁的吸收，缺铁性贫血时铁吸收率增高。

食物铁的吸收率一般在 10% 以下。在植物性食物中，大米为 1%，玉米和黑豆为 3%，莴苣为 4%，小麦粉为 5%，大豆为 7%；动物性食品铁吸收率较高，鱼为 11%，血红蛋白为 25%，动物肉、肝为 22%；蛋类中因含卵黄高磷蛋白可干扰铁的吸收，使蛋类铁吸收率降低，仅达 3%。

3）铁的过量。通过各种途径进入体内的铁量的增加，可使铁在人体内贮存过多，因而可引致铁在体内潜在的有害作用。过量的铁在失控条件下，能引起细胞成分（如脂肪酸、蛋白质和核酸等）的明显损伤，已知体内许多氧化还原反应都有铁化合物参与，如铁催化的 Fenton 反应产生活跃的羟自由基。自由基引起过氧化作用或细胞膜脂质和细胞内化合物的交联反应，致细胞老化或死亡。近年来的许多流行病学和动物的实验研究显示：体内铁的储存过多与多种疾病如心脏和肝脏疾病、糖尿病、某些肿瘤有关。

肝脏是铁储存的主要部位，铁过量也常累及肝脏，成为铁过多诱导的损伤的主要靶器官。肝铁过载可导致肝纤维化甚至肝硬化以及肝细胞瘤。肝纤维化可能是铁直接刺激肝细胞和肝内其他细胞合成胶原，或铁降低胶原的降解，引起胶原堆积。也有认为，含大量铁的肝细胞更易于被乙型肝炎病毒（HBV）感染，有利于病毒的复制，有可能增加肝细胞肿瘤发生的危险性。

铁过量与心脏疾病之间的关系表明，铁通过催化自由基的生成、促进脂蛋白的脂质和蛋白质部分的过氧化反应、形成氧化低密度脂蛋白（LDL）等作用，而参与动脉粥样硬化的形成。

铁过多诱导的脂质过氧化反应的增强，导致机体氧化和抗氧化系统失衡，直接损伤 DNA，诱发突变，与肝、结肠、直肠、肺、食管、膀胱等多种器官的肿瘤有关。

机体铁过量时亦可导致中毒，其最明显的表现是呕吐和血性腹泻，主要是铁局部作用引起的胃肠道出血性坏死的结果。全身性的影响则有凝血不良、代谢性酸中毒和休克等。

（3）铁的食物来源与膳食参考摄入量。铁广泛存在于各种食物中，但分布极不均衡，吸收率相差也极大，动物性食物优于植物性食物。因此膳食中铁的良好来源主要为动物肝脏、动物全血、畜禽肉类、鱼类，其次是绿色蔬菜和豆类，少数食物如黑木耳、海带、芝麻酱等含铁较为丰富。

铁在体内代谢中，可被身体反复利用，一般除肠道分泌和皮肤、消化道、尿道上皮脱落损失少量外，排出铁的量很少。只要从食物中吸收加以补充，即可满足机体需要。

中国营养学会 2000 年制订的中国居民膳食铁参考摄入量（DRIs），成人铁适宜摄入量（AI）男性为 15 毫克/天；女子为 20 毫克/天；可耐受最高摄入量（UL）男女均为 50 毫克/天。

2. 碘

碘是维持人体代谢不可缺少的物质，成人体内约含 20~50 毫克碘，其中 8~12 毫克分布于甲状腺组织中。碘是合成甲状腺素的主要成分。

（1）碘的生理功能。碘在体内主要参与甲状腺激素的合成，其生理作用也是通过甲状腺激素的作用表现出来。

1）促进生物氧化。甲状腺激素能促进三羧酸循环中的生物氧化，协调生物氧化和磷酸化的偶联、调节能量转换。因此，甲状腺激素分泌减少时，可出现一系列因生物氧化减退、氧化磷酸化解偶联以及 ATP 供应不足而引起的症状，如基础代谢降低、体温降低、肌肉无力等。

2）促进蛋白质的合成和神经系统发育。甲状腺能促进骨骼的发育和蛋白质合成，维护中枢神经系统的正常结构。碘对胚胎发育期和出生后早期生长发育，特别是智力发育尤为重要。

3）促进糖和脂肪代谢。甲状腺激素能加速糖的吸收利用，促进糖原和脂肪分解氧化，调节血清中胆固醇和磷脂的浓度。甲状腺功能低下时，可引起血清胆固醇浓度升高。

4）激活体内许多重要的酶。甲状腺素能活化体内 100 多种酶，如细胞色素酶系、琥珀酸氧化酶系、碱性磷酸酶等。

5）调节组织中的水盐代谢。甲状腺素可促进组织中水盐进入血液病从肾脏排出，缺乏时可引起组织内水盐潴留，在组织间隙出现大量黏蛋白的组织液，发生黏液性水肿。

6）促进维生素的吸收利用。甲状腺激素可促进烟酸的吸收利用、β-胡萝卜素转化为维生素 A 及核黄素合成核黄素腺嘌呤二核苷酸等。

（2）碘的缺乏与过量。

1）碘的缺乏。长期碘摄入不足或长期摄入含抗甲状腺素因子的食物（如十字花科植物中的萝卜、橄榄、花菜等，可干扰甲状腺对碘的吸收），可引起甲状腺肿，俗称"大脖子病"。此病以甲状腺肿大为特征，这是因为碘摄入不足，使甲状腺素的合成释放量不足，对垂体负反馈抑制减弱，垂体分泌促甲状腺激素（TSH）过多而导致甲状腺组织增生、腺体肿大。碘的缺乏影响肌体组织的能量代谢和物质代谢。

缺碘还可以引起以呆、小、聋、哑、瘫为临床表现的克汀病。孕妇严重缺碘可引起胎儿生长迟缓，造成智力低下，导致早产、流产、死产、先天畸形儿、先天聋哑儿等。

2）碘的过量。较长时间的高碘摄入可导致高碘性甲状腺肿等的高碘性危害。高碘、低碘都可引起甲状腺肿，且有低碘时碘越少和高碘时碘越多患病率越高的特点。

（3）碘的食物来源与膳食参考摄入量。海盐和海产品含碘丰富，海带、紫菜、鲜鱼、蛤干、干贝、淡菜、海参、海蜇等都是碘的良好来源。动物性食品的碘含量大于植物性食物，蛋、奶含碘量较高；其次为肉类；再者是淡水鱼类。植物性食物含碘量最低，特别是水果和蔬菜。碘强化措施是防治碘缺乏的重要途径，如在食盐、酱油、食用油及饮用水中加碘等。补碘过量可造成碘中毒，轻者为胃肠道反应,严重可造成中枢神经的损害。另外,甲状腺功能亢进的患者也不宜多补碘,高碘可造成高碘甲状腺肿。

中国营养学会提出成年人碘的推荐摄入量(RNI)为150微克/天,可耐受最高摄入量(UL)为1000微克/天。

3. 硒

人体硒的含量为14~21毫克,主要分布于肝、肾、胰、心、脾、牙釉质、头发和指甲等组织,肌肉组织和血液中含量较少,脂肪组织中含量低,是人体不可缺少的微量元素。

(1)硒的生理功能。

1)作为谷胱甘肽过氧化酶(GSH-PX)的重要组成成分。GSH-PX是维护健康、防治某些疾病所必需,在体内具有抗氧化功能、清除体内脂质过氧化物、阻断活性氧和自由基的损伤作用,能特异性地催化还原型谷胱甘肽转化为氧化型谷胱甘肽,促进有害的过氧化物还原为无毒的化合物,对细胞膜有保护作用,维持细胞的正常功能。

2)保护心血管和心肌的健康。降低心血管的发病率,减轻或消除心绞痛,改善心电图异常变化。调查发现机体缺硒可引起心肌损害为特征的克山病,硒缺乏可以引起脂质过氧化反应增强,导致心肌纤维坏死、心肌小动脉和毛细血管损伤,研究发现高硒地区人群中的心血管病发病率较低。

3)有毒重金属的解毒作用。硒与重金属如汞、镉、铅形成金属硒蛋白复合物,从而使重金属排出体外而解毒。硒还可减轻维生素D中毒引起的病变。

4)其他。硒还有保护视觉、抗肿瘤及抗衰老的作用,研究表明含硒的谷胱甘肽过氧化物酶和维生素E可降低视网膜上的氧化损伤程度,白内障、糖尿病性失明者补硒和维生素E后,视觉功能有改善。硒能抵抗肿瘤,这主要与硒的抗氧化作用有关,硒具有抑制癌生长和扩散的作用,研究发现硒缺乏的地区肿瘤的发病率也较高。硒的抗氧化作用同维生素E相似,能对抗体内的"自由基"对肌体造成的危害。硒具有抗衰老作用,膳食中缺硒,会引起体内钾、钠、钙代谢的紊乱,引起体内过氧化物的增加,导致各种疾病的发生。

(2)硒的缺乏与过量。

1)硒缺乏。缺硒可导致克山病,此病是以心肌病变为主的地方病,表现为心肌坏死、心脏扩大、心功能不全和心律失常,重者发生心源性休克或心力衰竭。另外,大骨节病与缺硒有关。

2)硒过量。硒摄入过量可导致中毒,主要症状是脱发、脱甲,过量的硒可引起中毒,少数病人有神经症状。

(3)硒的食物来源与膳食参考摄入量。含硒丰富的食物有动物内脏、海产品、瘦肉等。食物中硒的含量因地区而异,特别是植物性食物的硒含量与地表土壤层中硒元素的水平有关，谷物硒含量取决于该地区土壤硒含量，食品精制后硒含量减少，烹调加热，硒可挥发，造成一定损失。

中国营养学会提出成年人硒的推荐摄入量（RNI）为 50 微克/天，可耐受最高摄入量（UL）为 400 微克/天。

硒在食物中的存在形式不同，其生物利用率也不同。维生素 E、维生素 C 和维生素 A 可促进硒的利用。重金属和铁、铜及产生超氧离子的药物可降低硒的利用率。

4. 铬

人体内含铬约 5~10 毫克，广泛分布于全身，其中骨、皮肤、脂肪、肾上腺、大脑和肌肉中的铬浓度较高。铬在体内的含量随年龄的增长而降低。

（1）铬的生理功能。

1）构成葡萄糖耐量因子。葡萄糖耐量因子是由三价铬、尼克酸、甘氨酸、半胱氨酸、谷氨酸组成，是胰岛素的辅助因子，可使胰岛素充分发挥作用加速葡萄糖的氧化，降低血液中胰岛素水平。

2）预防动脉硬化。铬能影响脂肪代谢，有降低血清胆固醇和提高高密度脂蛋白（HDL）的作用，从而减少胆固醇在血管壁上的沉积。

3）促进蛋白质和核酸的代谢。铬可影响蛋白质合成过程，铬严重缺乏时，蛋白质合成速率降低。动物实验发现，生长发育也是需要铬的，缺乏时，动物生长发育停滞。

（2）铬的缺乏与过量。

1）铬的缺乏。铬缺乏多见于老年人、糖尿病患者、蛋白质和能量营养不良的婴儿及完全肠外营养的病人，患者可出现生长发育停滞、血脂增高、葡萄糖耐量异常，并伴有高血糖及糖尿病等症状。老年人白内障和高脂血症与长期缺铬有关。

2）铬的过量。铬的毒性与其存在的价态有极大的关系，六价铬的毒性比三价铬高约 100 倍，但不同化合物毒性不同。六价铬化合物在高浓度时具有明显的局部刺激作用和腐蚀作用，低浓度时为常见的致癌物。在食物中大多为三价铬，口服毒性很低，可能是由于其吸收非常少。

（3）铬的食物来源与膳食参考摄入量。铬广泛分布于食物中，动物性食物以肉类和海产品，如牡蛎、海参、鱿鱼、鳗鱼等含铬较丰富，植物性食物如谷类、豆类、坚果类、黑木耳、紫菜等含铬也较丰富，啤酒酵母和动物肝脏中的铬以具有生物活性的糖耐量因子形式存在，因此吸收利用率较高。需要注意的是食物加工越精细，其中铬的含量越少，精制食品几乎不含铬。

中国营养学会推荐铬的 AI 成人为 50 微克/天，可耐受最高摄入量（UL）为 500 微克/天。

5. 其他微量元素的生理功能及食物来源

其他微量元素的生理功能及来源见表 1-2-19。

表 1-2-19 常见食物中微量元素含量（毫克/100 克）

微量元素	生理功能	食物来源	供给量
锌	含锌金属酶的成分，参与核酸、蛋白质的代谢，保护皮肤健康，增强免疫力，组成味觉素，促进食欲	牡蛎、肉类等动物性食物及谷类、豆类、硬果类	中国营养学会提出成年男子推荐摄入量（RNI）为15.5 毫克/天
铜	含铜金属酶的成分，参与体内氧化还原反应，维护骨骼、血管壁的健全和造血功能，维护神经系统的功能，促黑色素合成	肝脏、豆类、硬果类	中国营养学会提出成年人适宜摄入量（AI）为 2 毫克/天
锰	体内多种酶的组成成分和酶的激活剂，参与脂肪、糖、蛋白质代谢，促进骨骼生长	谷类、豆类、硬果类、叶菜类	中国营养学会提出成年人适宜摄入量（AI）为 3.5 毫克/天
钼	是体内氧化酶的成分	乳类、豆类、谷类、叶菜类	中国营养学会提出成年人适宜摄入量（AI）为 60 微克/天
氟	是牙齿、骨骼的成分，保护骨与牙齿的健康	茶、枣、莲子、饮用水	中国营养学会提出成年人适宜摄入量（AI）为 1.5 毫克/天
钴	是维生素 B$_{12}$ 的成分，促进造血机能	绿叶菜、动物内脏、瘦肉、蛋	依赖于维生素 B$_{12}$ 的营养状况
镍	激活体内许多酶	植物性食物	中国营养学会提出成年人AI 为 100~300 微克/天
钒	可能参与调节酶的活力，促激素、脂、骨齿代谢	贝壳类、蘑菇、根茎类植物	中国营养学会提出成年人需要量为 10~100 微克/天
硅	对结缔组织的健全有作用，促胶原纤维与黏多糖的生物合成，促骨质钙化	动植物食物中	中国营养学会提出成年人需要量为 5~20 毫克/天

【能力训练】

1. 训练内容

对成年男性进行锌缺乏的分析判断。

2. 训练参考

（1）准备工作。掌握锌缺乏症状的主要表现和体征，并准备好相应的测量器具及记录工具。

（2）个人基本信息调查。询问患者年龄、性别、籍贯等，并做好记录。

（3）膳食史调查。调查最近饮食是否规律，食欲如何，常摄取的食物种类，尤其应询问富含锌的食物的摄入频率，是否偏食、挑食，以及是否服用锌制剂和锌强化食品。

（4）个人健康状况基本资料。询问是否有味觉和嗅觉障碍，是否出现食欲下降、异食癖，是否有伤口愈合不良，是否有呼吸系统和消化系统感染发病，是否有性发育障碍与性功能低下等情况。

（5）进行相关体格检查。主要检查皮肤是否干燥、粗糙，是否存在生长发育迟缓，指甲是否变脆、匙状甲，毛发是否枯黄等。

（6）建议进行必要的实验室指标检查。主要建议进行发锌、血清、血浆锌及尿锌等实验室指标检查。

（7）综合分析。根据症状/体征（特征）判断和综合分析要点，列出营养评价表见 1-2-20。

表 1-2-20　营养评价表

营养评价	可能的诊断指标（必须包括一个或多个）	备注
生化数据 临床检验	发锌小于 70 微克/克 血清、血浆锌低于同龄正常值 尿锌（24 小时尿）排出量低于 300 微克/天	
体检检查	身高、体重低于正常值范围 性器官发育不良 皮肤干燥、粗糙，毛发稀疏、枯黄，指甲变脆、匙状甲 口腔溃疡、口角炎等	
食物、营养史 （报告或观察）	是否长期富含锌的食物摄取不足 有无节食/限制食物类别 有无食物选择不当/不良膳食行为 喂养不当（婴幼儿）	
个人史	食欲不振、异食癖 有无吸收障碍 有无其他代谢或消化疾病，是否反复有消化道或呼吸道感染 是否服用影响锌吸收的药物或食物	

（8）营养评价。要综合体检结果和个人病史资料（询问病史资料时应注意获取导致锌缺乏的主要原因信息），根据相关症状与体征，结合实验室检测结果作出对锌缺乏的正确判断。

（9）写出报告。给病人一个完整报告，提出合理的营养建议或膳食改善计划，建议是否增加富含锌的食物或补充剂等。

【练习任务】
请查阅相关资料，尝试计算过去一天中摄入食物的总钙质含量。

子项目六　维生素

【学习目标】

了解维生素的特点和分类原则

掌握维生素的生理功能及缺乏与过量症

根据常见症状判定维生素的缺乏，并能提出合理建议

掌握维生素的食物来源和需要量

【知识内容】

一、维生素的分类

维生素的命名，常根据发现的先后顺序，在"维生素"之后加上 A、B、C、D 等拉丁字母来命名，或是根据其化学结构特点和生理功能来命名，如硫胺素、抗坏血酸等。

营养学上通常按维生素溶解性的不同将其分为脂溶性维生素和水溶性维生素两大类。脂溶性维生素有维生素 A、维生素 D、维生素 E、维生素 K 四大类。该类维生素溶于脂肪及脂溶剂，而不溶于水，在食物中常与脂质共存；在肠道随脂肪经淋巴系统吸收，大部分储存在脂肪组织中，摄入过多，易引起中毒；缺乏症状出现缓慢；通过胆汁缓慢排出体外。这些维生素因结构的差异又各自有两种或数种的同类物质，如维生素 A 有 A_1、A_2 两种。维生素 D 又有 D_2、D_3、D_4、D_5 四种。维生素 E 有 α、β、γ、δ 等数种。维生素 K 有 K_1、K_2 等。水溶性维生素主要包括 B 族维生素和维生素 C 两大类，如硫胺素（维生素 B_1）、核黄素（维生素 B_2）、尼克酸（维生素 B_5、PP）、吡哆素（维生素 B_6）、钴胺素（维生素 B_{12}）、泛酸（维生素 B_5）、叶酸（维生素 M）、生物素（维生素 H）等属于 B 族维生素。水溶性维生素可以溶解在体内的水溶液中，过量摄取的维生素通常随尿液排泄出体外，所以水溶性维生素在体内聚集产生毒害作用的可能性很小。相反，体内缺乏这类维生素的可能性倒是很大。脂溶性维生素与水溶性维生素的特性如表 1-2-21 所示。

表 1-2-21　脂溶性维生素和水溶性维生素的特性

脂溶性维生素	水溶性维生素
分子中含有碳、氢、氧元素	分子中含有碳、氢、氧，还含有钴、硫等
溶于脂肪，不溶于水	溶于水，不溶于脂肪

脂溶性维生素	水溶性维生素
有维生素前体	一般无前体
与脂类物质一同吸收	易吸收
可在体内贮存，过量引起中毒	不在体内贮存，多余排出体外

二、脂溶性维生素

脂溶性维生素是指不溶于水而溶于脂肪的维生素，包括维生素 A、维生素 D、维生素 E、维生素 K。在食物中它们常与脂类共存，其吸收与肠道中的脂类密切相关，易储存于体内（主要在肝脏）而不易排出体外（除维生素 K 外）。摄取过多易在体内蓄积而导致毒性作用，如长期摄入大剂量维生素 A 和维生素 D（超出人体需要 3 倍）易出现中毒症状。

1. 维生素 A

维生素 A（vitamin A）属于具有视黄醇结构并具有其生物活性的一大类物质，又称视黄醇（retinol，VA），以两种形式出现：维生素 A_1（视黄醇）主要存在于海产鱼肝中，维生素 A_2（3-脱氢视黄醇）主要存在于淡水鱼中，其生物活性是前者的 40%。维生素 A 只存在于动物性食物中，植物性食物中含有维生素 A 原（provitamin A）——类胡萝卜素，其中 β-胡萝卜素的活性最高，它们被吸收后，在小肠黏膜和肝脏，经酶的作用转化为维生素 A，1 分子 β-胡萝卜素分解可形成 2 分子维生素 A。类胡萝卜素还包括一些其他化合物，例如 α-胡萝卜素、γ-胡萝卜素、玉米黄素等，也能分解成为维生素 A。

维生素 A 和胡萝卜素对热、酸和碱稳定，一般烹调和罐头加工不致引起食物中的维生素 A 破坏，但在空气中，特别是在高温条件下，紫外线可促进维生素 A 氧化破坏。食物中含有磷脂、维生素 E 和抗坏血酸或其他抗氧化剂时，维生素 A 和胡萝卜素等非常稳定。

（1）维生素 A 的主要生理功能。

1）维持正常视觉功能。眼球内层视网膜的杆状细胞和锥状细胞中存在对光敏感的色素，这些色素的形成和生理功能与维生素 A 有关，如杆状细胞中的视紫红质（Rhodopsin）是由视蛋白与 11—顺—视黄醛所组成的复合蛋白质，有维持弱光下视力的作用。若缺乏维生素 A，就会影响视紫红质的合成，可产生夜盲症，轻度缺乏可表现为暗适应时间延长。暗适应是指进入暗处因视紫红质的缺乏而不能视物，若有充足的维生素 A 合成足量的视紫红质，可恢复对光的敏感性，能在一定照度的暗处见物。检查人的暗适应时间可大致了解维生素 A 的营养状况。

2）维护上皮组织细胞的健康。维生素 A 影响上皮细胞膜中糖蛋白的生物合成，从而影响上皮细胞的结构与功能。肌体的上皮组织分布在各处，其中包括表皮及呼吸、消化、泌尿系统、腺体等。当维生素A缺乏时可引起上皮组织的干燥，继而导致过度角化变性和腺体分泌减少。这种变化累及全身上皮组织，眼睛最早受到影响，表现为眼睛结膜、角膜干燥、泪腺分泌减少。

3）促进人体的生长、生殖。维生素A能促进体内蛋白质的合成，加速细胞分裂速度和新细胞的生长，对人体细胞的增殖和生长具有重要作用，特别是儿童生长和胎儿的正常发育都不可缺少。若体内缺乏维生素A，可影响肌体的生长发育，降低肌体免疫力，易感染各种疾病。维生素A的缺乏可能是影响生殖的原因。

4）维持骨骼生长发育。维生素A缺乏造成骨细胞活动增强使骨质过度增殖，破坏了骨骼中成骨细胞与破骨细胞的平衡，影响骨骼的生长发育和生长。

5）提高机体免疫力。维生素A对正常免疫功能和调节是必需的，表现为黏膜黏液素的分泌受维生素A的黏多糖和上皮糖蛋白合成酶表达的影响，免疫球蛋白也是糖蛋白，维生素A营养状况影响免疫功能也与此有关。维生素A缺乏时，动物和人的所有细胞和体液免疫反应都受到抑制，服用维生素A后迅速恢复，说明维生素A是通过信号和调节作用对免疫功能产生影响。

6）具有防癌、抑制肿瘤作用。维生素A有延缓或阻止癌前病变、防止化学致癌剂作用。β-胡萝卜素具有抗氧化作用，对防止脂质过氧化，预防心血管疾病、预防肿瘤及延缓衰老具有重要意义。

（2）维生素A的缺乏与过量。维生素A缺乏是导致儿童严重视觉损害和失明的主要原因。维生素A缺乏最早表现为暗适应能力下降，严重者可致夜盲症；还可引起干眼病，进一步发展可致失明。维生素A缺乏还会引起机体不同组织上皮干燥、增生及角化，出现皮肤干燥、毛囊角化过度、毛囊丘疹与毛发脱落等症状。另外，维生素A缺乏时，生殖功能会受到影响，血红蛋白合成代谢障碍，免疫功能低下，儿童骨骼和牙齿生长发育迟缓。

维生素A易于吸收且清除速率较慢，半减期长，短期大剂量或长期低剂量摄入可引起急性、慢性及致畸毒性。急性维生素A中毒少见，成人一次超过300毫克、儿童超过90毫克可能发生急性中毒，可出现嗜睡或过度兴奋，头痛、反复呕吐等症状。极大剂量（12克，RNI的13000倍）的维生素A可以致命。维生素A使用剂量为其RDA的10倍以上时可发生慢性维生素A中毒，常见症状有皮肤干燥瘙痒、食欲减退、呕吐、出血、脱发、骨和关节疼痛、肌肉疼痛和僵硬、头痛、复视和昏迷等。孕妇摄入维生素A过量还可导致胚胎吸收、流产、出生缺陷。

全国性的营养调查表明，我国居民维生素A摄入量明显不足，容易造成缺乏，应多从食物中摄取。至于膳食以外的补充，应在医生指导下进行，否则维生素A摄入过量会出现中毒症状，如皮炎、毛发脱落、消化功能减退、肝损害等。

（3）维生素 A 的食物来源和膳食参考摄入量。维生素 A 的主要来源，一是动物性食物，如肝脏、鱼卵、鱼肝油、全乳、奶油、蛋类等。二是植物性食物中的类胡萝卜素，含量较多的有深绿色和红黄色蔬菜和水果中，如西蓝花、菠菜、空心菜、莴笋叶、芹菜叶、胡萝卜、豌豆苗、红心红薯、辣椒、芒果、杏及柿子等。

我国膳食中维生素 A 的主要来源是胡萝卜素。维生素 A 与胡萝卜素的计量单位不同，它们之间的换算关系如下：

1 微克视黄醇当量（RE）= 1 微克视黄醇

= 6 微克 β–胡萝卜素

= 3.33 国际单位（IU）

β–胡萝卜素在体内吸收率为 1/3，而吸收后在体内转化为维生素 A 的转化率为 1/2，所以胡萝卜素在体内的生物活性系数为 1/6，即：

1 微克 β–胡萝卜素 = 1/6 微克视黄醇 = 0.167 微克视黄醇

中国营养学会提出成年人每日维生素 A 的推荐摄入量（RNI）男性为 800 微克 RE，女性为 700 微克 RE。β–胡萝卜素是维生素 A 的安全来源。目前推荐的维生素 A（不包括胡萝卜素）的最高可耐受摄入量（UL），成年人为 3000 微克 RE/d。

【知识链接】

人们感觉皮肤干燥，甚至眼睛也发干，有时候是因为维生素 A 不足。这是因为，维生素 A 为上皮组织的合成和修复所必需，如果它严重不足，皮肤和黏膜的抵抗力就会下降，表面所分泌的黏液和皮脂减少，黏膜免疫功能也会下降。这种情况不仅带来干燥感，还会降低人体黏膜的抵抗力，容易患各种黏膜感染性疾病，在儿童当中表现更为明显。

使用电脑、手机这些光线强度变换强烈的电器，或者过多地看电视、iPAD，会过度消耗人体的维生素 A，更容易发生缺乏。维生素 A 的典型缺乏症就是夜盲症和干眼病，严重时可致失明。

维生素 A 存在于肝脏、肾脏、高脂肪海鱼、蛋黄和奶油当中。只有橙黄色和深绿色的蔬菜才有丰富的胡萝卜素，比如胡萝卜、南瓜、红心甘薯，以及菠菜、芥蓝、甘薯叶等叶子绿得发黑的绿叶蔬菜。只要把蔬菜烹熟食用，和其他含有油脂的食物一起吃就可以吸收胡萝卜素，无须加大量油炒，也不需要用肥肉来炖。

2. 维生素 D

维生素 D 是存在于动植物组织中固醇类的衍生物，以维生素 D_2（麦角骨化醇）和维生素 D_3（胆钙化醇）两种形式最为常见。植物细胞中的麦角固醇经紫外线照射可转化为维生素 D_2，并且能被人体吸收。人体皮肤表皮和真皮内的 7-脱氢胆固醇经紫外线照射后可转变为维生素 D_3，被运往肝、肾转化为具有生理活性的形式后再发挥其生理作用。由于 7-脱氢胆固醇和麦角固醇经紫外线照射可转变为维生素 D，故它们称为维生素 D 原。

维生素 D 溶于脂肪溶剂，在中性或碱性环境中耐高温和氧化，在酸性环境中稳定性降低，受光线照射容易氧化，烹调加工不会破坏维生素 D，但脂肪酸败可引起维生素 D 破坏。维生素 D_3 的稳定性远比维生素 D_2 好。

（1）维生素 D 的生理功能。

1）促进肠道对钙、磷的吸收。运至小肠的 1，25-二羟基维生素 D_3 进入小肠黏膜细胞，并在该处诱发一种特异的钙结合蛋白，从而促进钙的吸收。1，25-二羟基维生素 D_3 还能增加刷状缘碱性磷酸酶的活性，促进磷酸酯键的水解和磷的吸收。

2）促进肾小管对钙和磷的重吸收。通过促进重吸收，减少钙、磷的丢失，从而保持血浆中钙和磷的浓度。

3）促进骨组织的钙化。作用于骨组织，使钙磷沉积于骨基质，钙化。一般认为维生素 D 并不直接参与钙化过程，而是促进和维持血浆中适宜的钙和磷浓度，满足骨钙化过程的需要。

4）促进破骨细胞的分化。1，25-二羟基维生素 D_3 可促进干细胞向破骨细胞的分化，抑制成纤维细胞、淋巴细胞以及肿瘤细胞的增殖；1，25-二羟基维生素 D_3 也能促进皮肤表皮细胞的分化并阻止其增殖，对皮肤疾病具有潜在的治疗作用。

（2）维生素 D 的缺乏与过量。户外活动少、日光照射少并缺乏食物维生素 D 来源，易引起维生素 D 的缺乏。维生素 D 缺乏导致肠道吸收钙、磷减少，肾小管对钙和磷的重吸收减少，影响骨软化，造成骨骼和牙齿的矿物质异常。婴幼儿主要表现为佝偻病，形成 "X" 形或 "O" 形腿，胸骨外凸（"鸡胸"）等；成年人表现为骨质软化症和骨质疏松症，症状为骨痛、肌无力、发生骨折等。

通过膳食来源的维生素 D 一般不会引起中毒，但摄入过量的维生素 D 补充剂和强化维生素 D 的乳制品有可能发生慢性中毒。维生素 D 中毒时增加钙的肠道吸收和骨钙的吸收，引起高钙血症，使钙平衡失调，骨钙的失衡也导致血清锌浓度的增加。维生素 D 中毒时可出现厌食、呕吐、头痛、嗜睡、腹软组织的沉积，特别是心脏和肾脏，其次为血管、呼吸系统和其他组织，引起功能障碍。

（3）维生素 D 的食物来源和膳食参考摄入量。维生素 D 的外源性来源是鱼肝、鱼油、内脏、蛋黄、奶油和干酪等动物性食品及鱼肝油制剂，蔬菜、谷物和水果几乎不含维生素 D。维生素 A、维生素 D 强化牛奶现在也比较常见。

维生素 D 的内源性来源是通过光照，使人体皮肤中的 7-脱氢胆固醇转化为 D_3。

中国营养学会提出成年人维生素 D 的适宜摄入量（RNI）为 5 微克/天（1 微克 = 40 国际单位）；可耐受最高摄入量（UL）为 5 微克/天。

3. 维生素 E

维生素 E 又称生育酚（Tocopherol），是指具有 α-生育酚活性的一类物质的总称，包括 α、β、γ、δ 生育酚和 α、β、γ、δ 生育三烯酚，以 α-生育酚的生物活性最高，通常作为维生素 E 的代表。

维生素 E 对热和光稳定，在有氧、碱等存在的情况下易造成破坏，在一般的烹调温度下受损不多，但长期高温尤其是油炸时，维生素 E 的活性明显降低，甚至完全失效。

（1）维生素 E 的生理功能。

1）抗氧化作用。维生素 E 是最重要和最有效的抗氧化剂量，能抑制细胞内和细胞膜上脂质过氧化，防止自由基或氧化剂对细胞膜中的不饱和脂肪酸进行氧化，从而维持细胞膜的完整。维生素 E 也能防止维生素 A、维生素 C 和 ATP 的氧化，保证它们在体内发挥正常的生理功能。

2）能保持红细胞的完整性。低维生素 E 膳食可引起红细胞数量减少及缩短红细胞的生存时间，可发生红细胞膜破裂，出现溶血现象。

3）调节体内一些物质的合成。维生素 E 通过调节嘧啶碱基进入核酸结构而参与 DNA 的生物合成过程，是辅酶 Q 合成的辅助因子，也是氧化型维生素 C 还原的必需因子。

4）与精子的生成和繁殖能力有关。维生素 E 与精子的生成和繁殖有关。实验表明，当维生素 E 缺乏时雄鼠睾丸不能生成精子，雌鼠的卵不能植入子宫内。维生素 E 在临床上常用于治疗不育症。

5）延缓衰老。专家认为组织中脂褐质的堆积是自由基作用的产物，衰老过程是伴随着自由基对 DNA、蛋白质的破坏积累所致。维生素 E 可减少脂褐质的形成，改善皮肤弹性，提高机体免疫力，起到延缓衰老作用。

6）其他功能。维生素 E 可破坏亚硝基离子，在胃中阻断亚硝胺的生成，抵御过氧化物对细胞的作用，起到抗肿瘤作用；维生素 E 硒蛋白、含铁蛋白等的氧化有抑制作用；维生素 E 可减轻因摄入砷和铅等重金属而发生的中毒。

（2）维生素 E 的缺乏与过量。缺乏维生素 E 可引起神经—肌肉退行性变化，出现视网膜退变、蜡样质色素积聚、溶血性贫血、肌无力、神经退行性病变、小脑共济失调等。

人体长期摄入过量维生素 E 有可能出现中毒症状，如视觉模糊、头痛和极度疲乏等。此外，维生素 E 过量还可能引起凝血机制损害导致某些个体的出血倾向。

（3）维生素 E 的食物来源和膳食参考摄入量。维生素 E 广泛地存在于动植物组织中，一般来说不会缺乏，如所有高等植物的叶子和其他绿色部分均含有生育酚，各种油料种子及植物油、麦胚、核桃、葵花子含量较多，谷类、硬果类、绿叶菜、肉、乳、蛋中也存在。

中国营养学会提出成年人每日维生素 E 的适宜摄入量（AI）为 14 毫克，可耐受最高摄入量（UL）为 800 毫克。

4. 维生素 K

维生素 K 亦称凝血维生素，天然的有维生素 K_1，存在于绿叶植物中，称叶绿醌；维生素 K_2，存在于发酵食品中，由细菌合成。维生素 K_3 是人工合成产物，是天然维生素 K 的基础结构，生物活性最高。

维生素 K 不溶于水，微溶于乙醇，可溶于醚、氯仿、脂肪和油；维生素 K 易被碱或光破坏，但对热和环境氧化剂相对稳定。

（1）维生素 K 的生理功能。

1）促进血液凝固。维生素 K 是谷氨酸进行 γ-羧化的必需因子。肝脏产生的凝血因子的分子中含有的谷氨酸残基，经 γ-羧化成为 γ-羧化谷氨酸才能与 Ca^{2+} 结合，在凝血过程中发挥作用。缺乏维生素 K，肝脏不能合成正常的凝血因子，因为分子中的谷氨酸残基不能进行 γ-羧化，所以表现为凝血障碍。

2）参与骨钙代谢。维生素 K 参与骨钙素中谷氨酸基的 C_2 羧基化反应，与骨骼的新陈代谢有关。维生素 K 作为骨内多种蛋白的依赖性维生素，能增加成骨细胞骨钙素的合成，对骨质疏松的预防和治疗有一定作用。

3）抗肿瘤作用。维生素 K_2 能抑制多种肿瘤细胞增殖，可诱导肝癌、肺癌、口腔癌、卵巢癌、胃癌、神经胶质瘤、骨肉瘤等多种实体瘤和血液系统的白血病、骨髓增生异常的细胞凋亡，且与多种抗肿瘤药有协同作用。

此外，维生素 K 还参与细胞氧化还原过程。

（2）维生素 K 的缺乏与过量。维生素 K 缺乏会引起低凝血酶原血症，且其他依赖维生素 K 的凝血因子浓度下降，表现为凝血功能障碍和出血。

天然的 K_1 和 K_2 不产生毒性，甚至大量服用也无毒。然而维生素 K 前体 2-甲基萘醌（K_3）由于与巯基反应而有毒性，能引起婴儿溶血性贫血，高胆红素血症和核黄疸症。所以 2-甲基萘醌不应用于维生素 K 缺乏。

（3）维生素 K 的食物来源和膳食参考摄入量。维生素 K 在食物中广泛分布于动植物组织中，绿叶蔬菜含量高；其次是内脏、肉类、乳类，肠道内微生物也可部分合成。

中国营养学会提出成年人每日维生素 K 的适宜摄入量（AI）为 120 微克。如果有一半可以从肠道细菌中取得，则从食物中所需的量为此值的一半。

三、水溶性维生素

水溶性维生素是指溶于水而不溶于脂肪的维生素，包括维生素 B_1、维生素

B_2、维生素 B_3、维生素 B_5、维生素 B_6、维生素 B_{12}、维生素 M、维生素 H 和维生素 C。水溶性维生素吸收后体内贮存很少，过量的维生素多从尿中排出。

1. 维生素 B_1

维生素 B_1 又称硫胺素（thiamine）、抗神经炎因子或抗脚气病因子。B_1 在酸性环境中稳定，在中性和碱性环境中易被氧化而失活，在碱性条件下加热易被破坏。高温下加工贮存，保存率较低；谷类碾磨中损失较大；果蔬清洗、整理、烫漂过程中也会有损失。

（1）维生素 B_1 的生理功能。维生素 B_1 被肌体吸收后经血液运送至肝脏及其他细胞，经焦磷酸激酶催化成为硫胺素焦磷酸酯（thiamine pyrophosphate，TPP），这是硫胺素行使生理功能的活性形式。

1）构成辅酶，维持体内正常代谢。维生素 B_1 被肌体吸收后经血液运送至肝脏及其他细胞，在硫胺素焦磷酸激酶的作用下，与三磷酸腺苷（ATP）结合形成 TPP，这是维生素 B_1 的活性形式，在体内构成 α-酮酸脱氢酶体系和转酮醇酶的辅酶。

2）抑制胆碱酯酶的活性，促进肠胃蠕动。维生素 B_1 可抑制胆碱酯酶对乙酰胆碱的水解，乙酰胆碱有促进肠胃蠕动的作用，因此维生素 B_1 缺乏时胆碱酯酶的活性增强，乙酰胆碱水解加速，因为肠胃蠕动缓慢，腺体分泌减少，食欲减退。

3）对神经组织的作用。维生素 B_1 在神经组织中具有一种特殊的非酶作用，当维生素 B_1 缺乏时可以影响某些神经递质的合成和代谢。

（2）维生素 B_1 的缺乏与过量。维生素 B_1 摄入不足，如长期大量食用精白米面，同时又缺乏其他富含维生素 B_1 食物的补充，烹调时加入过量的碱，绝大部分能量来自碳水化合物。

维生素 B_1 缺乏表现为脚气病，在临床上分为干性脚气病、湿性脚气病、混合性脚气病，以神经功能障碍、水肿、心脏扩大、心悸、肌肉萎缩痉挛等为典型症状；维生素 B_1 缺乏还可造成糖代谢障碍，使丙酮酸堆积，引起疲乏、食欲下降等症状。

摄入过量的维生素 B_1 很容易从肾脏排出，维生素 B_1 过量中毒很少见，超过 RNI 100 倍以上的剂量有可能出现头痛、惊厥、心律失常和过敏反应等。

（3）维生素 B_1 的食物来源和膳食参考摄入量。维生素 B_1 含量较多的有米糠、糙米、全麦、豆类、硬果类及瘦肉、动物内脏、蛋类、乳类、蔬菜及水果等。一些食物中存在抗硫胺素因子，如某些鱼的鱼肉中含有硫胺素酶，能分解维生素 B_1，但这种酶在烹调中加热时被破坏。茶叶中含有一种对热稳定的硫胺素分解酶，大量饮茶时会影响维生素 B_1 的利用。

中国营养学会提出维生素 B_1 的推荐摄入量（RNI）男性为 1.4 毫克/天，女性为 1.3 毫克/天；可耐受最高摄入量（UL）成人为 50 毫克/天。

2. 维生素 B_2

维生素 B_2 又称核黄素（riboflavin），为橙黄色结晶，味苦，在中性和酸性环境中稳定，碱性中易破坏。游离型核黄素在光下易降解失去核黄素的性质，并可促进脂质过氧化，所以贮存核黄素应避光。食物中核黄素主要是结合型，即与磷酸和蛋白质结合成复杂化合物，对光比较稳定。

（1）维生素 B_2 的生理功能。

1）构成辅酶，参与机体物质代谢。维生素 B_2 是黄素单核苷酸（FMN）与黄素腺嘌呤二核苷酸（FAD）两种重要辅酶的组成成分。维生素 B_2 在体内以黄素单核苷酸和黄素腺嘌呤二核苷酸的形式与特定蛋白结合形成黄素蛋白（flavoprotein），黄素蛋白是机体中许多酶系统中重要辅基的组成成分，参与体内多种物质的氧化还原反应，担负电子传递，是组成线粒体呼吸链的重要成员。

2）参与细胞的正常生长。维生素 B_2 通过参与碳水化合物、蛋白质、核酸和脂肪的代谢可提高机体对蛋白质的利用率，促进生长发育。

3）抗氧化作用。黄素腺嘌呤二核苷酸（FAD）是谷胱苷肽还原酶的辅酶，因此也是体内抗氧化防御系统的成员，维持谷胱甘肽的浓度及其在体内的抗氧化活性。

4）其他作用。维生素 B_2 与肾上腺激素的产生，骨髓红细胞生成及铁的吸收、储存和动员有关。

（2）维生素 B_2 的缺乏与过量。人体若缺乏维生素 B_2，可导致体内物质代谢的紊乱，表现为眼、口腔、皮肤和黏膜的炎症反应，甚至干扰铁在体内的吸收，造成缺铁性贫血。单纯核黄素缺乏，呈现特殊的上皮损害、脂溢性皮炎等。

人体对维生素 B_2 的吸收率低，因此大剂量摄入并不能增加机体对维生素 B_2 的吸收，同时过量吸收的维生素 B_2 也很快从尿中排出体外。

（3）维生素 B_2 的食物来源和膳食参考摄入量。我国膳食中维生素 B_2 的摄入量普遍较低，虽然维生素 B_2 分布较广，但含量不多。动物性食物是维生素 B_2 的主要来源，其中以肝脏、肾、心脏含量较多；其次为乳类、蛋类；绿叶蔬菜和豆类中也含有。谷类中含量较少，如精白米中维生素 B_2 的存留量仅为糙米的 59%，小麦标准粉中维生素 B_2 的存留量仅为原有量的 39%，精白粉中则更少。几种含维生素 B_2 较丰富的食物如表 1-2-22 所示。

表 1-2-22　几种常见食物中维生素 B_2 的含量（毫克/100 克）

食物名称	含量	食物名称	含量
猪肝	2.08	牛乳	0.14
猪肾	1.14	紫菜	1.02

食物名称	含量	食物名称	含量
猪心	0.48	黑木耳	0.44
鸡肝	1.10	黄豆	0.20
黄鳝	0.98	苋菜	0.12
河蟹	0.28	菠菜	0.11
鸡蛋	0.31	韭菜	0.09
鸭蛋	0.35	鲜枣	0.06

中国营养学会提出成年人维生素 B_2 的推荐摄入量（RNI）为：男性 1.4 毫克/天，女性 1.2 毫克/天。

3. 维生素 B_3

维生素 B_3 又称尼克酸（nicotinic acid），烟酸、维生素 PP、抗癞皮病因子，是吡啶衍生物，有烟酸和烟酰胺两种物质。烟酰胺是烟酸在体内的重要存在形式。维生素 B_3 对酸、碱、氧、光或热均较稳定，一般加工烹调损失很小，但会随水流失。

（1）维生素 B_3 的生理功能。

1）构成辅酶Ⅰ及辅酶Ⅱ。烟酰胺在体内与腺嘌呤、核糖和磷酸结合构成辅酶Ⅰ和辅酶Ⅱ，在生物氧化还原反应中起电子载体或递氢体作用。

2）葡萄糖耐量因子的组成成分。烟酸与铬一样，是组成葡萄糖耐量因子的组成成分，葡萄糖耐量因子能促进葡萄糖的利用及葡萄糖转化为脂肪，维持正常血糖。

3）保护心血管。参与脂肪、类固醇的代谢，具有降低血胆固醇、甘油三酯的作用，同时能扩张血管，在预防动脉粥样硬化中起作用。

（2）维生素 B_3 的缺乏与过量。人体缺乏维生素 B_3 的早期症状为疲劳、记忆力减退和失眠等。典型症状为癞皮病，表现为"三 D"症状，即腹泻（Diarrhea）、痴呆（Depression）及对称肢体的皮炎（Dermatitis）。

过量食用维生素 B_3 的副作用会出现血管扩张和胃肠道反应，主要表现为皮肤发红、眼部不适、恶心、呕吐、高尿酸血症等，严重者可出现肝昏迷和脂肪肝等。

（3）维生素 B_3 的食物来源和膳食参考摄入量。烟酸及烟酰胺广泛存在于食物中。植物食物中存在的主要是烟酸；动物性食物中以烟酰胺为主。烟酸和烟酰胺在肝脏、肾脏、瘦肉、鱼类及坚果类食物中含量丰富；在乳类、蛋类中的含量虽不多，但色氨酸较多，可转化为烟酸。谷类中存在人体难以利用的结合型烟酸，用碱处理后烟酸测定值增高。烟酸需要量或推荐摄入量用烟酸当量（NE）表示，据测定，平均 60 毫克的色氨酸可转变为 1 毫克的烟酸。

中国营养学会提出，成年人膳食维生素 B_3 推荐摄入量（RNI）男性为 14 毫克 NE/天，女性为 13 毫克 NE/天。

4. 维生素 B_{12}

维生素 B_{12} 含钴，又称钴胺素（cobalamin），是唯一含有金属元素的维生素。维生素 B_{12} 为浅红色结晶，在强酸、强碱和光照下不稳定，短时间高温加热可不受影响，易受重金属、强氧化剂或还原剂作用而破坏，大量维生素 C 可破坏维生素 B_{12}。

（1）维生素 B_{12} 的生理功能。维生素 B_{12} 在机体的许多代谢中有重要作用。其在体内以两种辅酶形式即甲基 B_{12}（甲基钴胺素）和辅酶 B_{12}（5-脱氧腺苷钴胺素）参与生化反应。

1）参与甲基转移作用。维生素 B_{12} 辅酶作为甲基的载体参与同型半胱氨酸甲基化生成蛋氨酸的反应；维生素 B_{12} 可将 5-甲基四氢叶酸的甲基移去形成四氢叶酸，以利于参与嘌呤、嘧啶的生物合成。

2）促进一些化合物的异构。维生素 B_{12} 辅酶参与 L-甲基丙二酰辅酶 A 转变成为琥珀酰辅酶 A。维生素 B_{12} 缺乏时，L-甲基丙二酰辅酶 A 大量堆积，影响脂肪酸的正常代谢。维生素 B_{12} 缺乏所导致的神经疾患也是由于脂肪酸的合成异常而影响了髓鞘的转换，结果髓鞘质变性，造成进行性脱髓鞘。

3）促进蛋白质的生物合成。维生素 B_{12} 能促进一些氨基酸，如蛋氨酸与谷氨酸的生物合成，对各种蛋白质的合成有重要的作用。

4）维持造血系统的正常功能状态。维生素 B_{12} 能促进 DNA 以及蛋白质的生物合成，使机体的造血系统处于正常状态，促进红细胞的发育和成熟。维生素 B_{12} 缺乏最终可导致核酸合成障碍，影响细胞分裂，结果产生巨幼红细胞贫血，即恶性贫血。

（2）维生素 B_{12} 的缺乏与过量。维生素 B_{12} 缺乏较少见，多数是由于吸收不良引起，膳食缺乏见于素食者。缺乏症表现为巨幼红细胞贫血、高同型半胱氨酸血症、精神系统损害。

（3）维生素 B_{12} 的食物来源和膳食参考摄入量。维生素 B_{12} 主要食物来源为肉类、动物内脏、鱼类、蛋类、乳类等动物性食品，植物性食品基本上不含维生素 B_{12}。

中国营养学会提出维生素 B_{12} 的适宜摄入量（AI）成人为 2.4 微克/天；可耐受最高摄入量（UL）成人为 1000 毫克/天。

5. 其他 B 族维生素

其他 B 族维生素的生理功能、食物来源和供给量如表 1-2-23 所示。

6. 维生素 C

维生素 C 又名抗坏血酸（ascorbic acid）。维生素 C 极易溶于水，遇热、氧、

表 1-2-23　其他 B 族维生素的生理功能、食物来源和供给量

名称	生理功能	食物来源	供给量	缺乏症
维生素 B$_6$	转氨酶、脱羧酶等许多酶系统的辅酶，参与蛋白质、糖原、脂类代谢，参与能量产生、中枢神经活动及血红蛋白的合成等	分布较广。肉类、蔬菜、水果、鱼类、谷类、豆类、乳类、蛋类都有一定含量	中国营养学会提出成年人每日适宜摄入量（AI）为 1.2 毫克	脂溢性皮炎、小细胞性贫血、神经系统疾病等
维生素 B$_5$（泛酸）	为酰基载体蛋白的成分和辅酶 A 的成分，参与体内的糖、脂、蛋白质代谢	食物中普遍存在，动物性食物、谷类、豆类含量丰富	中国营养学会提出成年人适宜摄入量（AI）为 5.0 毫克	代谢障碍
维生素 M（叶酸）	参与血细胞、蛋白质、核酸的合成	动物内脏、蛋类、绿叶蔬菜含量较多	中国营养学会提出成年人推荐摄入量（RNI）为 400 微克	巨幼红细胞性贫血、胃肠功能紊乱、胎儿神经管畸形、高同型半胱氨酸血症等
维生素 H（生物素）	羧化酶的辅酶，参与糖、脂、蛋白质代谢	动物性食物含量丰富	中国营养学会提出成年人适宜摄入量（AI）为 30 微克	皮炎、脱发、食欲减退、高胆固醇血症等

光、碱性物质，特别是铜、铁离子存在下，极易氧化破坏。烹饪时，尤其是在碱性条件下，维生素 C 可被明显破坏，采取酸性处理、冷藏、隔氧等措施则维生素 C 比较稳定。维生素 C 是所有维生素中性质最不稳定的一种。

（1）维生素 C 的生理功能。

1）抗氧化作用。维生素 C 是抗氧化剂，具有清除自由基、降低血清胆固醇、参与肝脏解毒、阻断亚硝胺形成、增强机体应激能力的作用，可促进肌体抗体的形成，提高白细胞的吞噬能力。

2）参与羟化反应。维生素 C 参与羟化反应可促进机体组织中胶原蛋白的合成，保持细胞间质完整，维护结缔组织、骨、牙的正常发育和血管壁的正常结构与功能，促进创伤和骨折愈合，可防治坏血病，保护细胞膜，有解毒功能。

3）参与体内氧化还原反应。维生素 C 能促进肠道三价铁还原为二价铁，有利于非血红素铁的吸收和叶酸的利用，如缺乏会造成造血机能障碍。

4）其他作用。维生素 C 可促进肝内胆固醇转变为能溶于水的胆酸盐排出体外，降低血胆固醇的含量。维生素 C 参与神经介质的合成，如多巴胺合成去甲肾上腺素，色胺酸合成 5-羟色胺，其中羟化酶的作用需要维生素 C 的参与。

（2）维生素 C 的缺乏与过量。人体缺乏维生素 C 主要临床表现为疲乏及毛细血管脆性增强，牙龈出血、萎缩，皮下、肌肉、关节、黏膜出血等坏血病症状，还可导致骨钙化不正常及伤口愈合缓慢等症状。维生素 C 毒性很低。但是一次超量服用可能会出现腹泻、腹胀；长期过量服用维生素 C 可出现草酸尿以致形成泌尿道结石。

（3）维生素 C 的食物来源和膳食参考摄入量。人体维生素 C 的主要来源是新

鲜蔬菜和水果，蔬菜中以柿子椒、菜花、苦瓜、甘蓝、油菜、菠菜、西红柿等含量较多，水果中以鲜枣、柑橘类、山楂、猕猴桃等含量较多。常见食物的维生素C含量如表1-2-24所示。

表1-2-24 常见食物的维生素C含量（毫克/100克）

食物名称	含量	食物名称	含量	食物名称	含量	食物名称	含量
酸枣	1170	草莓	47	柚	23	桃	10
鲜枣	243	白菜	47	柠檬	22	黄瓜	9
沙棘	160	芥菜	43	白萝卜	21	黄豆芽	8
红辣椒	144	卷心菜	40	猪肝	20	西瓜	7
猕猴桃	131	豆角	39	橘	19	茄子	5
芥菜	72	绿茶	37	番茄	19	香菇	5
灯笼椒	72	菠菜	32	鸭肝	18	牛心	5
柑	68	柿	30	菠萝	18	猪心	4
菜花	61	马铃薯	27	胡萝卜	16	杏	4
茼蒿	57	甘薯	26	花生	14	苹果	4
苦瓜	56	葡萄	25	芹菜	12	牛乳	1
山楂	53	韭菜	24	梨	11		

中国营养学会提出维生素C的推荐摄入量（RNI）成人为100毫克/天；可耐受最高摄入量（UL）成人为1000毫克/天。

【能力训练】

1. 训练内容

某人长期食用素食，很少食用动物性食物，最近经常出现口腔溃疡、口角糜烂、结膜充血及怕光流泪，你认为他膳食中可能缺乏哪种维生素？并提出建议。

2. 训练参考

（1）分析维生素缺乏临床症状。

（2）了解患者基本情况。

1）个人情况，包括年龄、性别、籍贯等。

2）膳食史。往常摄取的食物种类。

3）个人健康状况基本资料，有无患病如胃肠道慢性疾病及手术史和肝病史等。

4）相关症状。

（3）询问病史获得相关信息。

询问维生素补充剂情况等。

（4）分析考虑要点。

（5）提出建议。

【练习任务】

计算 24 小时内维生素 C 的摄入量并给出膳食指导。

子项目七　水

【学习目标】

明确水的生理功能和人体来源

能够分析科学饮水

【知识内容】

一、水的生理功能

1. 构成机体的重要成分

水是构成机体细胞和体液的主要成分，体液的主要成分是水。水在人体内的含量与性别、年龄等有关，新生儿体液最多，占体重的 80%，婴幼儿约为体重的 70%，成人男子体液总量占体重的 60% 左右，女子为 50%~55%，60 岁以上男性下降到 51.5%，女性则下降到 45.5%；体内水分在组织器官中含量不同，血液中含水高达 83% 以上，肌肉为 75.6%，骨骼为 22%，脂肪为 10%。

2. 促进物质代谢

人体内许多生物化学反应和生理过程是在水的参与下完成的，如体内营养素的代谢过程，水能溶解食物中水溶性营养素和各种代谢产物，有助于体内各种生化反应的酶解，体内进行氧化、还原、合成、分解等反应均须在溶液中进行。营养物质和代谢产物都要靠水作为载体在体内运转，将营养物质运送到全身各组织细胞，如血液运送氧以及将废物运送到排泄器官排出体外。人体代谢、生理、生化反应的顺利进行，都离不开水。

3. 水可调节体温

水的比热容较大，1 克水升高或降低 1 摄氏度需要 4.2 焦的热量，可吸收机体代谢产生的热量，避免体温显著升高；水的蒸发热高，蒸发 1 克水可带走 2.4 千焦的热量，因此机体可以在高温条件下通过汗液蒸发散热，使体温维持恒定。

4. 润滑作用

水在人体中起润滑作用，是关节液、唾液、泪液、内脏器官、组织间的润滑剂，在各器官、组织的活动中，可以减少关节和器官间的摩擦力，起到润滑作用。

二、水的缺乏与过量

1. 缺乏

当水摄入不足或丢失过多，均会引起机体水缺乏症，亦称脱水，可使体重下降，肾脏对氮和电解质排泄量增加，脉搏加快，血液浓稠，严重的可导致衰竭而死。根据水与电解质丧失的比例不同，分为高渗性脱水、低渗性脱水、等渗性脱水三种类型。

（1）高渗性脱水。以水分丢失为主，电解质丢失相对较少。当人体失水超过体重的2%时，即感到口渴；失水超过体重的6%时，身体会出现明显异常，如烦躁、眼球内陷、皮肤失去弹性；当体内失水达到10%时，很多生理功能受到影响；若失水达到20%时，生命将无法维持。

（2）低渗性脱水。以电解质丢失为主，水分丢失较少。

（3）等渗性脱水。水和电解质按比例丢失，体液渗透压不变，临床上较常见。

2. 过量

水摄入量超出人体排水能力，以致水在体内潴留，引起水过量。正常人较少发生水过量，多见于疾病状态，如肝、肾和心脏疾病，严重脱水后补水不当也可发生。

三、水的来源和需要量

人体水分主要来源于食物中的水、饮水补充、代谢水三方面。各种食物含水量差别较大，成人一般每日从食物中摄入约为1000毫升的水。饮水补充因气温、活动、生活习惯不同而异，成人每日饮水、汤、乳或其他饮料约1200毫升。来自体内的代谢水是由碳水化合物、脂肪、蛋白质代谢时产生的水，约200~400毫升/天。

正常情况下，人体排出和摄入的水是平衡的，体内不储存多余的水，但也不能缺水。机体失水过多，会影响其生理机能。影响人体需水量的因素很多，如体重、年龄、气温、体力活动强度及持续时间。正常人每日每千克体重需水量约为40毫升，即60千克体重成人每天需水2500毫升。按照能量摄取计算，成人每人摄取4.18千焦能量约需水1毫升。夏季或高温作业、剧烈运动都会大量出汗，此时需水量较大。

四、科学饮水

1. 不能渴时才补水

因为感到口渴时，丢失的水分已达到体重的 2%，每天保证 1200 毫升的饮水补充即可。过于频繁喝水或每次喝得太多都是不合适的，每天应饮水 3~4 次。早晨起床后适量饮水，以补充一夜之间水的消耗，同时对预防高血压、脑溢血、脑血栓的形成有一定作用。上午 10 时左右，下午 3 时左右适量饮水，可补充白天新陈代谢造成的水分流失。晚上睡前 1~1.5 小时饮水，以预防血液浓度过高，加速血液循环。

2. 清晨适量补清水可润肠通便，降低血黏度

但应注意不宜空腹补充盐水、鲜榨果汁、牛奶等。早晨血液黏稠度最高时，饮用淡盐水会加重口干，促进血压升高。

3. 餐前补水养胃，饭后饮水不好

餐前饮用少量的水或汤汁，有利于调动食欲，润滑食道，为进餐做好准备。而饭后喝很多的水和汤，对健康有害无益，会冲淡胃液，削弱消化功能，导致消化不良。

4. 饮用水的选择

对于饮用水的选择，专家的意见也不一致。有的专家认为，喝水就是补充水分，没有必要考虑营养问题。另外一些专家认为，自来水中含有许多微量元素，对人体有益。以自来水为例，1000 毫升水中锌、铁的含量小于 0.2 毫克，成人每日需锌 10~15 毫克，铁 15 毫克，每日从自来水中摄取的锌、铁等不足 1 毫克，与人体所需的微量元素相比是微不足道的。纯净水一般去掉水中杂质、微量元素及致病菌，安全无毒。自来水是经过严格控制卫生质量情况下生产的，可以放心饮用。对于饮用什么水，不必太多思量，根据经济条件选择饮用水即可。

5. 饮用水最好当天提取，当天饮用

另外，蒸饭的锅底水、反复烧开或煮沸时间过长的水不宜饮用。老年人应饮用温度在 20~25 摄氏度的白开水，因为这个温度的白开水很容易透过细胞膜，促进体内的新陈代谢。另外，我国常用自来水经消毒剂消毒后仍存留一定的细菌等微生物，不要直接饮用。

6. 多喝看不见的水

蔬菜水果含水量一般超过 70%，即便一天只吃 500 克果蔬，也能获得 300~400 毫升水。三餐进食多选果蔬和不咸的汤粥，补水效果最好。

7. 特殊工作环境的补水

长时间高温环境工作、剧烈运动时应补水分，以运动饮料或淡盐水为宜，不应大量补充白开水或高浓度果汁。

8. 酸甜味饮料不宜多饮

果汁饮料多添加柠檬酸、蔗糖，饮用过多会使体内 pH 值不平衡，使人疲乏、困倦，特别是在盛夏，不宜过多饮用添加有机酸的酸味饮料。此外，饮料中的糖可增加体重和患糖尿病的危险。

【知识链接】

喝水自然是一件重要的事情，但不能等到渴了再喝，而是每餐饭前和两餐之间都主动补充水分。多喝水不一定能解决所有问题。

纯水的补水效果往往并不是最好的，因为它会很快地通过消化道进入血液中，然后从肾脏排出去。相比而言，含有少量碳水化合物（比如糖、淀粉、各种植物胶质）的水就要好得多，会有更多的时间使消化道黏膜感觉滋润，也有更多的时间让水分留在身体当中。

蔬菜也是好的补水食物。除了薯类，绝大多数蔬菜的水分含量高达 90% 以上，比如大白菜的水分含量是 96%。吃蔬菜就会补充大量的水，而且这些水分通常存在于细胞内部，不是马上被全部吸收，而是随着消化的过程慢慢地释放出来，在几个小时之内给人体提供水分。

同时，蔬菜和水果中的有机酸有增加唾液分泌的作用，也会让人感觉到嘴里一下子滋润不少。所以说，在干渴的时候，吃个生番茄，要比喝半杯白水效果好得多。

【能力训练】

1. 训练内容

几种饮料的营养价值见表 1-2-25，请进行分析比较。

表 1-2-25　几种饮料的比较与平均

项目	可乐型饮料	橙汁饮料	植物蛋白饮料	乳酸饮料
配料	碳酸水（水、二氧化碳），白砂糖，焦糖，磷酸，香料（包括咖啡因）	水，白砂糖，橙汁，维生素C	水，杏仁，白砂糖	鲜牛乳，水，白砂糖，乳酸，优酸乳
营养成分				
能量/(千卡/100 克)	43	44	51	54
蛋白质含量/(克/100 克)	0.1	0.5	0.8	1.1
脂肪含量/(克/100 克)	0	0	2.1	1.3
碳水化合物含量/(克/100 克)	10.8	11.2	6.8	9.4
视黄醇含量/(克/100 克)	—	0.2	—	—
维生素C含量/(毫克/100 克)	—	35	—	—
钠含量/(毫克/100 克)	4.0	3	62.3	50.5

续表

项目	可乐型饮料	橙汁饮料	植物蛋白饮料	乳酸饮料
钾含量/(毫克/100 克)	1	150	3	106
钙含量/(毫克/100 克)	3	11	20	35
磷含量/(毫克/100 克)	13	13	14	34

2. 训练参考

（1）可乐型碳酸饮料除了提供能量和部分矿物质外，其他营养成分含量较低，且含有碳酸、磷酸等酸性物质，不宜过多饮用。

（2）橙汁饮料含有一定量的膳食纤维、胡萝卜素、维生素 C 和矿物质，可用于补充维生素和矿物质，增强体能，属于营养价值较高的饮料类型。

（3）植物蛋白饮料含有较高的蛋白质、脂肪和矿物质，对于需要补充能量和蛋白质的人群十分有益。

（4）乳酸饮料含有乳成分，蛋白质、脂肪、碳水化合物含量均较高，酸甜适口。但乳酸饮料并非经维生素发酵生产的酸乳，应该加以区别。

【练习任务】
了解常见的饮料类型，如何科学选择饮料？

子项目八　膳食纤维

【学习目标】
明确膳食纤维的定义和分类
掌握膳食纤维的生理功能
明确膳食纤维的来源和膳食参考摄入量
掌握膳食纤维摄入量的评估方法

【知识内容】

一、膳食纤维的分类、结构和基本特性

1. 膳食纤维的分类

根据膳食纤维的溶解性，将其分为不溶性纤维和可溶性纤维两种。不溶性纤维主要包括纤维素、某些半纤维素和木质素，它们是植物细胞壁的组成成分，来源于禾谷和豆类种子的外皮以及植物的茎和叶；可溶性纤维主要包括果胶、树胶和粘胶，它们在特定 pH 值溶液中可以溶解，主要存在于细胞间质。不溶性纤维在大肠中发酵而影响大肠的功能；可溶性纤维则对小肠内的葡萄糖和脂质吸收有影响。

2. 膳食纤维的结构

（1）纤维素。纤维素（cellulose）是植物细胞壁的主要成分，是由数千个葡萄糖通过 β-1，4-糖苷键连接起来的直链淀粉。纤维素的特性是不被肠道中的酶所水解，水溶性较小，也不被酸所水解，但有 10%~15% 的纤维素是无定形的即非晶形的粉末，它易被酸水解且在一定 pH 值的酸性条件下可形成微晶体的纤维素。纤维素因具有吸水性且不溶于水的特性，故可增加食物体积。

（2）半纤维素。半纤维素（hemicellulose）是由五碳糖和六碳糖连接起来的支链淀粉，即多聚糖。在谷类中可溶性的半纤维素被称为"戊聚糖"。半纤维素的分子量比纤维素小得多。它是由木糖、阿拉伯糖、半乳糖、葡萄糖醛酸和半乳糖醛酸组成。其物理特性是可溶性纤维，近年来研究较多是因其物理特性对人体健康有益。葡聚糖的水溶性具有黏稠性，已证明它可以降低血清中胆固醇的水平。

（3）果胶。果胶（pectin）是存在于水果中的一种多糖，它含有许多甲基化羧基的果胶酸。果胶酸被酯化后就可以形成胶，当有钙盐存在时，可以增强其凝胶性。果胶是膳食纤维的重要成分，因其含有半乳糖醛酸而具有离子交换的特性，以及增强胶质的黏稠性。

（4）树胶和粘胶。树胶（gum）和粘胶（mucilage）存在于海藻、植物渗出液和种子中，这种胶浆具有凝胶性、稳定性和乳化等性能。因此，常被用于食品加工，使食品增稠，增加黏性。

3. 膳食纤维的基本特性

（1）吸水黏滞作用。膳食纤维有很强的吸水能力或与水结合的能力，其中可溶性纤维比不溶性纤维吸水性更强，可溶性纤维吸水后，重量可增加到自身重量的 30 倍，并能形成溶胶和凝胶。

（2）发酵作用。膳食纤维可以被肠道内的微生物不同程度地分解发酵，其中可溶性纤维可以完全被细菌所酵解，酵解后产生的短链脂肪酸可以作为肠道细胞和细菌的能量来源，而不溶性纤维不易酵解。

（3）结合有机化合物作用。膳食纤维可以吸附结合胆酸、胆固醇等有机分子，同时还能吸附肠道内的有毒物质，并促使它们排出体外。

（4）阳离子交换作用。膳食纤维的化学结构中包含一个羧基，可与钙、锌、镁等阳离子结合，使钠离子与钾离子交换，特别是与有机离子进行可逆的交换。

二、膳食的生理功能

1. 增加饱腹感，有利于食物的消化

膳食纤维在食用时需要增加咀嚼时间，有利于消化酶的分泌；在胃中吸水膨胀，增加胃蠕动，延缓胃中的食物进入小肠的速度，降低小肠对营养素的吸收速度，使人产生饱腹感，有利于控制食量。

2. 降低血胆固醇，预防心血管病

高脂肪和高胆固醇是引发心血管病的主要原因。膳食纤维能阻碍中性脂肪和胆固醇的吸收，对饮食性高脂血症有预防作用，此作用以可溶性纤维的降脂作用较明显，非可溶性纤维无此作用。

3. 预防胆结石形成

膳食纤维可减少胆汁酸的再吸收量，改变食物消化速度和消化道分泌物的分泌量，起到预防胆结石的作用。

4. 维持血糖正常平衡，防治糖尿病

可溶性纤维的黏度能延缓葡萄糖的吸收，可抵制血糖的上升，改善耐糖量；还能增加组织细胞对胰岛素的敏感性，降低对胰岛素的需要量，从而对糖尿病的防治有一定效果。

5. 改善肠道菌群

进入大肠的膳食纤维能部分地、选择性地被肠内细菌分解与发酵，从而改变肠内微生物的构成与代谢，诱导有益菌大量繁殖，有益于维持肠道健康。

6. 促进结肠功能，促进排便，预防结肠癌

膳食纤维在肠道内可以增加粪便的体积和重量，软化粪便，促进肠道蠕动，增加排便频率，减轻直肠内压力，缩短粪便在肠中停留时间。对防治便秘，养成良好排便习惯有积极的作用。由于膳食纤维的通便作用，可以使肠内细菌的代谢产物以及一些由胆汁酸转换成的致癌物能随膳食纤维排出体外。

三、膳食纤维的缺乏与过量

膳食纤维摄入不足会引起肥胖、心血管疾病、癌症、糖尿病等疾病，虽然过多摄入膳食纤维会影响矿物质和维生素的吸收，以致发生缺铁、缺锌、缺钙等营养问题，但目前随着人们生活水平提高，动物性食物摄取比例增高，而植物性食物摄取出现减少的现象，因此更应该注意适宜的膳食纤维的摄取，预防相关疾病发生。

四、膳食纤维的来源和需要量

食物中的膳食纤维来自植物性食物如水果、蔬菜、豆类、坚果和各种谷类，由于蔬菜和水果中的水分含量较高，因此所含纤维的量就较少。膳食中膳食纤维的主要来源是谷物，其中全麦粉含 6%，精面粉含 2%，糙米含 1%，蔬菜含 3%，水果含 2%左右；全谷类和麦麸等富含膳食纤维，而精加工的谷类食品则含量较少。

食物中含量最多的是不可溶膳食纤维，它包括纤维素、木质素和一些半纤维素。谷物的麸皮，全谷类和干豆类，干的蔬菜和坚果也是不可溶膳食纤维的好来源，可溶膳食纤维富含于燕麦、大麦、水果和一些豆类中。

中国居民的膳食纤维的适宜摄入量是根据《平衡膳食宝塔》推算出来的。即低能量 7531 千焦（1800 千卡）膳食为 25 克/天；中等能量膳食 10042 千焦（2400 千卡）为 30 克/天；高能量膳食 11715 千焦（2800 千卡）为 35 克/天。患有急慢性肠炎、肠道肿瘤等疾病的病人，要控制膳食纤维的摄入。

【知识链接】

如今，很多人知道了膳食纤维对健康的益处，比如它有助于通便、减肥、降压降脂、抗癌等。于是，在饮食中，人们总会想方设法保护膳食纤维，生怕它一不小心被破坏。

有一些大众经常会质疑的问题我们需要澄清。例如，①蔬菜筋并非蔬菜中纤维的唯一来源，而没有筋的食物很可能纤维含量更高。②蔬菜的筋是否切碎，和它的健康作用之间毫无关系。实际上，蔬菜中的纤维如果能够细小一些，对于部分人反而是有利的。③纤维素不会因为加热而被破坏。④纤维的减肥作用在于人体对食品的摄入总量。⑤吃纤维保健品能降低肠癌危险。

【能力训练】

1. 训练内容

某成年女性一天膳食中，摄取大米约 250 克，蔬菜水果约 1000 克，豆制品约 50 克，分析膳食纤维的摄入量。

2. 训练参考

（1）准备工作。收集、准备食物中膳食纤维含量相关资料以及计算工作。

（2）估计食物中膳食纤维含量。

1）精米膳食纤维含量为 0.6%~0.8%，从主食中获得膳食纤维约 2 克（精白面粉膳食纤维含量为 2%左右，以面粉为主食可获得膳食纤维约 7 克，同量的面粉、大米混合食用获得膳食纤维 4~5 克，以面粉、大米、杂粮混合消费的人，每

天获得膳食纤维 5~6 克)

2）50 克豆制品可能获得膳食纤维近 1 克。

3）水果蔬菜的含水量均在 80%以上，1000 克的蔬菜水果获得的膳食纤维约 10 克。

4）该女士膳食纤维摄取量合计仅 13 克。

（3）分析建议。按照膳食纤维以每日摄入 25~35 克的范围，该女士膳食纤维的摄取仅满足每天需要量的 40%~50%，远远达不到需要量，因此应该增加对膳食纤维摄取，调整饮食结构的原则是提高膳食纤维的摄入量，应增加以粗面粉、糙米、黑面、杂粮、杂豆等植物源性食物为主。

【练习任务】

说明膳食纤维对慢性疾病的作用。

项目三
膳食营养调查

【内容提要】

营养调查是运用科学的手段，全面了解某一群人或个体的膳食和营养水平，以此判断其膳食结构是否合理和营养状况是否良好的调查研究工作。营养状况评价是营养学的重要内容之一，也是一切营养科研工作和临床诊断的基础。通过营养调查可以了解不同人群的膳食结构和营养状况，发现营养不平衡人群及存在的营养问题，并分析其产生的原因，为指导某一群体的营养状况提出相应建议，同时指导其按照合理的营养要求安排膳食，改善营养状况，确保居民身体健康。

我国曾于1959年、1982年、1992年和2002年分别开展了四次大型的营养调查，全面分析和了解了我国人群的膳食营养状况，发现了广大居民在膳食营养中存在的问题，通过分析人群膳食结构和营养状况的变化趋势，提出了相关的政策和建议，也为食物生产、加工及政策干预和对群众的消费引导提供了依据。

膳食调查是营养状况评价中最基本的一部分。目的是通过调查各种食物摄入量及食物加工烹调方法，掌握被调查者膳食组成及烹调方法是否合理，热能和各种营养素摄取量能否满足营养素供给量（RDA）标准，一日三餐能量的分配是否适合。膳食调查既可作为改善、指导合理膳食的主要依据，也是对个体营养状况进行评价的首选方法。

体格检查（physical examination），在临床诊断学中定位为医师运用自己的感官和借助于传统或简便的检查工具，客观地了解和评估病人身体状况的一系列最基本的检查方法。而在营养调查中，体格检查则主要是通过人体体型的测定来反映人体的营养状况。营养状况与食物的摄入、消化、吸收和代谢等诸多因素有关，其好坏可作为健康程度的标准之一。

子项目一　食物摄入量调查

【学习目标】
了解各种膳食调查方法的原理和特点
掌握各种膳食调查方法技术要点、方法、步骤、使用范围以及优缺点
掌握膳食调查结果的计算和评价方法
能够运用各种膳食调查方法开展膳食摄入量调查，并对调查结果进行评价

【知识内容】

一、营养调查与评价的目的

营养调查一般用于以下方面：了解不同地区、不同年龄组人群的膳食结构和营养状况；

了解与食物不足和过度消费有关的营养问题；

发现与膳食营养素有关的营养问题，为进一步监测或进行原因探讨提供依据；

评价居民膳食结构和营养状况的发展，并预测今后的发展趋势；

为某些与营养有关的综合性或专题性研究课题提供基础资料；

为国家制定政策和社会发展规划提供科学依据。

二、营养调查与评价的方法

全面的营养调查工作，一般从膳食调查、体格测量、实验室检测和临床检查等4个方面进行。

1. 膳食调查方法

膳食调查是对群体或个体在一定时间内通过膳食所摄取的能量和各种营养素的数量和质量进行统计，以此判断被调查对象摄入的能量和营养素满足机体需要的程度。膳食调查通常采用的方法有称重法、记账法、化学分析法、询问法和食物频数法等。这些方法可单独进行，也可联合进行。

2. 体格测量方法

体格的大小和生长速度是评价营养状况的灵敏指标。身体形态和人体测量资料可以较好地反映营养状况；通过体格测量得到的数据，是评价群体或个体营养状况的有用指标；特别是学龄前儿童的体测结果，因其敏感性及代表性好、测定方法规范、所需费用低，常被用来评价一个地区人群的营养状况。常用的体格测

量项目有身高（身长）、体重、上臂围、腰围、臀围及皮褶厚度等。

3. 实验室检测方法

营养状况实验室检测是指借助生化、生理实验手段，发现人体临床营养不足、营养储备水平低下或营养素过量状况，以便较早掌握营养失调征兆和变化动态，及时采取必要的预防措施。

4. 临床检查方法

临床检查方法是医务人员运用自己的临床医学知识，借助于感官或有关的检查器具来了解机体营养以及健康状况的一组最基本的检查方法，其目的是观察被检查者是否有与营养状况有关的症状、体征等，从而做出营养正常或失调的临床诊断。

三、营养调查的设计

1. 调查人群的选择

营养调查根据目的不同对调查对象的选择主要有以下两种：

（1）一定地区范围内全民的抽样调查，并对全国、全省、全市、全县等一定地区范围内全民的营养状况进行调查。这是各个国家或地区安排食物生产供应、了解居民生活水平和研究居民体质健康水平等各方面所必需的资料，因而有必要定期举行。

（2）特定人群的抽样调查，并只对按一定条件划分的人群进行调查，如儿童、中学生、运动员、农民等的营养调查。调查对象仅限于既定条件范围内的人员，首先要设定调查中的允许误差，按该允许误差确定调查对象人数。

2. 取样设计

实验室检测和膳食调查人群为总样本的一个子样本。样本量以每日能量摄入量、每日蛋白质摄入量为标识。经过对 1992 年全国营养调查的 102021 份样本资料进行抽样实验后发现，60% 的样本就可以满足 95% 以上精确度和准确度的要求。所以本次全国营养与健康状况调查实验室检测和膳食调查所需样本量定为：

$110000 \times 0.60 \div 0.90 \approx 74000$（失访率按 10% 计）

四、膳食调查方法

进行膳食调查时，要根据调查研究的目的、研究人群，对方法精确性要求、所用经费仪器研究时间的长短来确定适当的调查方法。

现在常用的膳食调查方法可以分为两大类：一类为记录法——对当时吃的食物量等数据进行记录，又称为称重/估计的食物记录法。记录法分为称重法（每餐食用量）和记账法（一定时期内的食物消耗总量）。另一类为询问法——询问调查对象刚刚吃过的食物或过去一段时间内吃过的食物的情况。询问法又分为24小时回顾法（调查最近吃过的食物），及膳食史法与食物频率法（了解膳食习惯）。这三种方法在许多方面都有不同，但在实际操作上总体是类似的，都要通过采访询问的方式获得信息。

在选择一种膳食调查方法时，要认真考虑以下几个基本问题：

（1）"谁"。研究对象是谁，研究是想得到个体的信息还是群组的信息？

（2）"什么"。要得到什么信息，是关于食物、营养素还是某种食物成分的信息？

（3）"何时"。关注当前的膳食还是通常的膳食模式？感兴趣的是一天、一周内的几天，还是一年中某个季节？

（4）"在哪里"。在哪里消耗的食物？在家里还是饭店？

（5）"为什么"。研究目的决定了感兴趣信息的类型，例如是想得到群体平均摄入量还是观察个体摄入的分布情况与特征，也决定该收集数据的准确程度。

另外，最好能了解在类似研究中使用过的研究方法，以便于对各自的研究结果可靠地进行比较。当然还要考虑实际执行方面的具体事宜，如调查时间、训练有素的调查员、研究经费多少。这些直接指导研究者根据特定的研究问题选用最有效的膳食调查方法。

1. 称重法

称重法是运用日常的各种测量工具进行称重或估计，获得某膳食单位（集体食堂或家庭）一定时期内食物消耗的情况，并根据同一时期进餐人数，计算出每人每日各种食物的平均摄入量。称重法调查内容包括食物消费量登记。其步骤是食物在食用前经过称重，再将剩余部分称重后加以扣除，从而得出准确的个人每种食物摄入量。调查期间调查对象三餐之外所摄入的零食或添加的菜等均需称重记录。

称重时要掌握两个方面的资料：一是厨房中每餐所用各种食物的生重和烹饪后的熟重，得出生熟重量比值；二是称重个人所摄入熟食的重量，按照生熟比值计算每人每日摄入各种生食物的重量。

生熟重量比值 = 生食物重量/熟食物重量

例如：114千克的粳米烧熟后重量为309千克，其生熟重量比值114/309=0.37，即食用100克米饭相当于食用生的粳米37克。

该方法准确，操作简单，费用低，但是费事、费力，不宜做大规模的调查，主要是用于集体机构膳食调查或某些特殊研究的家庭膳食调查。食物膳食调查称重法记录表见表1-3-1。

表 1-3-1 膳食调查（称重法）记录表

编号　　　　　　　　　调查对象　　　　　　　　日期

餐次	饭菜名称	原料名称	原料生重/克	饭菜熟重/克	生熟比	熟食余重/克	实际消耗量		备注
							熟食/克	生重/克	
早餐									
中餐									
晚餐									
其他									
调味品量	油		酱油		醋		糖		盐
原始量									
剩余量									
实际用量									

2. 记账法

记账法是对建立有伙食账目及进餐人数登记的集体单位进行一段时间膳食调查，可根据该单位每日购买食物的发票和账目、就餐人数的记录，得到在一定期限内的各种食物消耗总量和就餐者的人日数，从而计算出平均每人每日的食物消耗量，再按照食物成分计算这些食物所供给的能量和营养素数量。记账法可以调查较长时期的膳食，在记录精确和每餐就餐人数统计确实的情况下，能够得到较准确的结果，与其他方法相比较，不但可以调查长时期的膳食，而且也适用于全年不同季节的调查。

该法具有简便、费用少、易于掌握、调查期限可以相对较长，从而代表性较好，但该法适用范围较窄，且由于无法记录调查期间食物废弃的情况，因此调查结果准确性较差；同时调查结果只能得到全家或集体中人均的膳食摄入量，难以分析个体膳食摄入情况。该法适合于家庭调查，也适合于托幼机关、中小学校或部队的调查。记账法调查内容包括食物消费量登记和进餐人数登记，具体调查内容见表 1-3-2 和表 1-3-3。

表 1-3-2 膳食调查（记账法）食物摄入量记录表

编号　　　　　　　　　调查对象　　　　　　　　日期

食物名称						
结存数量/克						
每日购入量	月　日					
	月　日					
	月　日					
	…					
	月　日					
总量/克						

续表

剩余总量/克							
实际消耗量/克							
折合成年男子每天消耗量/克							

总人日数：　　　　　　　　　　折合成年男子总人日数：

折合成年男子的混合系数：　　　调查人：

表 1-3-3　进餐人数登记表（某一年龄段）

编号　　　　　　　　　　　调查对象　　　　　　　　　日期

年龄									
性别									
劳动强度									
餐次		早餐	午餐	晚餐	加餐	早餐	午餐	晚餐	加餐
每日购入量	月　日								
	月　日								
	…								
	月　日								
	总计								
折合总人日数									
折合成年男子系数									
折合成年男子人日数									

调查人：

3. 24 小时膳食回顾法

24 小时回顾与膳食史法属于询问膳食调查法，是通过访谈形式收集膳食信息的回顾性调查方法，询问被调查对象过去 24 小时实际膳食情况。本法适合于人群或个体食物消耗情况调查，优点是所用时间短，一般选用 3 天连续调查方法，应答者不需要较高文化，缺点是此法依赖于短期记忆等。24 小时膳食回顾采用的调查表如表 1-3-4 所示。

表 1-3-4　膳食调查（24 小时回顾法）食物摄入量记录表

姓　名		性　别		地　址			电　话
餐次	食物名称	原料名称	原料编码	原料重量	备注		进餐地址
早							
中							
晚							

4. 食物频率法

食物频率法是估计被调查者在指定的一段时间内吃某些食物频率的一种方法。该法经常在膳食与健康关系的流行病学研究调查中使用。根据每日、每周、每月甚至每年所食各种食物的次数或食物的种类来评价膳食营养状况。在实际使用中，可分为定性、定量和半定量的食物频率法。近年来被应用于了解一定时间内的日常摄入量，以研究既往膳食习惯和某些慢性疾病的关系。

食物频数法问卷包括食物名单和食用食物的频率两个方面，即在一定时期内所食某种食物的次数，食物频数法的优点是能够迅速得到平时食物摄入的种类、频率及每次摄取的平均估计量，反映了长期营养素的摄取模式，调查时被调查者的饮食习惯不受影响，调查方法简单且费用低；缺点是回忆过去一段时期内摄取的食物，增加了被调查者的负担，同时与其他调查方法相比，对食物份额大小的量化准确度不高。食物频率调查表见表 1-3-5。

表 1-3-5 个体食物频率调查表

请回答：回忆在过去一年里，你是否吃过以下食物，并估计这些食物的平均食用量和次数

食物名称	平均每次食用量	进食次数				
		每天	每周	每月	每年	不吃（填0）
1. 大米						
2. 小麦面粉						
3. 杂粮（小米/高粱/玉米等）						
4. 薯类（红薯/山药/芋头/马铃薯等）						
5. 油炸食品（油条/油饼等）						
6. 猪肉						
7. 牛肉、羊肉						
8. 禽肉						
9. 内脏类						
10. 水产品						
11. 鲜乳						
12. 乳粉						
13. 乳酪						
14. 乳酸						
15. 蛋类						
16. 豆腐						
17. 豆腐丝/千张/豆腐干						
18. 豆浆						
19. 干豆类						
20. 新鲜蔬菜						
21. 干菜						

续表

食物名称	平均每次食用量	进食次数				
		每天	每周	每月	每年	不吃（填0）
22. 咸菜						
23. 泡菜						
24. 糕点						
25. 新鲜水果						
26. 坚果						

调查日期：＿＿＿年＿＿＿月＿＿＿日
调查员签字：
审核员签字：

【知识链接】

我们每日膳食尽量采用多种食材，但一日总热量不能增加。其中的奥秘在于，在制作配方上下功夫，尽量在一份食物里加入多种食材。

很多人的饮食生活之所以单调，是因为他们早上白面包，中午白面条，晚上白馒头；早上猪肉肠，中午红烧肉，晚上炒肉丝，实际上都是重复的一种食材。

其实，让食物变得多样并不那么困难。比如白米里加点小米，再加些红薯丁，就多了小米和红薯两种食材。如果做八宝粥呢，那就更能多样化，因为一下子就是8种食材了。

比如吃一碗鸡蛋面条，在汤里加入小白菜、蘑菇、木耳等一起煮，就多了3种食材，看起来也更有食欲。

又如，炒一个胡萝卜肉丝，加入青椒丝、冬笋丝，就多了两种食材。炖红烧肉，加入香菇、胡萝卜、竹笋、海带等多种食材一起炖，红烧肉的味道并不会变得更差，相反风味口感还能更加丰富。

除了每天的食材尽可能丰富之外，还要注意经常轮换。比如今天吃的深绿色蔬菜是菠菜，明天改成菜心，后天改成西蓝花；这几天吃的坚果是榛子，下周是核桃，再下周是杏仁等。尽量尝试更多的食材，能让饮食生活更加丰富多彩。

【能力训练】

1. 训练内容

某儿童一天膳食调查资料见表1–3–6，对该资料进行整理。

表1–3–6　某儿童膳食调查资料表

单位：克

餐次	食物名称	原料名称	用量
早餐	面包	面粉	150
	火腿	—	25

续表

餐次	食物名称	原料名称	用量
早餐	牛乳	鲜牛乳	250
	苹果	—	100
午餐	青椒炒肉片	青椒	100
		瘦猪肉	45
		植物油	6
	熏干芹菜	熏干	30
		芹菜	100
		植物油	5
	馒头	面粉	150
晚餐	番茄炒鸡蛋	番茄	125
		鸡蛋	60
		植物油	5
	韭菜豆腐汤	韭菜	25
		南豆腐	30
		植物油	3
	米饭	大米	125

2. 训练参考

填写食物摄入量记录表（表1-3-7）。

表1-3-7　一日食物摄入量记录表

姓　名	性　别		地　址			电　话
餐次	食物名称	原料名称	原料编码	原料重量/克	备注	进餐地址
早餐	面包	面粉		150		
	火腿			25		
	牛乳	牛乳		250		
	苹果			100		
中餐	青椒炒肉片	青椒		100		
		瘦猪肉		45		
		植物油		6		
	熏干芹菜	熏干		30		
		芹菜		100		
		植物油		5		
	馒头	面粉		150		
晚餐	番茄炒鸡蛋	番茄		125		
		鸡蛋		60		
		植物油		5		

续表

姓　名		性　别		地　址			电　话
餐次	食物名称	原料名称	原料编码	原料重量/克	备注		进餐地址
晚餐	韭菜豆腐汤	韭菜		25			
		南豆腐		30			
		植物油		3			
	米饭	大米		125			

【练习任务】

膳食调查常用的方法有哪些？分组设计营养调查方案。

子项目二　膳食调查结果计算与评价

【学习目标】

了解各种膳食调查方法的原理和特点

掌握各种膳食调查方法技术要点、方法、步骤、使用范围以及优缺点

掌握膳食调查结果的计算和评价方法

能够运用各种膳食调查方法开展膳食摄入量调查，并对调查结果进行评价

【知识内容】

一、膳食结构分析与评价

1. 膳食结构定义

膳食结构是指膳食中各类食物的数量及其在膳食中所占的比重，由于影响膳食结构的这些因素是在逐渐变化的，所以膳食结构不是一成不变的，通过适当的干预可以促使其向更利于健康的方向发展。

2. 当今世界的四种膳食结构模式

（1）发达国家模式。也称富裕型模式。主要以动物性食物为主，通常动物性食品年人均消费量达 270 千克，而粮食的直接消费量不过 60~70 千克。

（2）发展中国家模式。也称温饱模式。主要以植物性食物为主，一些经济不发达国家年人均消费谷类与薯类达 200 千克，肉、蛋、鱼不过 5 千克，乳类也不多。

（3）日本模式。也称营养模式，主要特点是既有以粮食为主的东方膳食传统特点，也吸取了欧美国家膳食长处，加之经济发达，年人均膳食粮食110千克，动物性食品135千克左右。

（4）地中海模式。为居住在地中海地区的居民所特有。突出特点是饱和脂肪摄入量低，不饱和脂肪摄入量高。膳食含大量碳水化合物，蔬菜水果摄入量较高，心脑血管疾病发生率很低。

3. 膳食结构分析

根据膳食调查结果，分别计算谷类，蔬菜，水果类，鱼、禽、肉、蛋类，油脂类五类食物的摄入量，然后与中国居民膳食宝塔提供的理想膳食模式比较，分析评价调查对象的膳食结构是否合理。

4. 膳食结构评价依据

膳食结构评价的依据是中国居民平衡膳食宝塔。膳食营养素参考摄入量，其中包括平均需要量、推荐摄入量、适宜摄入量和可耐受最高摄入量。

5. 膳食结构评价步骤和方法

（1）工作准备。准备膳食调查结果和平衡膳食宝塔图。

（2）食物分析。按照《中国食物成分表》找到食物编码和分类（见表1-3-8）。

表1-3-8 常见分类方法

单位：克

食物名称	质量	食物名称	质量
米及其制品		乳类及制品	
面及其制品		蛋类及制品	
其他谷类		植物油	
薯类		动物油	
豆类及其制品		糕点类	
蔬菜类及其制品		糖、淀粉	
水果类及其制品		食盐	
坚果类		酱油	
畜肉类及其制品		酱类	
禽类及其制品		其他	
鱼虾类			

（3）食物归类。将膳食调查所得资料进行整理，得到平均每人每日各种食物的摄取量，填入表1-3-9。

表 1-3-9 平均每人每日各种食物摄取量表

编号　　　　　　　　　　　　时间　　　　　　　　　　　　单位：克

日期	食物名称										
	早餐										
	午餐										
	晚餐										
	加餐										
	早餐										
	午餐										
	晚餐										
	加餐										
	早餐										
	午餐										
	晚餐										
	加餐										
总摄入量/克											
平均每人每日摄入量/克											

把调查对象的进餐情况等按照中国居民平衡膳食宝塔归类（表 1-3-10）。

在进行食物归类时应注意有些食物要进行折算才能相加，如计算乳类摄入量时，不能将鲜奶与奶粉直接相加，应按蛋白质含量将奶粉算出一个系数，相乘折算成鲜奶量再相加。其他类食物如各种豆制产品也同样进行折算后才能相加。

例如，豆类及其制品以每百克黄豆中蛋白质的含量（35.1 克）的比作为系数，折算成黄豆的含量。

产品折算成黄豆的量 = 摄入量 × 蛋白质含量 ÷ 35.1%

乳类食物摄入量按照每百克各种乳类中蛋白质的含量与每百克鲜乳中蛋白质的含量（3 克）的比作为系数，折算成鲜乳的量。折算公式如下：

鲜乳量 = 乳制品摄入量 × 蛋白质含量 ÷ 3%

表 1-3-10 24 小时各类食物的摄入量

单位：克

食物类别	谷类	蔬菜	水果	肉、禽	蛋类	鱼虾	豆类及豆制品	乳类及乳制品	油脂
摄入质量									
平衡膳食宝塔推荐质量	300	400	100	50	25	50	50	100	25

（4）食物摄入量计算。把调查表质量按照归类计算填入相应的表格，并把平衡膳食宝塔推荐量也填入相应表格。

（5）比较和分析。将调查对象 24 小时各种食物的消费量与膳食宝塔推荐的相应食物的量进行比较，一方面评价食物的重量是否齐全，另一方面评价各类食物的消费量是否充足。

（6）评价。膳食宝塔建议的每人每日各类食物适宜摄入量适用于一般健康成人，评价时需要根据年龄、性别、劳动强度等选择适宜的参考摄入量。

（7）建议。根据分析结果提出建议和评价，如应适量摄入豆类及豆制品，降低总能量的摄入，降低油脂的摄入，增加海产品和禽肉的摄入等。

二、膳食调查结果分析

1. 平均每日食物摄入量的计算

（1）人日数。人日数是代表被调查者用餐的天数。个人人日数是指一个人吃早餐、中餐、晚三餐为 1 个人日。在现场调查中，不一定能收集到整个调查期间被调查者的全部进餐次数，应根据餐次比（早餐、中餐、晚餐三餐所摄入的食物量和能量占全天摄入量的百分比）来折算。其公式如下：

个人人日数 = 早餐餐次总数 × 早餐餐次比 + 中餐餐次总数 × 中餐餐次比 + 晚餐餐次总数 × 晚餐餐次比

总人日数是指全体全天个人总人日数之和，即总人日数 = 个人人日数之和

如规定餐次比是早餐占 20%，午餐、晚餐各占 40%，若家庭中某一成员仅询问到早晚两餐，当日人日数为 1 × 20% + 1 × 40% = 0.6 人日。在做集体膳食调查时，例如在幼儿园调查，如果三餐能力比各占 1/3，早餐有 25 名儿童进餐，午餐有 35 名，晚餐有 30 名，则总人日数等于（25 + 35 + 30）× 1/3 = 30 人日。若该幼儿园 3 餐能力分配比例为早餐 20%，午餐 40%，晚餐 40%，则总人日数计算为 25 × 20% + 35 × 40% + 30 × 40% = 31 人日。

（2）平均每日食物摄入量的计算。平均每日食物摄入量是用调查对象在调查期间所消耗的各种食物量除以人日数所得的平均食物摄入量，要求计算成千克数，以便用食物成分表计算平均能量及营养素的摄入量。首先计算全家食物实际消耗量，公式如下：

全家食物实际消耗量 = 食物结存量 + 每日购进食物量 - 每日废弃食物总量 - 剩余总量

平均每人每日各种食物摄入量 = 实际消耗量（千克）/家庭总人日数

（3）各类食物的进食量。将膳食调查所得资料进行整理，得到平均每人每日各种食物的摄取量，填入表 1-3-9。

2. 平均每日营养素摄入量计算

平均每人每日营养素摄入量是根据食物成分表中各种食物的能量及营养素的含量来计算的。计算时要注意所调查食物是生重还是熟重；还要注意所调查的食物是净重还是市重（毛重）。如为市重先按食物成分表中各种食物的"可食部"

换算成净重。食物成分表中查不到的食物可用近似食物的营养成分代替，但要注明。公式如下：

食物中某营养素含量 = [食物量（克）÷100 × 可食部比例] × 每百克食物中营养素含量；

家庭某种营养素的总摄入量 = 家庭摄入所有食物中该种营养素量的累加；

平均每人每日某营养素摄入量 = 家庭某种营养素摄入量/家庭总人日数。

在表1-3-9的基础上，根据《中国食物成分表》将摄取的各种食物进行分析，计算平均每人每日膳食总能量和营养素摄入量，见表1-3-11。

3. 标准人食物和营养素摄入量的计算

由于被调查人群年龄、性别、劳动强度有很大差别，一般将各个人群都折合成标准人进行比较。以体重为60千克成年男子，从事轻体力劳动者为标准人，以其能量供给量10.03兆焦（2400千卡）作为1，其他人群按其能量推荐摄入量与10.03兆焦之比，得出各类人群折合标准人系数。

例如，成年女子轻体力劳动者，折合标准人系数为2100千卡/2400千卡 = 0.875。

然后将一个群体中各类人的折合标准人系数乘以其人日数，得出标准人日。标准人日计算公式如下：

标准人日 = 折合标准人系数 × 人日数。

再用各类人的标准人日之和除以群体的总人日数，则为该群体折合标准人的混合系数：

混合系数 = （标准人日数1 + 标准人日数2 + …）÷ 总人日数 = （折合标准人系数1 × 人日数1 + 折合标准人系数2 × 人日数2 + …）÷ 总人日数。

其中，总标准人日数是各类人折合标准人日数之和。

人均食物或营养素摄入量除以混合系数即可得出该人群折合成标准人的食物和营养素摄入量。计算出人群标准人的食物和营养素摄入量后，就能够在不同年龄、不同性别和劳动强度的人群之间进行比较。

标准人的平均每日某营养素摄入量 = 平均每人每日某营养素摄入量/混合系数。

三、膳食调查结果评价

根据膳食调查数据的分析，可从以下几方面评价膳食状况：

1. 各种营养素和能量的摄入分析

将膳食调查的能量和各种营养素摄入量与膳食推荐摄入量比较，如果相差在±10%以内则认为该人群膳食状况比较合理。

表 1-3-11 平均每日每人营养素和能量摄入量

类别	原料名称	质量/克	能量/千焦	蛋白质量/克	脂肪量/克	碳水化合物量/克	维生素A量/微克	胡萝卜素量/微克	硫氨酸量/毫克	核黄素量/毫克	烟酸量/毫克	维生素C量/毫克	铁量/毫克	钙量/毫克	碘量/毫克	锌量/毫克
谷类																
合计																
薯类																
合计																
禽畜肉																
合计																
鱼类																
豆类及其制品																
合计																
总计																

2. 三大功能营养素的比例分析

计算三大产热营养素提供的能量占一天摄取总能量的比例，蛋白质、脂肪、碳水化合物供能比在 10%~15%、20%~30%、55%~65%可以认为是合理的。

3. 三餐能量供给比分析

分别计算早餐、午餐、晚餐摄入能量，三餐供能比在 30%、40%、30%为合理。

4. 蛋白质来源分析

将动物性食物、植物性食物和大豆提供蛋白质分别计算，如果动物性食物提供蛋白质占一天蛋白质 1/3，或动物蛋白与大豆蛋白之和占一天蛋白质的 1/2，则认为合理。

5. 脂肪来源分析

由油脂提供的脂肪不超过 25~30 克为合理。

6. 矿物质中钙和铁来源分析

考虑到钙、铁吸收受到多种因素的影响，通常认为膳食中动物性食物提供的钙占摄入量的 1/3 为比较合理，同样膳食中由动物性食物提供的铁占摄入量的 1/3 比较合理。

【知识链接】

据英国医生奥因洛拉（Oyinlola）于 2014 年 3 月 31 日发表于（Journal of Epidemiology and Community Health）的研究显示，每日 6 份以上的蔬菜水果可以显著降低死亡风险，而且蔬菜效果好于水果。研究者分析了 2001~2008 年 65226 名 35 岁以上人群，平均年龄 56 岁，平均随访 7.7 年。研究期间，死亡率为 6.7%。其中每天至少食用 7 份果蔬的人群死亡风险低 42%，同时癌症和心血管疾病 CVD 的死亡风险分别低 25%和 31%。如果食用 2~3 份蔬菜死亡风险低 19%，而食等量水果者的死亡风险低 10%。但是，食用冷冻和罐头水果会增加风险 17%，可能与糖的添加有关。

【能力训练】

1. 训练内容

对上一子项目的能力训练案例进行膳食调查分析。

2. 训练参考

（1）各种食物摄取量记录表（表 1-3-12）。

表 1-3-12 各种食物摄取量表

编号 时间 单位：克

食物名称	面粉	大米	火腿	瘦猪肉	熏干	南豆腐	牛乳	鸡蛋	青椒	芹菜	番茄	韭菜	苹果	植物油
早餐	150		25				250						100	
午餐	150			45	30				100	100				11
晚餐		125				30		60			125	25		8
总摄入量	300	125	25	45	30	30	250	60	100	100	125	25	100	19

（2）确定营养素和能量摄入量（表 1-3-13）。

（3）营养素和能量摄入量分析。参照 10 岁儿童营养素推荐摄入量（DRIs），见表 1-3-14。

评价：由计算可知，该儿童的能量、蛋白质、盐酸、维生素 C、锌等营养素摄入较为合理，而维生素 A 摄入偏少，铁、维生素 B_2 摄入过多（注：脂肪和碳水化合物摄入可由供能比进行评价，也可经过计算得出该儿童营养素需要量，进行比较）。

（4）三种供能营养素的供能比例分析。

蛋白质提供能量占总能量的比例 = 80.4 克 × 4 ÷ 2126.7 千卡 = 15%

脂肪提供能量占总能量的比例 = 51 克 × 9 ÷ 2126.7 千卡 = 22%

碳水化合物提供能量占总能量的比例 = 339.4 克 × 4 ÷ 2126.7 千卡 = 64%

蛋白质、脂肪、碳水化合物适宜的供能比分别为：10%~15%，20%~30%，55%~65%。该食谱的供能营养素的摄入量还是比较合理的。

（5）优质蛋白质来源分析。将来自动物性食物及豆类食物的蛋白质累计相加，本例结果为 36.4 克，食谱中总蛋白质含量为 80.4 克，可以算得：

动物性及豆类蛋白质占总蛋白质的比例 = 35 ÷ 80.4 = 44%。

优质蛋白质占总蛋白质的比例接近一半，可以认为优质蛋白质的供应量基本合理。

（6）三餐供能量占全天摄入总能量的比例分析。将早餐、中餐、晚餐三餐的所有食物提供的能量分别按餐次累计相加，得到每餐摄入的能量，然后除以全天摄入的总能量，得到每餐提供能量占全天总能量的比例如下：

早餐：716.8 千卡 ÷ 2126.7 千卡 = 33.7%

午餐：764.8 千卡 ÷ 2126.7 千卡 = 36.0%

晚餐：644.8 千卡 ÷ 2126.7 千卡 = 30.3%

三餐能量分配接近合理的标准 30%、40%、30%。

表1-3-13　某儿童营养素和能量摄入量

类别	原料名称	质量/克	能量/千焦	蛋白质量/克	脂肪量/克	碳水化合物量/克	维生素A量/微克	硫氨酸量/毫克	核黄素量/毫克	烟酸量/毫克	维生素C量/毫克	铁量/毫克	钙量/毫克	锌量/毫克
谷类	面粉	300	1026	31.6	4.5	215.4	0	0.6	0.3	6	0	7.8	63	3.9
	大米	125	431	10.5	0.9	95.4	0	0.4	0.1	0	0	3	11.2	3.4
禽畜肉	火腿	25	43.5	4.2	2.2	1.8	0.5	0.1	0.1	0.6	0	0.8	1.5	0.6
	瘦猪肉	45	79.2	8.8	4.5	0.9	0	0.4	0	0	0	0.2	2.7	0.7
蛋类及乳类	鸡蛋	60	83.7	7	5.7	1.2	0	0.1	0.2	0.1	0	2.5	18.9	1.6
	牛乳	250	135	8	9	5.5	0	0	0.5	0.5	0	0.8	407.5	1
豆类及其制品	熏干	30	41	4	2.1	1.4	0	0	0.1	0.1	0	0.9	54	0.4
	南豆腐	30	22.8	2.6	1.2	0.4	0	0	0	0	0	0.7	86	0.3
蔬菜、水果类	青椒	100	25.3	1.1	0.2	4.6	55.3	0	0	0.9	62.4	0.5	16.6	0.1
	芹菜	100	6.7	0.6	0.1	0.9	24.1	0	0.1	0.3	5	0.6	25.2	0.2
	番茄	125	21.8	1.3	0.4	3.5	76.4	0	0	0.8	0	0.4	10.9	0.1
	韭菜	25	5.1	0.5	0.1	0.5	54.5	0	0	0.2	4.2	6.4	11.8	0.1
	苹果	100	35.6	0.2	0.3	7.9	2.4	0	0	0	2.4	0.6	4.1	0
植物油	豆油	19	170	0	19	0	0	0	0	0	0	0	0	0
总计	—	—	2126.7	80.4	51	339.4	213.2	1.6	1.3	9.5	74	24.2	693.4	12.4

表 1-3-14 10 岁儿童膳食推荐摄入量（DRIs）以及与摄入量比值

项目	能量/千焦	蛋白质量/克	维生素 A量/微克 RE	硫氨酸量/毫克	核黄素量/毫克	烟酸量/毫克	维生素 C量/毫克	铁量/毫克	钙量/毫克	锌量/毫克
DRIs	2100	70	700	0.9	1.0	9	80	12	800	13.5
摄入量	2126.7	80.4	213.2	1.6	1.3	9.5	74	24.2	693.4	12.4
摄入量/DRIs	101.3%	114.9%	30.5%	177.8%	130%	105.6%	92.5%	201%	86.7%	91.9%

（7）铁、钙来源分析。

由动物性食物提供铁占 $4.3 \div 24.2 = 17.8\%$

由动物性食物提供钙占 $430.6 \div 693 = 62.1\%$

通常由动物性食物提供的铁、钙占总量 1/3 为比例合适，因此该儿童膳食中铁的来源不合理，钙来源合理。

（8）评价。总的来看，该儿童一日膳食种类齐全，能量及大部分营养素数量充足，三种营养素比例适宜，考虑了优质蛋白质的供应比，三餐能量分配合理，应适当摄入动物肝脏以补充维生素 A 不足，以及动物性食物提供铁偏少状况。

【练习任务】

请用 24 小时回顾法计算你一天的营养素摄入量，并进行评价。

子项目三 体格测量指标与评价

【学习目标】

熟悉用于评价人体营养状况常用的体格测量指标及其意义

掌握儿童身高、坐高及体重的测量

熟悉体格测量评价

能熟练运用体格测量评价指标进行体格评价

【知识内容】

体格大小和生长速度是反映机体营养状况的指标之一。体格测量是评价群体或个体营养状况的重要项目之一，成人体格测量的主要指标有身高、体重、上臂围、腰围和皮褶厚度等，其中以身高和体重最为重要，它们综合反映了蛋白质、能量以及其他一些营养素的摄入、利用和储备情况，反映了机体、肌肉、内脏的发育和潜在能力。对于成人而言，由于身高已基本无变化，当蛋白质和能量供应不足时体重的变化更灵敏。因此常作为了解蛋白质和能量的重要观察指标。

一、体格测量指标的测量方法及其意义

身体的生长发育和正常体形的维持与营养状况密切相关，因此，可以通过身体测量的方法来了解机体的营养状况。成年人测量项目通常包括身高、体重、上臂围、腰围、臀围、皮褶厚度等；儿童应测量体重、身高、围胸、头围、坐高及上臂围等项，婴幼儿应采用卧位分别测定头顶至臀部、足底的距离，即顶—臀长和身长反映婴幼儿体格纵向发育情况，反映机体营养状况的常用身体测量指标如下：

1. 身高测量

身高指从足底到颅顶的高度。一般在上午 10 时左右进行。

（1）测量方法。被测者赤足，立正姿势，上肢自然下垂，足跟并拢，足尖分开成 60°，站在身高计的底板上。足跟、骶部、两肩胛间与立柱相接触，自然挺立，头正值，两眼平视，耳孔上缘与两眼眶下缘呈水平。测量者站在被测者右侧，将水平压板轻轻沿立柱下滑，轻压于被测者头顶，测量者两眼与活动压板呈水平位时进行读数，以厘米为记录单位。

（2）测量意义。身高与遗传、环境因素有关；在生长发育阶段，身高与营养状况有关；对于成人来说，身高发育已完成，单纯的身高测量不能反映营养状况，必须和体重指标结合起来才能评价营养状况。成人身高用于计算标准体重，或计算体质指数，进而反映能量与蛋白质的营养状况。

2. 体重测量

体重指人体各部分的重量之和。

（1）测量方法。测量时，被测者脱去外衣裤、鞋袜等，或将称量体重减去衣物重量，获得体重。读数以千克为单位。

（2）测量意义。体重是反映蛋白质和能量营养状况的重要指标，秋季显著增加，个人体重测量宜在早晨空腹排便后进行。

3. 头围测量

头围指经眉弓上方突出部，绕经枕后结节一周的长度。

（1）测量方法。用软卷尺齐双眉上缘，后经枕骨结节，左右对称环绕一周，表示头颅的围长，间接反映颅内容量的大小。

（2）测量意义。头围测量在 2 岁前最有价值，如果儿童的头围值明显超出正常范围，则可能患脑积水、巨脑症及佝偻病等疾病；如果头围值过小，则可能是

脑发育不全、头小畸形。新生儿头围平均34厘米，前半年约增加8~10厘米，后半年约增加2~4厘米，2岁时达48厘米；第二年仅增加2厘米，5岁时50厘米，15岁时接近成人头围，约54~58厘米。检测2岁以前小儿的头围，有助于及早发现和诊断相关疾病。

4. 胸围测量

胸围指从两乳头线到后面两肩胛骨下角绕胸一周的长度。

（1）测量方法。被测者处于平静状态，两手自然下垂，两眼平视，取站立姿势。测量人员用左手拇指将带尺零点固定于被测者胸前乳头下缘，乳腺已突出的女性可以胸骨中线第四肋间高度为固定点，固定点确定后，拉带尺使其绕经被测者的右侧后背以肩胛骨下角下缘为准，经左侧回至零点，读平静呼吸时的读数。以厘米为记录单位。

（2）测量意义。胸围是表示胸腔容积、胸肌、背肌的发育和皮下脂肪蓄积状况的重要指标之一，还可以了解呼吸器官的发育程度及成人健康状况。对于儿童来说，1岁左右胸围与头围大致相等，12~21个月时胸围超过头围，胸围赶上头围的时间与小儿营养状况有密切的关系，若到2岁半时胸围还比头围小，则要考虑营养不良或胸廓、肺发育不良。

5. 腰围测量

腰围是指经脐点的腰部水平围长。

（1）测量方法。让被测者站直，双手自然下垂，测量者在其肋下缘与髂前上棘连线的中点做标记，站于其前或右侧，用软尺通过该中点测量腰围，读取数字。以厘米为记录单位。

（2）测量意义。腰围测量对于成人超重和肥胖的判断尤为重要，特别是腹型肥胖，腰围可以很好地预测腹部脂肪是否堆积过多，腰围增加是患病风险升高的标志。

6. 臀围测量

（1）测量方法。被测者自然站立，臀部放松，平视前方。两名测量者配合，测量者将软尺置于臀部向后最突出部位，以水平围绕臀一周测量。观察软尺围绕臀部的水平面是否与身体垂直，并记录读数。

（2）测量意义。臀围反映髋部骨骼和肌肉的发育情况，与腰围一起评价和判断腹型肥胖，腰臀围比值越大，腹型肥胖程度越高。

7. 上臂围测量

上臂围指在上臂中点水平绕一周的长度。

（1）测量方法。受试者自然站立，肌肉不要紧张，体重平均落在两腿上。被测者充分裸露左上肢，手臂自然下垂，两眼平视前方。测试人员站在被测者身后，找到肩峰、尺骨鹰嘴（肘部骨性突起）部位，用软尺测量并用油笔标记出左臂后面从肩峰到尺骨鹰嘴连线中点处。操作熟练后可直接定位肩峰到尺骨鹰嘴连线中点，用软尺起始处下缘压在标记的肩峰与尺骨鹰嘴连线中点，水平围绕一周，测量并读取周长。

（2）测量意义。上臂围反映机体的营养状况，与体重密切相关。

8. 皮褶厚度测量

皮褶厚度指人体表皮和皮下脂肪的总厚度，常见测量部位是肱二头肌、肱三头肌、肩胛下部和腹部。

（1）测量方法。

1）肱三头肌。受试者自然站立，被测部充分裸露。测试人员站在被测人员的背面，找到肩峰、尺骨鹰嘴（肘部骨性突起）部位，用软尺测量并用油笔标记出左臂后面从肩峰到尺骨鹰嘴连线中点处。在标记点上方 2 厘米处，垂直方向，用左手拇指和食指、中指将皮肤和皮下组织夹提起来。右手握皮褶计，在该皮褶提起点的下方 1 厘米处用皮褶计测量其厚度，测量时皮褶计应与上臂垂直，把右手拇指松开皮褶计卡钳柄，使钳尖部充分夹住皮褶，在皮褶计指针快速回落后立即读数。记录以毫米为单位，要连续测量三次，求平均值。

2）肱二头肌。测试人员顺自然皮褶方向（垂直方向）夹提肱二头肌所在的皮肤和皮下组织，按同样方法测定。

3）肩胛下部。取左肩胛骨下角下方约 2 厘米处，顺自然皮褶方向，用左手拇指和食指、中指将皮肤和皮下组织夹提起来。右手握皮褶计，在该皮褶提起点的下方 1 厘米处用皮褶计测量其厚度，测量时皮褶计应与上臂垂直，右手拇指松开皮褶计卡钳柄，使钳尖部充分夹住皮褶，在皮褶计指针快速回落后立即读数。记录以毫米为单位，要连续测量三次，求平均值。

4）腹部。取脐右侧 1 厘米处，将皮肤连同皮下组织于正中线平行捏起，不要用力加压，用皮褶计测量拇指 1 厘米处的皮褶厚度，按同样方法测定。

（2）测量意义。皮褶厚度是衡量个体营养状况和肥胖程度较好的指标，主要表示皮下脂肪厚度，可以间接评价人体肥胖与否，推荐选用肩胛下角、肱三头肌和脐旁三个测量点。可以通过测量人体不同部位皮褶厚度推算全身脂肪含量，相关系数为 0.7~0.9。

二、人体体格调查评价

体格测量常用的指数有体质指数（body mass index，BMI）、标准体重指数、Vervaeck 指数、皮褶厚度指标等。

1. 体质指数

参照 2003 年《中国肥胖问题工作组》提出的参考标准，见前述表 1-2-3。

2. 标准体重指数

公式：标准体重指数 = [实测体重（千克）- 标准体重（千克）] ÷ 标准体重（千克）× 100%

其中，标准体重（又称理想体重）可根据 Broea 改良公式计算：

标准体重（千克）= 实际身高（厘米）- 105

评价：参照成人标准体重指数分级，见表 1-3-15。

表 1-3-15　成年人标准体重指数分级

评价	指数
正常	±10%
瘦弱	<-10%
中度瘦弱	<-20%
超重	>10%
肥胖	>20%
轻度肥胖	20%~30%
中度肥胖	30%~50%
重度肥胖	>50%
病态肥胖	>100%

3. Vervaeck 指数

Vervaeck 指数用于衡量青年的体格发育情况。它是体重与身高之比和胸围与身高之比的总和，充分反映了人体纵轴、横轴和组织密度，与心肺和呼吸机能关系密切，是一个很好的评价体质、体格状况的指数。

公式：Vervaeck 指数 = [实测体重（千克）+ 胸围（厘米）] ÷ 身高（厘米）× 100

评价：见表 1-3-16。

表 1-3-16　我国青年 Vervaeck 指数营养评价标准

| 营养评价 | 男 | 17 岁 | 18 岁 | 19 岁 | 20 岁 | 21 岁以上 |
	女		17 岁	18 岁	19 岁	20 岁以上
优		>85.5	>87.5	>89.0	>89.5	>90.0
良		>80.5	>82.5	>84.0	>84.5	>85.0
中		>75.5	>77.5	>79.0	>79.0	>80.0
营养不良		>70.5	>72.5	>74.0	>74.0	>75.0
中度营养不良		<70.5	<72.5	<74.0	<74.0	<75.0

4. 皮褶厚度指标

联合国粮农组织/世界卫生组织（FAO/WHO）推荐以脐侧、肩胛骨下及肱三头肌的皮褶厚度为评价指标。见表 1-3-17。

表 1-3-17　FAO/WHO 关于皮褶厚度评价推荐值

单位：毫米

性别	瘦弱	中等	肥胖
男	<10	10~40	>40
女	<20	20~50	<50

【知识链接】

相关研究发现，不合理的饮食结构与不合理的生活方式，造成了相当数量的超重或肥胖的学生，BMI 值处于该范围内的大学生中，女生比例明显低于男生。在体质健康标准测试的各项指标中，BMI 值与肺活量/体重指数、立定跳远数值呈显著性负相关，其中超重或肥胖对大学生的肺功能及下肢的相对爆发力产生较大的负面影响。男生的 50 米跑时间以及男生的握力值与其 BMI 值之间呈显著性正相关。BMI 值偏低对大学生的各项体质健康指标产生一定的负面影响。

【能力训练】

1. 训练内容

某男性，52 岁。习惯吃各种甜食和巧克力、炸薯条等热量高的食品。平时基本上没有户外运动的习惯。体格测量的结果：身高 172 厘米，体重 90 千克，腰围 93 厘米，臀围 114 厘米。

根据以上案例回答以下问题：

（1）该男性的 BMI 值是多少？按标准是否正常？

（2）除 BMI 外，还可以通过哪些指标反映上述判断情况？

2. 训练参考

（1）基本信息询问。询问基本信息时要对被检测者热情，取得他们的信任和协作。询问时要抓住重点，相关问题：最近饮食是否规律，食欲如何，最近经常摄取的食物种类和名称，有无患病等，以帮助判断。

（2）体重和身高的测量。

（3）计算体质指数。

体质指数（BMI）= 体重（千克）÷ 身高（m）^{2} = 90 ÷ 1.72^2 = 30.4

参照《中国成人体质指数评价表》（见表 1-2-3）该男性属于肥胖。

（4）计算腰臀比。根据腰围、臀围数据计算腰臀比值（WHR）。

WHR = 腰围（厘米）÷ 臀围（厘米）= 93 ÷ 114 = 0.82

参考标准：成年男性＜0.9，成年女性＜0.85，若成年男性 WHR ≥ 0.9，成年女性 WHR ≥ 0.85，则表明该被检测对象属腹型肥胖，比外周性（四肢型）肥胖易患高血压、高脂血症、冠心病等慢性病。

（5）根据标准体重指数判断肥胖度。

标准体重（千克）＝实际身高（厘米）－105＝172－105＝67

标准体重指数＝［实测体重（千克）－标准体重（千克）］÷标准体重（千克）×100%＝（90－67）÷67×100%＝34%

参照《成年人标准体重指数分级》（表1-3-15）该男性属于中度肥胖。

（6）等级评价。将计算结果填入表1-3-18，并根据知识要求中的标准判断是否肥胖及肥胖程度。

表1-3-18 肥胖程度判断表

指标	结果	等级评价
体质指数	30.4	肥胖
腰臀比值	0.82	腹型肥胖：否
标准体重指数	34%	中度肥胖

（7）综合评价和分析。综合获得的相关信息及体检结果，对该男性进行评价，并分析肥胖的可能原因。

（8）提出改善建议。对应可能的原因，给该男性提出适合的改善建议。

【练习任务】
膳食调查常用的方法有哪些？分组设计营养调查方案。

项目四

膳食营养计算与配餐

【内容提要】

平衡膳食、合理营养是健康饮食的核心。完善而合理的营养可以保证人体正常的生理功能，促进健康和生长发育，提高机体的抵抗力和免疫力，有利于某些疾病的预防和治疗。合理营养要求膳食能供给机体所需的全部营养素，并不发生缺乏或过量的情况。平衡膳食则主要从膳食的方面保证营养素的需要，以达到合理营养，它不仅需要考虑食物中含有营养素的种类和数量，而且还必须考虑食物合理的加工方法、烹饪过程中如何提高消化率和减少营养素的损失等问题。

为了保证健康，人们必须从膳食中获取各种各样的营养物质。膳食既要能满足就餐者的营养需要，又要注意色香味俱全。营养素长期供给不均衡就可能危害健康，所以必须科学地安排饮食，以提供数量和质量适宜的各种营养素。

营养配餐，就是按人们身体的需要，根据食物中各种营养物质的含量，设计一天、一周或一个月的食谱，使人体摄入的蛋白质、脂肪、碳水化合物、维生素和矿物质等几大营养素比例合理，即达到平衡膳食。营养配餐是实现平衡膳食的一种措施，平衡膳食的原则通过食谱才得以表达出来，充分体现其实际意义。

设计出食谱后，还应对食谱进行评价，确定编制的食谱是否科学合理。具体应使用食物成分表或营养分析软件初步核算食谱提供的能量和各种营养素的含量，与推荐摄入量进行比较，上下波动在 10% 以内，可以认为合乎要求，否则要增减或更换食物的种类和数量。制订食谱时，不必严格要求每餐食谱的能量和各类营养素均符合目标要求，一般情况下，每天的能量、蛋白质、脂肪、碳水化合物的量差别不大，其他营养素以一周为单位计算，评价能满足营养需要量即可。

子项目一　营养和食物需要目标设计

【学习目标】

掌握营养和食物设计目标的要求

能够根据群体或者个体对各种营养素的需要，结合当地的实际情况，合理选择各类食物

【知识内容】

一、确定营养需要

人类对营养的需要，首先是对能量的需要。碳水化合物、脂肪、蛋白质均能为机体提供能量，在配餐中占有重要地位。

配餐中，膳食能量要保持两个平衡：一是能量营养素之间的比例适宜和平衡，即碳水化合物占55%~65%、脂肪占20%~30%、蛋白质占10%~15%时，各自作用发挥并起到互相促进和保护作用；二是摄入能量与机体消耗的能量平衡，产能营养素供给过多，将引起肥胖、高血压等，过少则造成营养不良，也可诱发多种疾病，所以膳食总能量以及配比都应适宜。

一般来说，膳食营养素供给在能量方面达到推荐摄入量的90%以上即为合格，周平均摄入量以每日推荐摄入量的上下波动不超过5%最为理想。

1. 能量与营养素需要

要满足人体对热量和营养素的需要量，根据用膳者的年龄、职业、性别、劳动和生理状况，依照中国居民膳食营养素参考摄入量标准，计算并选择适宜的食物，组成平衡膳食。

（1）能量。能量需求与基础代谢、运动强度、体温、食物热效应等均有关，能量供给允许在±10%以内波动。

（2）蛋白质。理论上成人每天摄入约30克蛋白质就能满足零氮平衡，但从安全性和消化吸收等其他因素考虑，成人按0.8克/（千克·天）摄入蛋白质为宜。由于我国以植物性食物为主，所以成人蛋白质推荐摄入量为1.16克/（千克·天）。按能量计算，蛋白质摄入占膳食总能量的10%~12%，儿童青少年为12%~14%。

（3）脂肪。我国营养学会对各类人群脂肪摄入量有较为详细的推荐，成人一般脂肪摄入量应控制在20%~30%的总能量摄入范围内，胆固醇每天摄入不超过300毫克。

（4）碳水化合物。中国营养学会推荐我国居民碳水化合物膳食供给量占总能量的55%~65%较为适宜。目前许多营养学家认为：为了长期维持人体健康，碳水化合物摄入应占总能量的55%~60%，其中精制糖占总能量10%以下。美国FDA提倡每人每天摄入膳食纤维25克。

（5）矿物质。对成人来说，正常饮食一般不会造成明显缺乏，成年女性由于月经，对铁的需求高于男性，儿童与老人相对于成人更易钙缺乏。

（6）维生素。维生素的摄入量一般随能量需求量变化而变化，具体摄入量参考中国居民营养素推荐量摄入表。

2. 确定每日膳食营养目标的方法和原则

确认成人每日膳食营养目标有三种方法。

（1）直接查表法。即按照被调查者的性别、年龄、劳动分级等，直接在《中国居民膳食参考摄入量》中对号入座，应用RNI或AI为营养目标。

（2）粗略计算法。即根据标准体重和每千克体重所需能量计算，以达到个体"维持健康的"基本要求，使机体处于营养均衡状态。

（3）精确计算法。即根据基础代谢率、活动系数、体温系数、机体状态计算所需能量，此方法更适宜患者的能量需求计算。

3. 膳食营养评价方法和意义

为个体计划膳食涉及两个步骤，首先是设定适宜的营养素摄入目标，另外是评价最后配餐营养是否合理。这项工作经常借助RNI、AI和食物为基础的膳食指南来完成。

设定适宜的营养素摄入目标是要最大限度地减少营养不足和营养过剩风险，为个体计划一种平衡膳食，使它的总能量、蛋白质、脂肪、碳水化合物、维生素和矿物质摄入量能够达到各自的RNI或AI。目标设定要以查表或实际计算数值为准。

制定膳食结构搭配可以根据《中国居民膳食指南》和《中国居民平衡膳食宝塔》做出初步计划，然后再根据食物营养成分数据，复查计划的膳食是否满足了RNI或AI。最后评价要以±10%的浮动作为允许变化范围。

4. 确定食物用量的方法

根据确定的成人膳食营养目标、膳食宝塔食物类别和数量、食物交换份，查找相应的食物来源，并根据一定的比例搭配食物。各种食物所提供的各种营养素应满足其所需营养素目标。

二、食物营养类别识别

为了更好地选择食物，满足人们对营养素的需求，应对食物分类进行有效的认识，只有了解食物的分类方法，才有可能对每日膳食进行合理搭配。

每类食物为机体提供的营养素不同。一般来说，谷类和薯类主要提供碳水化合物、蛋白质、膳食纤维和 B 族维生素；动物性食物主要提供蛋白质、脂肪、矿物质、维生素 A 和 B 族维生素；豆类及其制品主要提供蛋白质、脂肪、膳食纤维、矿物质和 B 族维生素；蔬菜、水果类主要提供膳食纤维、矿物质、维生素 C 和胡萝卜素；油类食物主要提供能量，植物油还可提供维生素 E 和必需脂肪酸。

1. 食物营养类别

食物种类多种多样，各种食物所含的营养成分不完全相同，没有一种天然食物包含人体所需要的所有营养素。由于各类食物中含营养素不尽相同，要选择多样食物的搭配才能满足人体对多种营养素的需要。营养学专家把食物分成五大类：第一类为谷类及薯类，如米面杂粮、土豆、白薯、芋头等，主要含有较多的碳水化合物，也含有蛋白质、少量脂肪、矿物质和 B 族维生素；第二类是动物性食物，如鸡、鸭、鱼、肉、奶、蛋、贝等蛋白质含量较高，也含有脂肪、矿物质、维生素 A 和 B 族维生素等；第三类是大豆及其他干豆制品，含有优质蛋白质、脂肪、膳食纤维；第四类是蔬菜、水果类，包括鲜豆、根茎、叶菜、瓜茄等，主要提供膳食纤维、矿物质、维生素 C 和胡萝卜素；第五类是纯能量食物，包括植物油、淀粉、食糖和酒，主要提供能量，植物油还可提供维生素 E 和必需脂肪酸。

2. 食物选择要点

各种食物都有其不同的营养特点，必须合理搭配，才能得到全面的膳食营养。我国传统的饮食习惯是比较合理的，具有三大优点，以谷类为主、蔬菜相辅，低糖，高膳食纤维。

3. 膳食平衡原则

根据膳食营养目标，膳食配餐应考虑的基本原则就是膳食平衡原则。它包括食物种类的多样化和营养素水平齐全和适宜。

三、食物选择和用量计算

事实上，没有一种天然食物能按照人体所需的数量和所希望的适宜配比提供营养素。因此，为了满足营养的要求，必须摄取多种多样的食物，了解哪种食物蛋白质最丰富，哪种食物维生素含量最丰富，从而做好膳食搭配。

1. 各类食物的营养特点

谷类食物主要包括小麦、大米、玉米、小米、高粱、薯类等杂粮，其中以小麦和大米为主。谷类膳食在我国膳食中占有重要地位。在谷类蛋白质氨基酸组成中，赖氨酸含量相对较低，谷类是膳食中 B 族维生素的重要来源。

2. 副食类的主要营养特点

（1）畜禽肉食物。畜禽肉中的蛋白质为优质蛋白质，含有人体必需的各种氨基酸，其氨基酸模式与人体模式接近，易被人体充分利用，营养价值高。

畜肉脂肪组成以饱和脂肪酸为主，熔点较高。禽肉脂肪含有较多的亚油酸，熔点低，易于消化吸收，营养价值高于畜类脂肪。

畜肉铁的含量以猪肝最为丰富，以血红素形式存在，消化吸收率较高；动物血中含铁也十分丰富，是铁的最佳膳食来源。畜禽类可提供多种维生素，主要以 B 族维生素和维生素 A 为主。

（2）蛋类食物。蛋类的营养素含量不仅丰富，而且质量好，是一类营养价值较高的食品。蛋中蛋白质的含量一般蛋清中略低，蛋黄中较高。蛋白质中的氨基酸组成与人体中的氨基酸模式最接近，因此生物学价值也最高。蛋类 98% 的脂肪存在于蛋黄当中。蛋中的矿物质主要存在于蛋黄中，蛋清部分含量较低。蛋黄是多种微量元素的良好来源，维生素含量也十分丰富，包括所有的 B 族维生素、维生素 A、维生素 D、维生素 E 等。

（3）水产类食物。鱼类蛋白质含量丰富，而且为优质蛋白质。鱼类脂肪多由不饱和脂肪酸组成，熔点较低，通常呈液态，消化率为 95% 左右。鱼类中的 ω–3 不饱和脂肪酸存在于鱼油中。鱼类矿物质含量丰富，其中锌的含量极为丰富。海产鱼类富含碘。鱼油和鱼肝油是维生素 A 和维生素 D 的重要来源。

（4）乳类及其产品。乳类及其产品几乎含有人体需要的所有营养素，除了维生素 C 含量较低外，其他营养素含量都比较丰富。牛乳蛋白质为优质蛋白质，容易被人体消化吸收。乳类碳水化合物的主要形式为乳糖，其中人乳中含量最高，羊乳居中，牛乳最少。牛乳是膳食中最好的天然钙来源。

（5）蔬菜类。蔬菜按其结构及可食用部分不同，可分为叶菜类、根茎类、瓜茄类和鲜豆类，所含的营养成分因种类不同，差异较大。蔬菜是维生素、矿物质、膳食纤维的主要来源。绿叶蔬菜和橙色蔬菜营养素含量较为丰富，特别是胡萝卜素的含量较高。

（6）水果类。水果与蔬菜一样，主要提供维生素和矿物质。

3. 食物的选择原则

食物选择要根据目的和目标而定。一般来说，平衡膳食设计中关键的问题之一是食物原料品种的选择和数量的确定。根据我国目前的具体情况，食物选择原则如下：

（1）所提供食物的品种要多样化，每天最好能吃 20 种以上的食物，才能保证各种营养素的需要。

（2）粮食类食物的供给十分重要，成年人每天最好食用 2 个以上品种，摄入量在 300~500 克，不要长期食用加工过于精细的大米、白面，应适量食用粗粮，适量食用粗粮，以增加 B 族维生素和其他营养素的供给。

（3）膳食中应有适当比例的动物性食物，优质蛋白质应占蛋白质总供给量的

1/3~1/2，但动物性食物摄入也不宜过多，以免摄入过多的脂肪和胆固醇。

（4）蔬菜的品种要多样化，深色蔬菜、叶菜类要占50%以上，这样才能提供较多的维生素、矿物质和膳食纤维。

（5）低脂低盐饮食，油脂的每天摄入量为25~30克，食盐每天摄入量不超过6克。

【能力训练】

1. 训练内容

确定一个35岁教师的营养和食物目标需求。

2. 训练参考

（1）准备工作。确定教师的年龄、体重、性别、饮食习惯等个性信息。准备《中国居民膳食营养素参考摄入量》表。

（2）计算营养素需求。查《中国居民膳食营养素参考摄入量》表或者根据体型确定能量需求；查《中国居民膳食营养素参考摄入量》表，得到各个营养素数据，作为膳食设计依据。主要包括钙、铁、锌、维生素A等。

（3）了解本地区食物来源情况。在本地区选择菜市场、超市，列举常见食材类型和价格。

（4）根据三大营养素的需要量计算主要食物的需要。包括基本主食的需要量，肉、蛋、豆等副食的需要量。

【练习任务】

根据自己的身体特点，设计一下自己的营养和食物目标需求。

子项目二　食谱编制

【学习目标】

掌握营养食谱编制的原则

明确营养食谱编制的要求

掌握营养食谱编制的方法

了解营养配餐软件的知识

能够编制不同人群的营养食谱

【知识内容】

一、食谱编制

营养食谱是依据《中国居民膳食营养素参考摄入量》、《中国居民膳食指南》和《中国居民膳食宝塔》的标准和建议，以及就餐者的营养需要量、饮食习惯、各种食物的烹调方法、进餐时间等作详细的计划，并以表格的形式展示给就餐者及食物加工人员。

食谱编制是合理营养的具体措施，是社会营养的重要工作内容。食谱编制是将《中国居民膳食指南》和"推荐的每日膳食中营养素供给量"具体落实到用膳者每日膳食中，促使其按照自身的营养需要摄入合理的热能和各种营养素，以达到平衡膳食、合理营养、促进健康的目的。因此，食谱的编制是营养学最终目的的体现，也是营养学实践性的集中反映。

1. 食谱编制原则

食谱编制的总则是满足平衡膳食和合理营养的要求，并同时满足膳食多样化的原则和尽可能适合进餐者的饮食习惯和经济能力。

（1）保证营养平衡。食谱编制首先要保证营养平衡，提供符合营养要求的平衡膳食。主要包括如下内容：①满足人体能量与营养素的需求。膳食应满足人体所需要的能量及各种营养素，而且数量要充足。要求符合或基本符合 RNI 或 AI，允许的浮动范围在参考摄入量规定的±10%以内。②膳食中供能食物比例适当。碳水化合物、蛋白质、脂肪是膳食中提供能量的营养物质。

（2）食物多样，新鲜卫生。食物多样化是营养配餐的重要原则，也是实现合理营养的前提和饭菜适口的基础。只有多品种地选用食物，并合理地搭配，才能向就餐者提供花色品种繁多、营养平衡的膳食。另外提倡使用新鲜卫生食物，少食用腌制、熏制食物。

（3）三餐分配合理。合理的膳食制度能够保证一天的能量和营养素分布均衡。我国多数地区居民习惯于一天吃三餐，一般能量的分配为早餐占 30%、午餐占 40%、晚餐占 30%。

（4）合适的烹调方法。合理的烹调方法可以使食物具有良好的感官性状以及能够最大限度地减少食物营养素的损失。

（5）兼顾饮食习惯。在不违反营养学原则的前提下，尽量照顾就餐人员的饮食习惯。营养配餐的实现必须以就餐人员满意为前提。

（6）兼顾经济条件。食谱既要符合营养要求，又要使用餐者在经济上有承受能力，饮食消费必须与生活水平相适应。在食谱编制和膳食调配过程中，必须考虑用餐者的实际状况和经济承受能力。

2. 食谱编制过程

食谱编制时应以饮食调配原则为基础，再参考用餐者的经济条件等，编制过程如下：

（1）根据人体的营养状况和需求，确定营养目标，即确定人体每日（每餐）的能量和营养素需求量。

（2）根据推荐的能量分配比例，以碳水化合物供能为依据，确定人体每日（每餐）主食。

（3）根据蛋白质、脂肪的需求量及相应的配餐原则，确定肉类、豆类及油脂的种类及数量。

（4）根据已确定的主食、肉类、豆类及油脂的种类和用量，计算出已确定食物可提供的各种营养素的量，并与营养目标相比较，检查营养素的差距，根据差距大小以及中国居民膳食指南的原则，确定蔬菜、水果的种类和数量。

（5）根据已确定的主副食、水果的种类和数量以及各种菜肴的制作方法和选料情况，确定菜肴名称，制定带量餐谱。

（6）食谱的调整和评价。根据已形成的带量餐谱，验证各类营养素的提供情况，并与营养目标比较，是否符合要求，并做适当的调整。调整时应注意膳食的美味和特殊要求的满足程度及搭配等问题。

二、食谱编制的计算方法

1. 热量与营养素计算

（1）确定每日所需的总热量。决定人体热能需要量主要取决于基础代谢、食物的特殊动力作用和劳动或活动所消耗能量的总和。参照膳食营养素参考摄入量标准（DRIs）和营养需要，确定一日三餐所需总热量。

（2）计算生热营养素的需要量。蛋白质、脂肪和糖类是生热营养素，它们在代谢中可以相互转化，但不可以完全代替，因此在平衡膳食中这三种营养素应当有一个适宜的分配比例，根据我国的营养素供给标准和不同人群生理特点，生热营养素的供热比也是有所不同。常用的比例为蛋白质占15%、脂肪占25%、碳水化合物占60%。

蛋白质供能 = 能量膳食营养目标 × 蛋白质供能比例

脂肪供能 = 能量膳食营养目标 × 脂肪供能比例

碳水化合物供能 = 能量膳食营养目标 × 碳水化合物供能比例

（3）计算三种能量营养素的每日需要量。

蛋白质质量 = 蛋白质供能 ÷ 蛋白质能量系数（4）

脂肪质量 = 脂肪供能 ÷ 脂肪能量系数（9）

碳水化合物质量 = 碳水化合物供能 ÷ 碳水化合物能量系数（4）

（4）计算三种营养素每餐需要量，早餐占30%，午餐占40%，晚餐占30%。

（5）主副食品种和数量的确定。

1）主食品种、数量的确定。由于粮谷类是碳水化合物的主要来源，因此主食的品种、数量主要根据各类主食原料中碳水化合物的含量确定。

2）副食品种、数量的确定。应在已确定主食用量的基础上，依据副食应提供的蛋白质质量确定。步骤如下：①计算主食中含有的蛋白质重量。②用应摄入的蛋白质重量减去主食中蛋白质重量，即为副食应提供的蛋白质重量。③设定副食中蛋白质的2/3由动物性食物供给，1/3由豆制品供给，据此可以求出各自的蛋白质供给量。④查表并计算各类动物性食物及豆制品的供给量。⑤设计蔬菜的品种和数量，摄入量根据平衡膳食宝塔的推荐量确定即可，一般成年人每日应供给300~500克蔬菜，其中最好有一半以上是绿叶或深色蔬菜，并将这些蔬菜合理地分配到各餐中去，再配合一些水果即可满足人体的营养需要。早餐可食用50~100克蔬菜，如用芹菜、胡萝卜等制作的炝拌什锦小菜；中餐食用蔬菜200~250克；晚餐食用200克左右的蔬菜即可。⑥确定纯能量食物的量，即植物油的用量。

2. 营养素计算法实例

例如，某成年男性，身高176厘米，体重73千克，从事轻体力劳动，该成年男性生热营养素供热比是：蛋白质占15%，脂肪占27%，碳水化合物供给的热量占总热量的58%。为该男子编制一日主副食带量食谱。

（1）查《DRIs》表可知其每日所需的总热量为2400千卡。或采用计算的方式，可求得其全天总能量。计算结果如下：

标准体重 176 − 105 = 71（千克）

BMI = 73 ÷ 1.76^2 = 73 ÷ 3.1 = 23.5（体形正常）

表1-4-1 成人每日能量供给量估算表（千卡/千克标准体重）

表1-4-1　每日1千克标准体重能量需要量表

单位：千卡/千克·天

体型＼活动	体力劳动			
	极轻体力劳动	轻体力劳动	中体力劳动	重体力劳动
消瘦	35	40	45	45~55
正常	25~30	35	40	45
超重	20~25	30	35	40
肥胖	15~20	20~25	30	35

查表 1-4-1 每日每千克标准体重能量需要量表得知，该成年男性每日每千克标准体重能量需要量为 35 千卡。

该男子全天总能量 35 × 71（标准体重）= 2485（千卡）

（2）计算生热营养素的需要量。按照蛋白质占 15%，脂肪占 27%，碳水化合物供给的热量占总热量的 58% 这个比例即可计算出该成年人全天所需要的三大生热营养素的量。

蛋白质：2485 × 15% ÷ 4 ≈ 93.2（克）

脂肪：2485 × 27% ÷ 9 ≈ 74.6（克）

糖：2485 × 58% ÷ 4 ≈ 360.2（克）

（3）计算一餐营养素需要量。若该男子一日三餐的餐次比：早餐为 30%，中餐为 40%，晚餐为 30%，则三餐的热量分别如下：

早餐热量：2485 × 30% = 745.5（千卡）

中餐热量：2485 × 40% = 994（千卡）

晚餐热量：2485 × 30% = 745.5（千卡）

早餐、晚餐生热营养素计算如下：

蛋白质：93.2 × 30% ≈ 28.0（克）

脂肪：74.6 × 30% ≈ 22.4（克）

碳水化合物：360.2 × 30% ≈ 108.1（克）

中餐生热营养素计算如下：

蛋白质：93.2 × 40% ≈ 37.1（克）

脂肪：74.6 × 40% ≈ 29.8（克）

碳水化合物：360.2 × 40% ≈ 144.1（克）

（4）确定三餐主食、水果的种类与数量。因为主食和水果可以提供碳水化合物，根据全天碳水化合物的摄入量，以确定三餐主食与水果的种类与数量。

设早餐主食、水果：花卷（富强粉待计算），牛奶 200 克，富士苹果 100 克，小米粥 300 克。

设中餐主食、水果：米饭（黑米 30 克，粳米待计算），玉米饼（黄玉米面 20 克，富强粉 30 克，蜜橘 80 克。

设晚餐主食、水果：豆粥（赤小豆 10 克，粳米 20 克），馒头（富强粉待计算），雪花梨 100 克。

查《食物成分表》，得知每 100 克食物中蛋白质、碳水化合物的含量如表 1-4-2 所示。

表1-4-2　三餐主食、水果中蛋白质、碳水化合物的百分含量

单位：%

食物名称	每100克食物蛋白质含量（克）	每100克食物碳水化合物含量（克）
富强粉	10.3	74.6
牛奶	3.0	3.4
小米粥	1.34	8.4
黑米	9.4	68.3
粳米（标二）	8.0	77.7
黄玉米面	8.1	69.6
赤小豆	20.2	55.7
富士苹果	—	9.6
蜜橘	—	8.9
雪花梨	—	9.8

早餐花卷需要的富强粉质量：$(108.1 - 200 \times 3.4\% - 300 \times 8.4\% - 9.6) \div 74.6\% = 89.1$（克）

中餐米饭需要的粳米质量：$(144.1 - 30 \times 68.3\% - 20 \times 69.6\% - 30 \times 74.6\% - 80 \times 8.9\%) \div 7.7\% = 103.2$（克）

晚餐馒头需要的富强粉质量：$(108.1 - 10 \times 55.7\% - 20 \times 77.7\% - 9.8) \div 74.6\% = 103.5$（克）

早餐主食提供的蛋白质：$89.1 \times 10.3\% + 200 \times 3.0\% + 300 \times 1.34\% = 19.2$（克）

中餐主食提供的蛋白质：$30 \times 9.4\% + 103.2 \times 8.0\% + 20 \times 8.1\% + 30 \times 10.3\% = 15.8$（克）

晚餐主食提供的蛋白质：$10 \times 20.2\% + 20 \times 8.0\% + 103.5 \times 10.3\% = 14.3$（克）

（5）确定三餐副食的种类与数量。

早餐副食：蒸鸡蛋羹（鸡蛋待计算），炝拌时蔬（胡萝卜20克、青椒20克、菜花20克、色拉油3克）。

中餐副食：煎带鱼（带鱼待计算），肉末炖芸豆（芸豆200克、猪肉末20克），小白菜豆腐汤（小白菜50克、南豆腐50克），烹调用油12克。

晚餐副食：鸡肉烧鲜蘑（鲜蘑菇150克、鸡肉待计算），凉拌海带丝（鲜海带50克），烹调用油10克。

查《食物成分表》每100克食物蛋白质的含量如表1-4-3所示。

表1-4-3　三餐副食中蛋白质的百分含量

单位：%

食物名称	每百克食物蛋白质含量（克）
鸡蛋（红）	12.8
带鱼	17.7

续表

食物名称	每百克食物蛋白质含量（克）
猪肉（肥瘦）	13.2
鸡脯肉	19.4
南豆腐	6.2

早餐鸡蛋质量：（早餐蛋白质摄入量 – 早餐主食中的蛋白质）÷鸡蛋蛋白质的百分含量 =（28.0 – 19.2）÷12.8%≈67（克）

中餐带鱼质量：（中餐蛋白质摄入量 – 中餐主食中的蛋白质 – 猪肉中的蛋白质 – 豆腐中的蛋白质）÷带鱼蛋白质的百分含量 =（37.1 – 15.8 – 20×13.2% – 50×6.2%）÷17.7%≈88（克）

已知带鱼的可食部为76%，则带骨带鱼质量：88÷76%≈116（克）

晚餐鸡脯肉质量：（晚餐蛋白质摄入量 – 晚餐主食中的蛋白质）÷鸡脯肉蛋白质的百分含量 =（28.0 – 14.3）÷19.4%≈71（克）

（6）以计算出来的副食为基础，配制食谱，见表1-4-4。

表1-4-4　成年男子一日主副食带量食谱

餐次	菜点名称	原料	质量（克）	烹饪方法
早餐	花卷	富强粉	89.1	蒸
	小米粥		300	煮
	煮牛奶	牛奶	200	煮
	蒸鸡蛋羹	鸡蛋	67	蒸
	炝拌时蔬	胡萝卜	20	炝拌
		青椒	20	
		菜花	20	
	早餐水果	富士苹果	100	
		烹调用油	3	
中餐	米饭	黑米	30	蒸
		粳米	103.2	
	玉米饼	黄玉米面	20	烤
		富强粉	30	
	煎带鱼	带鱼（带骨）	116	
	肉末炖芸豆	猪肉（肥瘦）	20	炖
		芸豆	200	
	小白菜豆腐汤	小白菜	50	煮
		南豆腐	50	
	中餐水果	蜜橘	80	
		烹调用油	12	

续表

餐次	菜点名称	原料	质量（克）	烹饪方法
晚餐	豆粥	赤小豆	10	煮
		粳米	20	
	馒头	富强粉	103.5	
	鸡肉烧鲜蘑	鸡脯肉	71	烧
		鲜蘑菇	150	
	凉拌海带丝	鲜海带	50	拌
		雪花梨	100	
		烹调用油	10	

三、食谱编制的注意事项

1. 主食多样化

主食可以有多种形式，如馒头、包子、花卷、米饭、面条等。这里还要注意加工方式，不能常用精制面粉、精白米。精加工的谷类食物维生素和矿物质损失较大。另外，薯类也可以作为主食。

2. 副食荤素搭配

荤素搭配是副食搭配的一个重要原则。荤素搭配可以蛋白质互补，从而提高蛋白质的营养价值，如豆制品、肉、禽等蛋白质搭配，能大大提高蛋白质的营养价值。含蛋白质丰富的食物与维生素和矿物质丰富的蔬菜搭配，可以弥补肉类食物维生素和矿物质含量低的缺陷，特别强调的是要充分利用大豆蛋白质。豆类及其制品不仅蛋白质含量丰富，并且为优质蛋白质，价格又便宜，是补充优质蛋白质的良好来源。

3. 生熟搭配

蔬菜中的维生素 C 和 B 族维生素遇热容易受到破坏。经过烹调的蔬菜总要损失一部分维生素，因此经常生吃一些新鲜蔬菜可以有效补充维生素 C 和 B 族维生素。

4. 食谱多样化

编制食谱时，不必要求每天食谱的能量和各种营养素均与膳食目标严格保持一致。

5. 营养均衡

一般情况下，每天的能量、蛋白质、脂肪、碳水化合物的量差别不大，其他营养素以 1 周为单位计算，平均能满足营养需要量即可。

6. 注意食品风味

注意实际营养配餐中的口味、风味的调理问题。

【知识链接】

弹性素食饮食（The Flexitarian Diet）在 2014 年度《美国新闻与世界报道》公布的"全球最佳饮食"清单中，位列总排名第六名，与地中海饮食并列获"最佳植物利用饮食"称号。

弹性素食饮食强调弹性和素食，以减轻体重和最有利于健康为目的，它有 10 余年的历史，在 2009 年美国营养师道恩·杰克逊·布拉特纳（Dawn Jackson Blatner）的《弹性素食饮食》一书中提到，不必为了作为素食主义者的好处而完全放弃肉类，而只需多数时候采用素食，在有强烈食肉欲望时不大量吃肉即可。

弹性素食饮食强调必须包含 5 类食物，"新的肉类"、蔬菜水果类、全谷类、乳制品、糖和调味品。"新的肉类"指豆腐、豆类、坚果及鸡蛋。饮食总能量一般不超过 1500 千卡，可遵循 3-4-5 原则，即摄入早餐能量 300 千卡，午餐 400 千卡，晚餐 500 千卡，每次加餐 150 千卡。根据上述原则制定 5 周饮食计划，每周坚持，或者根据意愿隔周坚持。

【能力训练】

1. 训练内容

某成年女性，公司文职人员，25 岁，165 厘米，体重 55 千克，编制一日食谱。

2. 训练参考

（1）确定一日能量、蛋白质、脂肪、碳水化合物需要量。

标准体重 = 165 - 105 = 60 千克

体质指数 = $55 \div 1.65^2 = 20.2$

该女性为正常体重，文职人员属于轻体力活动，能量需要量可以根据表 1-2-4 计算。

该女性能量需要量 = 35 × 60 = 2100（千卡）

该女性蛋白质需要量 = 2100 × 15% ÷ 4 = 79（克）

该女性脂肪需要量 = 2100 × 25% ÷ 9 = 58（克）

该女性蛋白质需要量 = 2100 × 60% ÷ 4 = 315（克）

（2）确定主食和副食数量与种类。

1）主食的确定。如果一天主食由大米和面粉各占 50% 提供，则需要大米和面粉的量分别如下：

大米 = 315 × 50% ÷ 76.8% = 205 克

面粉 = 315 × 50% ÷ 71.5% = 220 克

2）副食确定。提供蛋白质的副食包括瘦肉、鸡蛋、牛奶、豆腐等，其中蛋白质除了主食中含有的之外，其余的 3/4 由动物性食物提供，1/4 由豆腐提供。

主食提供蛋白质 = 205 × 7.7% + 220 × 10.4% = 38.7（克）

副食提供蛋白质 = 79 – 38.7 = 40.3 （克）

动物性食物提供蛋白质 = 40.3 × 3/4 = 30.2 （克）

豆制品提供蛋白质 = 40.3 × 1/4 = 10.1 （克）

按照每天一个鸡蛋，250 毫升牛奶摄入，则由瘦肉提供蛋白质的量：

瘦肉提供蛋白质 = 30.2 – 60 × 12.8% – 250 × 3% = 15 （克）

瘦肉质量 = 15 ÷ 20.2% = 74 （克）

豆腐质量 = 10.1 ÷ 12.2% = 83 （克）

蔬菜的品种和数量可以根据季节、市场的供给状况选取，本食谱选取的是生菜、青椒、蒜薹、白菜等。

3）食用油脂确定。植物油 = 脂肪需要量 – 大米脂肪含量 – 面粉脂肪含量 – 瘦肉脂肪含量 – 牛奶脂肪含量 – 鸡蛋脂肪含量 – 豆腐脂肪含量= 58 – 205 × 0.6% – 220 × 1.1% – 74 × 7.9% – 250 × 3.2% – 60 × 11.1% – 83 ×4.8% = 29.86 （克）

（3）编制一日食谱，见表 1-4-5。

表 1-4-5   该女性一日食谱

餐次	菜点名称	原料	质量（克）
早餐	花卷	小麦标准粉	110
	大米粥	大米	20
	牛奶	纯鲜牛奶	250
	鸡蛋	鸡蛋	60
中餐	米饭	大米	160
	青椒肉丝	猪肉（肥瘦）	74
		青椒	150
	蚝油生菜	生菜	150
	烹调用油		15
晚餐	馒头	面粉	110
	白菜豆腐	白菜	200
		豆腐	83
	炝芹菜	芹菜	150
	烹调用油		15

【练习任务】

为自己设计一日食谱。

子项目三　食谱营养评价和调整

【学习目标】

能够根据营养素的需要，评价编制的食谱

【知识内容】

根据食谱的制订原则，食谱的评价应该包括以下几个方面：①食谱中所含五大类食物是否齐全，是否做到了食物种类多样化？②食物的量是否充足？③全天能量和营养素摄入是否适宜？④三餐能量摄入分配是否合理，早餐是否保证了能量和蛋白质的供应？⑤优质蛋白质占总蛋白质的比例是否恰当？⑥三种产能营养素的供能比例是否适宜？

食谱的营养评价是以膳食中营养素含量占供给量的百分比来评价的。各种营养素摄取量不一定每日必须达到供给量的100%才算满意，因为所定的供给量比一般平均需要量高一些。在各种营养素中，能量供给量与需要量差别不大，故在评价膳食时，首先考虑能量。一般能量摄取量为供给量的90%以上可认为正常，低于90%即为摄入不足。其他营养素摄取量如占供给量的80%以上，一般可以保证大多数不致发生营养素缺乏；长期低于这个水平可能使一部分人体内营养贮存降低，有的甚至出现营养缺乏症状；低于60%则可认为营养相对严重不足。因此，在对每日膳食食谱进行营养评价时，需要计算出各种营养素摄取量占供给量标准的百分比并加以评价，如低于20%以上，则要修改食谱或补充加餐。

以下是评价食谱是否科学、合理的过程：

（1）首先按类别将食物归类排序，并列出每种食物的数量。

（2）从食物成分表中查出每100克食物所含营养素的量，算出每种食物所含营养素的量。计算公式如下：

食物中某营养素含量 = 实物量（克）× 可食部比例 × 100 克食物中营养素含量/100

（3）将所用食物中的各种营养素分别累计相加，计算出一日食谱中三种能量营养素及其他营养素的量。

（4）将计算结果与中国营养学会制订的"中国居民膳食中营养素参考摄入量"中同年龄同性别人群的水平比较，进行评价。

（5）根据蛋白质、脂肪、碳水化合物的能量折算系数，分别计算出蛋白质、脂肪、碳水化合物三种营养素提供的能量及占总能量的比例。

（6）计算出动物性及豆类蛋白质占总蛋白质的比例。

（7）计算出三餐提供能量的比例。

如某 19 岁男大学生的一日食谱如表 1-4-6 所示。

表 1-4-6　某 19 岁男大学生一日食谱

餐次	菜点名称	原料	质量（克）
早餐	馒头	富强粉	100
	牛奶	纯鲜牛奶	200
	榨菜	榨菜	25
	酱蛋	鸡蛋	50
		酱油	10
中餐	米饭	粳米	150
	炒黄豆芽	黄豆芽	150
		酱油	10
	红烧肉	肥瘦猪肉	100
	烹调用油	植物油	10
	盐	盐	3
晚餐	米饭	粳米	150
	菠菜豆腐汤	菠菜	100
		豆腐	100
	肉丝炒芹菜	芹菜	100
		瘦猪肉	50
	烹调用油	植物油	10
	盐	盐	3

一、食谱中营养素的计算

第一，按类别将食物归类排序，并列出每种食物的数量，从食物成分表中查出各种食物每 100 克的能量及各种营养素的含量，然后计算食谱中各种食物所含能量和营养素的量。

以计算 300 克粳米中所含营养素为例，从食物成分表中查出粳米：可食部为 100%，每 100 克可食部含能量 347 千卡，蛋白质 8.0 克，脂肪 0.6 克，碳水化合物 77.7 克，硫氨酸 0.22 毫克，核黄素 0.05 毫克，尼克酸 2.6 毫克，钙 3 毫克，铁 0.4 毫克。

净重 = 毛重（克）× 可食部比例

故 300 克粳米的净重量 = 300 × 100% = 300 克，所以 300 克粳米可提供：

能量 = 347 千卡（1.456 兆焦）× 300/100 = 1041 千卡

蛋白质 = $8.0 \times 300/100 = 24$（克）

脂肪 = $0.6 \times 300/100 = 1.8$（克）

碳水化合物 = $77.7 \times 300/100 = 233.1$（克）

硫胺素 = $0.22 \times 300/100 = 0.66$（克）

核黄素 = $0.05 \times 300/100 = 0.15$（毫克）

尼克酸 = $2.6 \times 300/100 = 7.8$（毫克）

钙 = $3 \times 300/100 = 9$（毫克）

磷 = $99 \times 300/100 = 297$（毫克）

铁 = $0.4 \times 300/100 = 1.2$（毫克）

其他食物计算方法和过程与此类似。

第二，合并所有食物的营养素含量，将各食物的能量和营养素累计相加，就得到该食谱提供能量和营养素的合计：能量 10.146 兆焦（2425 千卡），蛋白质 90.3 克，脂肪 80.6 克，碳水化合物 337.5 克，硫胺素 1.6 毫克，核黄素 1.2 毫克，尼克酸 18.8 克，抗坏血酸 54.5 毫克，视黄醇当量 913 微克，钙 674 毫克，磷 1269 毫克，铁 19.1 毫克。

二、计算结果的比较

查中国居民膳食营养素参考摄入量知：18 岁以上成年男子轻体力劳动者 DRIs：能量 2400 千卡，蛋白质 75 克，硫胺素 1.4 毫克，核黄素 1.4 毫克，尼克酸 14 毫克，抗坏血酸 100 毫克，视黄醇当量 800 微克，钙 800 毫克，磷 700 毫克，铁 15 毫克。所以该男生核黄素、抗坏血酸、钙摄入量偏低，其余均满足。

三、供能营养素比较

1. 计算能量、蛋白质、脂肪的食物来源分布

由表 1-4-6 可以得出：

蛋白质供能占总能量比例 = (90.3 克 × 4 千卡/克)/2425 千卡 × 100% = 14.9%

脂肪供能占总能量比例 = (80.6 克 × 9 千卡/克)/2425 千卡 × 100% = 29.9%

碳水化合物供能占总能量比例 = 100% − 14.9% − 29.9% = 55.2%

优质蛋白质为动物性食物，即豆类食物的蛋白质总和。

优质蛋白占总蛋白质比例 = 39.1% + 16.6% = 55.7%

合理的三大营养素占总热能比：碳水化合物占 55%~65%，蛋白质占 10%~15%，脂肪占 20%~30%，优质蛋白的摄入占总蛋白质比例以 30%~40% 为宜。经过比较认为，该男生三种供能营养的供能比例适当，优质蛋白的比例也足够。

表 1-4-7 某 19 岁男大学生摄入的能量来源

	食物分类	摄入量合计	占总能量（%）
能量的食物来源/千卡	谷类	1391 千卡	57.4
	豆类	147 千卡	6.1
	薯类	—	—
	动物性食物	643.5 千卡	26.6
	纯能量食物	180 千卡	7.4
	其他植物性食物	61.25 千卡	2.5
能量的营养素来源/克	蛋白质	89.4 克	14.74
	脂肪	80.6 克	29.91
	谷类	34.3 克	38.3
	豆类	14.85 克	16.6
	动物性食物	34.92 克	39.1
	其他食物	5.36 克	6.0

2. 计算三餐提供能量占全天摄入总能量比例

将早餐、中餐、晚餐三餐所有食物提供的能量分别按餐次累计相加，得到每餐摄入的能量，然后除以全天摄入的总能量，得到每餐提供能量占全天总能量的比例。

早餐 540 千卡 ÷ 2425 千卡 × 100% = 22.3%

午餐 1077 千卡 ÷ 2425 千卡 × 100% = 44.4%

晚餐 807 千卡 ÷ 2425 千卡 × 100% = 33.3%

合理的早餐、中餐、晚餐三餐的能量分配比应该是 30%、40%、30%，该男生的早餐能量偏低、中餐偏高、晚餐基本满足。

3. 膳食模式分析

将该男大学生各种食物摄入量与平衡膳食宝塔建议中等能量膳食参考摄入量进行比较（表 1-4-8），发现水果和鱼虾明显缺乏，肉禽类、豆类和豆制品、奶类及奶制品偏高，可以适当降低。

表 1-4-8 某 19 岁男大学生与膳食宝塔建议膳食参考摄入量比较

单位：克/天

食物	该男生摄入量	食物中能量（约 2400 千卡）
谷类	400	400
蔬菜	425	450
水果	—	150
肉、禽	150	75
蛋类	50	40

续表

食物	该男生摄入量	食物中能量（约 2400 千卡）
鱼虾	—	50
豆类和豆制品	250	50
奶类及奶制品	200	100
油脂	20	25

四、食谱调整

1. 食谱能量的调整

（1）调整数量。食品数量多少直接决定其提供的能量。如一天 200 克馒头是 100 克馒头能量的 2 倍。

（2）调整食物品种。同类的食物能量也不尽相同，如 100 克烙饼提供的能量为 1066 千焦；100 克馒头提供的能量为 874 千焦。

（3）调整水分。米饭和粥的能量差别是 2~3 倍。

（4）烹调方式与用油量。不同的烹调方式对能量的影响也不同，如煮鸡蛋提供的能量要低于煎鸡蛋，因为煎鸡蛋在烹调过程中吸收了大量的油。

2. 餐次比例的调整

饮食要有合理的餐次能量分布，一般两餐时间间隔为 4~5 小时，不超过 6 小时；一般早餐、午餐、晚餐比例为 30%、40%、30% 为宜。

3. 膳食蛋白质的调整

如果食谱经过初步评价蛋白质含量较低，应增加蛋白质丰富的食物；反之，如果蛋白质含量较高，应减少高蛋白食物的种类和数量。

4. 膳食脂肪的调整

食谱中脂肪的含量和种类如果不适宜，可以根据食物中脂肪含量和脂肪组成适当调整。

5. 膳食碳水化合物的调整

如果膳食中碳水化合物含量较低，可通过增加主食来调整，如果食物中碳水化合物含量较高，可通过降低主食量，增加蔬菜量来调整，这对糖尿病患者尤为重要。

6. 价格的调整

了解和熟悉目前市场上食品的价格；清楚地知道同种食物的不同来源、不同产地价格差异的原因；能够利用食物成分表了解各类食物的营养素含量，并且能够利用这些信息为不同人群选择适当价位的食品。

7. 食谱美味的调整

营养均衡是膳食配餐的主要原则，但是美味可口也是人们具备良好接受性和长期坚持的前提。食物首先要满足人们对香气和美味的欲望，所以膳食只有在营养均衡和口味较好同时体现时，才能保证人们长期膳食营养均衡。膳食的美味可口要从色、香、味、形上综合考虑，而且要避免食品单调重复，比如考虑菜肴、水果等副食的搭配，以及它们的烹调方法，达到食物多样、口味丰富的要求。

【知识链接】

食物应多样化，主食也要多样化，不能太单一，这是营养学一贯主张的健康饮食原则。白米饭作为精制谷物的代表，营养价值不及粗杂粮，所以应减少一些大米摄入量而增加一些其他谷物摄取。

【能力训练】

1. 训练内容

男性，40岁，身高175厘米，轻体力劳动者，一日能量参考摄入量为2400千卡，宏量营养素能量分配分别为碳水化合物占62.5%，蛋白质占12.5%，脂肪占25%，宏量营养素三餐需要量分配见表1-4-9。

表1-4-9　宏量营养素三餐需要量分配

单位：克

餐次	蛋白质	脂肪	碳水化合物
早餐	23	20	112
午餐	29	27	151
晚餐	23	20	112

早餐食谱：花卷220克，牛奶220毫升，泡菜少量。

午餐食谱：二米饭193克（大米2/3，129克；小米1/3，64克），猪里脊51克，豆腐干20克（动物性食品2/3；豆制品1/3），青椒100克，豆角150克，植物油20克。

晚餐食谱：甜面酱30克，切面168克，鸡胸肉30克，萝卜100克，黄瓜100克，绿豆芽50克，植物油20克，香蕉、橘子各1个。

每100克食物营养素含量见表1-4-10。

表1-4-10　食物成分：每100克食物营养素含量

单位：克

食品种类	蛋白质	脂肪	碳水化合物
富强面粉	12.3	1.5	74.9
馒头（花卷）	7.1	1.3	50.9
110毫升牛奶	4	5	6

续表

食品种类	蛋白质	脂肪	碳水化合物
花生仁	22.2	47.1	26.2
大米（小米）	7.5/8.9	1.1/3.0	78/77.7
大米饭	3.0	0.4	26.4
猪里脊	19.6	7.9	0
豆腐干	19.6	9.5	—
鸡胸肉	24.6	1.9	0.6
切面	8.9	0.4	60.7
甜面酱	—	—	31.9

请对以上食谱进行营养评价。

2. 训练参考

采用计算法，计算三餐中各种食物所含宏量营养素的数量并与宏量营养素能量分配和数量进行对照核算。也可以运用膳食宝塔推荐的每日谷类、奶蛋豆类、畜禽肉类、蔬菜水果类、脂肪等摄入标准进行对照评价。

【练习任务】

如何对配餐结果进行高效的调整和提出合理建议？

任务二

特殊人群营养饮食指导与配餐

项目一
孕妇营养需求、配餐与评价

【内容提要】

　　孕妇和乳母是指处于妊娠和哺乳特定生理状态下的人群，孕期妇女通过胎盘转运供给胎儿生长发育所需营养，经过 280 天，将一个肉眼看不见的受精卵孕育成体重约 3.2 千克的新生儿。乳母必须分泌乳汁哺喂婴儿，并保证 6 个月以内婴儿的全面营养需要。与非孕同龄妇女相比，孕妇、乳母生殖器官以及胎儿的生长和发育、乳汁分泌，都需要更多的营养。孕期哺乳期营养干预和指导是公共营养工作的重要内容。

　　孕期营养不良对妊娠和母体会产生多种影响。对胎儿的影响主要包括胎儿在母体内生长停滞，宫内发育迟缓，其结局包括：早产及新生儿低出生体重发生率增加；胎儿先天性畸形发生率增加；围生期婴儿死亡率增高；影响胎婴儿的体格和智力发育。

　　近年来，新生儿低出生体重受到特别关注。研究证实低出生体重新生儿与成年后高血压、糖耐量异常发生率增高有关，是除吸烟、饮酒和其他危险因素外的独立危险因素。①低出生体重人群成年后易发生糖耐量减低、高胰岛素血症和胰岛素抵抗；②血压与出生体重负相关，这一相关以下因素贯穿于儿童期、青年期以及成年期的各阶段；③出生体重 2500 克以下 3000 克以上的人群相比冠心病的发生概率从 11% 下降到了 3%。

　　新生儿低出生体重的相关因素包括以下因素：孕前母体体重和身高不够、母体孕期蛋白质能量营养不良、孕期增重不够、孕期血浆总蛋白和白蛋白水平低下、孕期贫血、孕妇吸烟或酗酒等。因此，我们要根据孕妇生理特点和营养需求特别制定相应的膳食指南，以期更好地指导孕妇膳食安排，达到提高健康水平和生命质量的目的。

子项目一　孕妇营养需求

【学习目标】

掌握孕妇孕期的生理变化

掌握孕妇孕期营养需求

【知识内容】

一、孕期生理特点及代谢改变

与非孕妇女不同，孕期妇女生理状态及代谢有较大的改变，以适应妊娠期孕育胎儿的需要。随妊娠时间的增加，这些改变通常越来越明显，至产后又逐步恢复至孕前水平。

1. 孕期内分泌的改变

母体内分泌发生改变的目的之一，是对营养素代谢进行调节，增加营养素的吸收或利用，以支持胎儿的发育，保证妊娠的成功。

（1）母体卵巢及胎盘激素分泌增加胎盘催乳激素可刺激胎盘和胎儿的生长以及母体乳腺的发育和分泌；胎盘催乳激素刺激母体脂肪分解，提高母血游离脂肪酸和甘油的浓度，使更多的葡萄糖运送至胎儿，在维持营养物质由母体向胎体转运中发挥重要作用。

雌二醇调节碳水化合物和脂类代谢，增加母体骨骼更新率，有研究发现，钙的吸收、钙的潴留与孕期雌激素水平正相关。

（2）孕期甲状腺素及其他激素水平的改变使孕期血浆甲状腺素 T_3、T_4 水平升高，但游离甲状腺素升高不多，体内合成代谢增加，基础代谢至孕晚期升高约 15%~20%，孕晚期基础代谢耗能约增加 0.63 兆焦/天（150 千卡/天）。孕妇的甲状腺素不能通过胎盘，胎儿依赖自身合成的甲状腺素。妊娠期胰岛素分泌增多，循环血中胰岛素水平增加，使孕妇空腹血糖值低于非孕妇，但糖耐量试验时血糖增高幅度大且回复延迟，致糖耐量异常及妊娠糖尿发生率升高。

（3）孕期消化功能改变。受孕酮分泌增加的影响，胃肠道平滑肌细胞松弛，张力减弱，蠕动减慢，胃排空及食物肠道停留时间延长，孕妇易出现饱胀感以及便秘；孕期消化液和消化酶（如胃酸和胃蛋白酶）分泌减少，易出现消化不良；由于贲门括约肌松弛，胃内容物可逆流入食管下部，引起反胃等早孕反应。另外，消化系统功能的上述改变，延长了食物在肠道停留时间，使一些营养素，如钙、铁、维生素 B_{12} 及叶酸等的肠道吸收量增加，与孕妇、胎儿对营养素的需要增加相适应。

2. 孕期体重增加

（1）孕期体重的增加及其构成海丁（Hytten）和（Leiteh）在 20 世纪 70 年代初已报道，不限制进食的健康初孕妇女体重增长的平均值为 12.5 千克，经产妇可能比该平均值低 0.9 千克。胎儿、胎盘、羊水、增加的血浆容量及增大的乳腺和子宫被称为必要性体重增加，发达国家妇女孕期必要性体重增加约 7.5 千克，发展中国家约 6 千克。

（2）按孕前 BMI 推荐孕期增重：根据孕前体质指数（BMI）推荐孕期增重值被认为适合于胎儿和母体双方，见表 2-1-1。

表 2-1-1　按孕前 BMI 推荐孕期体重增长的适宜范围

	BMI	推荐体重增长范围（千克）
低	<19.8	12.5~18
正常	19.8~26.0	11.5~16
超重	>26~29	7~11.5
肥胖	>29	6~6.8

（3）按孕前体重、受孕年龄、是否哺乳或双胎推荐孕期增重：①孕前体重超过标准体重 120% 的女性，孕期体重增加以 7~8 千克为宜，因其孕前体重超过正常，孕期只需考虑必要性体重增加，孕后 20 周，每周体重增加不得超过 300 克。②孕前体重正常，不计划哺乳的女性，其适宜的孕期增重为 10 千克，孕后 20 周，每周增加体重约 350 克。③妊娠时体重正常，计划哺乳的女性，孕期增重的适宜值为 12 千克。孕后 20 周，每周增重值为 400 克。④青春期怀孕或体重低于标准体重 10% 的女性，孕期体重增加的目标值为 14~15 千克。孕后 20 周，周增重为 500 克。⑤双胎妊娠女性，孕期体重增加目标为 18 千克，孕后 20 周，周增重为 650 克。

二、孕期营养需要及膳食参考摄入量

1. 能量

与非孕相比，孕期的能量消耗还包括胎儿及母体生殖器官的生长发育以及母体用于产后泌乳的脂肪储备。2000 年《中国居民膳食营养素参考摄入量》再次推荐孕中后期能量在非孕基础上增加 836 千焦（200 千焦）/天。

由于孕期对营养素需要的增加大于对能量需要的增加，通过增加食物摄入量以增加营养素摄入极易引起体重的过多增长。而保证适宜能量摄入的最佳方法是密切监测和控制孕期每周体重的增长。

2. 宏量营养素

（1）蛋白质。在我国，传统居民膳食及推荐的居民膳食仍以谷类为主，谷类蛋白质的利用率通常较低，2000 年《中国居民膳食营养素参考摄入量》建议孕早期、中期、晚期膳食蛋白质增加值分别为 5 克/天、15 克/天、20 克/天。

（2）脂类。脂类是人类膳食能量的重要来源，孕期需 3~4 千克的脂肪积累以备产后泌乳，此外膳食脂肪中的磷脂（phospholipids）及其中的长链多不饱和脂肪酸对人类生命早期脑和视网膜的发育有重要的作用，决定了孕期对脂肪以及特殊脂肪酸的需要。

孕 20 周开始，胎儿脑细胞分裂加速，作为脑细胞结构和功能成分的磷脂增加是脑细胞分裂加速的前提，而长链多不饱和脂肪酸如花生四烯酸（archidonic acid, ARA, C20：4, n-6)、二十二碳六烯酸（docosahexaenoic acid, DHA, C22：6, n-3）为脑磷脂合成所必需。

3. 矿物质

（1）钙。与非孕相比，在雌激素作用下，妊娠期间钙吸收率增加，以保障胎儿获得充足的钙。胎盘对钙的转运是主动的逆浓差进行，其过程涉及维生素 D 及其依赖的钙结合蛋白的作用。

1）孕期钙营养状况。营养调查显示，我国孕期妇女膳食钙的实际摄入量约 500~800 毫克/天。研究显示，孕期钙的补充可降低母体高血压、妊高征和先兆子痫的危险。而孕期钙供给不足，还可影响母体的骨密度。

2）钙的参考摄入量及食物来源。一个成熟胎儿体内含钙约 30 克，在孕早期、中期、晚期日均积累量分别为 7 毫克、110 毫克和 350 毫克，加上母体钙代谢平衡对钙的需要量约 300 毫克/天，再考虑到食物中钙的吸收率约 30%。2000 年《中国居民膳食营养素参考摄入量》对孕中期妇女钙的推荐值为 1000 毫克/天，孕晚期为 1200 毫克/天，UL 值为 2000 毫克/天。过多钙摄入可能导致孕妇便秘，也可能影响其他营养素的吸收。钙的最好来源是奶及奶制品、豆类及其制品；此外芝麻和小虾皮及其他海产品也是钙良好的食物来源。

（2）铁。在许多国家，孕妇贫血仍然是一个常见的疾病。美国疾病控制中心（CDC）对低收入妇女孕期营养调查显示，在孕早期、中期、晚期缺铁性贫血患病率分别为 10%、14% 和 33%。已有大量的证据表明，孕早期的铁缺乏与早产和低出生体重有关。

1）孕期铁的需要。估计孕期体内铁的储留量为 1 克，其中胎儿体内约 300 毫克，红细胞增加约需 450 毫克，其余储留在胎盘中。随着胎儿娩出，胎盘娩出及出血，孕期储留铁的 80% 被永久性丢失，仅 200 毫克的铁保留到母体内。孕期妇女每日平均需储备铁 3.57 毫克。

孕 30~34 周，铁的需要达到高峰，即每天需要 7 毫克铁。在孕后期小肠对铁的吸收从 10% 增加至 50%。

2）孕期铁的参考摄入量及食物来源。2000 年《中国居民膳食营养素参考摄入量》推荐孕妇铁 AI 为 25 毫克/天，UL 值为 60 毫克/天。动物肝脏、动物血、瘦肉是铁的良好来源，含量丰富吸收好，此外，蛋黄、豆类、某些蔬菜，如油菜、芥菜、雪里蕻、菠菜、莴笋叶等也提供部分铁。

（3）碘。碘缺乏使母体甲状腺素合成减少，从而导致母亲甲状腺功能减退，降低了母亲的新陈代谢，并因此减少了胎儿的营养。孕妇碘缺乏也可致胎儿甲状腺功能低下，从而引起以生长发育迟缓、认知能力降低为标志的不可逆转的克汀病。孕早期碘缺乏引起的甲状腺功能低下导致的神经损害更为严重。估计世界上有 8 亿人面临碘缺乏所造成的危害，其中我国约为 4 亿人。WHO 估计，全世界有 2000 万人因孕期母亲碘缺乏而大脑损害。

2000 年《中国居民膳食营养素参考摄入量》推荐孕期碘 RNI 为 2000 微克/天，UL 值为 1000 微克/天。我国目前采用食盐强化碘预防高危人群的碘缺乏，已取得成功并得到世界卫生组织的肯定。此外，在孕期也建议每周进食一次富碘的海产品。

（4）锌。据估计妊娠期间储留在母体和胎儿组织中的总锌量为 100 毫克，其中约 53 毫克储存在胎儿体中。血浆锌的 75% 与白蛋白结合，其余 25% 与 α2-巨球蛋白结合。孕妇血浆锌通常在孕早期开始持续下降，致产前达低点，约下降 35%。胎儿与母体血浆锌的比值约为 1.5，母体和胎儿之间锌的转运是逆浓差的主动运载，在孕末期母体经胎盘转运至胎儿的锌 0.6~0.8 毫克/天。食物锌的吸收率约 20%。母体摄入充足的锌可促进胎儿的生长发育和预防先天性畸形。

2000 年《中国居民膳食营养素参考摄入量》推荐孕妇膳食脂肪供能百分比为 20%~30%，其中饱和脂肪酸、单不饱和脂肪酸、多不饱和脂肪酸分别为 < 10%、10% 和 10%，多不饱和脂肪酸 n-6 与 n-3 的比值为 4~6：1。n-3 系多不饱和脂肪酸 DHA 的母体是 α-亚麻酸，n-6 系多不饱和脂肪酸 ARA 的母体是亚油酸，二者均不能在人体内合成，必须从食物中摄取。亚油酸几乎存在于所有植物油中，而 α-亚麻酸仅存于大豆油、亚麻籽油、低芥酸菜籽油等少数油种。但 α-亚麻酸的重要代谢产物 DHA 和 EPA 也可来源于鱼、鱼油及鸡蛋黄中。

4. 维生素

（1）维生素 A。有文献报道母体维生素 A 营养状况低下与贫困人群中的早产、宫内发育迟缓及婴儿低出生体重有关。受孕前每周补充维生素 A 可降低母亲死亡率。而孕早期过量摄入用于治疗严重囊性痤疮的异维甲酸，可导致自发性流产和新生儿先天性缺陷，包括中枢神经系统畸形，颅面部和心血管畸形。6000~15000 微克大剂量维生素 A 也导致类似的缺陷。相应剂量的类胡萝卜素则没有毒性。

2000 年《中国居民膳食营养素参考摄入量》推荐孕中期、晚期维生素 A 的

RNI 为 900 微克/天。UL 值为 2400 微克/天。视黄醇来源于动物肝脏、牛奶、蛋黄，β-胡萝卜素来源于深绿色、黄红色蔬菜和水果。目前市场上销售的孕妇奶粉绝大多数都强化了维生素 A，摄入时应注意补充的总量。

（2）维生素 D。孕期维生素 D 缺乏可导致母体和新生儿钙代谢紊乱，包括新生儿低钙血症、手足搐搦、婴儿牙釉质发育不良以及母体骨质软化症。维生素 D 主要来源于紫外光照下皮内的合成，在高纬度、缺乏日光的北方地区，尤其在冬季几乎不能合成维生素 D，导致母体和胎儿血中 25-OH-D_3 浓度降低，由于含维生素 D 的食物有限，维生素 D 补充极为重要。2000 年《中国居民膳食营养素参考摄入量》推荐孕期维生素 D 的 RNI 为 10 微克/天，安全摄入的上限水平 UL 值为 201 微克/天。

（3）维生素 E。由于维生素 E 对细胞膜，尤其是对红细胞膜上长链多不饱和脂肪酸稳定性有保护作用，孕期维生素 E 的补充可能对预防新生儿溶血产生有益的影响。2000 年《中国居民膳食营养素参考摄入量》推荐孕期维生素 E 的参考摄入量为 14 毫克/天。维生素 E 广泛存在于各种食物，谷、豆、果仁中含量丰富。加上脂溶性并能在体内储存，较少出现缺乏症。未见维生素 E 过量摄入致中毒的报道。

（4）维生素 K。维生素 K 是与凝血有关的维生素，凝血过程中至少有 4 种因子依赖维生素 K 在肝脏内合成，因此缺乏维生素 K 的动物凝血酶原下降，凝血过程受阻。维生素 K_1（叶绿醌，phylloquinone），存在于绿叶蔬菜中。维生素 K_2 被称为甲基萘醌，多由细菌合成。

常见的维生素 K 缺乏性出血症：①孕期服用维生素 K 抑制药者，如阿司匹林、抗癫痫药；②早产儿，维生素 K 不易通过胎盘，胎儿肝内储存量少，早产儿体内更少；③新生儿，初乳中维生素 K 的含量低，加上初生婴儿肠道细菌少，不能有效合成维生素 K 等。产前补充维生素 K 或新生儿补充维生素 K 均可以有效地预防。有专家推荐成人维生素 K 摄入量为每天 2 微克/千克体重。

（5）B 族维生素。

1）维生素 B_1。孕期缺乏或亚临床缺乏维生素 B_1 可致新生儿维生素 B_1 缺乏症，尤其在以米食为主的长江中下游地区农村。维生素 B_1 缺乏也影响胃肠道功能，这在孕早期特别重要，因为早孕反应使食物摄入减少，极易引起维生素 B_1 缺乏，并因此导致胃肠道功能下降，进一步加重早孕反应，引起营养不良。2000 年《中国居民膳食营养素参考摄入量》中孕期维生素 B_1 的 RNI 为 1.5 毫克/天。动物内脏如肝、心、肾、瘦肉、豆类和粗加工的粮谷类是维生素 B_1 的良好来源。

2）维生素 B_2。孕期维生素 B_2 缺乏胎儿可出现生长发育迟缓。缺铁性贫血也与维生素 B_2 缺乏有关。2000 年《中国居民膳食营养素参考摄入量》中孕期维生素 B_2 的 RNI 为 1.7 毫克/天。肝脏、蛋黄、肉类、奶类是维生素 B_2 的主要来源，谷类、蔬菜水果也含有少量的维生素 B_2。

3）维生素 B_6。在临床上，有使用维生素 B_6 辅助治疗早孕反应，也有使用维生素 B_6、叶酸和维生素 B_{12} 预防妊高症。2000 年《中国居民膳食营养素参考摄入量》中孕期维生素 B_6 的 AI 为 1.9 毫克/天。食物来源主要是动物肝脏、肉类、豆类以及坚果（瓜子、核桃）等。

4）叶酸。叶酸摄入不足对妊娠结局的影响包括出生低体重、胎盘早剥和神经管畸形，在发展中国家还有常见的孕妇巨幼红细胞贫血。此外，血清、红细胞叶酸水平降低也和血浆总同型半胱氨酸浓度升高与妊娠并发症有关。由于血容量增加致血浆稀释以及尿中叶酸排出量增加，母体血浆及红细胞中叶酸水平通常下降，胎盘富含与叶酸结合的蛋白质，可逆浓度梯度主动将母体的叶酸转运至胎儿体内。我国每年约有 8 万~10 万神经管畸形儿出生，其中北方高于南方，农村高于城市，夏秋季高于冬春季。

按胚胎组织分化，受精卵植入子宫的第 16 天脊索管形成，18 天脊索管、神经板发育，19~20 天神经沟、神经褶形成，21~22 天神经沟闭合成神经管。因此，叶酸的补充需从计划怀孕或可能怀孕前开始。2000 年《中国居民膳食营养素参考摄入量》中建议围孕期妇女应多摄入富含叶酸的食物，孕期叶酸 RNI 为 600 微克/天。叶酸可来源于肝脏、豆类和深绿色叶菜，但食物叶酸的生物利用率仅为补充剂的 50%，因此补充 400 微克/天叶酸或食用叶酸强化食物更为有效。美国1998 年开始在面粉中强化叶酸的政策得到肯定和推广。

【能力训练】

1. 训练内容

大家讨论分享一下孕妇的生理特点发生哪些变化？

2. 训练参考

（1）孕期内分泌的改变。母体内分泌发生改变的目的之一，是对营养素代谢进行调节，增加营养素的吸收或利用，以支持胎儿的发育，保证妊娠的成功。

（2）孕期体重增加。按孕前体重、受孕年龄、是否哺乳或双胎推荐孕期增重：①孕前体重超过标准体重 120% 的女性，孕期体重增加以 7~8 千克为宜，因其孕前体重超过正常，孕期只需考虑必要性体重增加，孕后 20 周，每周体重增加不得超过 300 克。②孕前体重正常，不计划哺乳的女性，其适宜的孕期增重为 10 千克，孕后 20 周，周增加体重约 350 克。③妊娠时体重正常，计划哺乳的女性，孕期增重的适宜值为 12 千克。在孕后 20 周，每周增重值为 400 克。④青春期怀孕或体重低于标准体重 10% 的女性，孕期体重增加的目标值为 14~15 千克。在孕后 20 周，周增重为 500 克。⑤双胎妊娠女性，孕期体重增加目标为 18 千克，在孕后 20 周，周增重为 650 克。

【练习任务】

分析孕期生理特点，总结孕期应该需要哪些营养？

子项目二 孕期膳食指南

【学习目标】

了解孕妇各时期膳食要点

能够给孕妇做饮食指导和配餐

【知识内容】

1997 年中国营养学会颁布《中国居民膳食指南》。对孕妇的膳食有特别的推荐，包括孕 4 个月后补充充足的能量，孕后期保持体重的正常增长；孕期增加鱼、肉、蛋、奶、海产品的摄入。

一、孕前期妇女膳食指南

1. 多摄入富含叶酸的食物和补充叶酸

妊娠的前四周是胎儿神经管分化和形成的重要时期，此期叶酸缺乏可增加胎儿发生神经管畸形及早产的危险。育龄妇女应从计划妊娠开始尽可能早地多摄取富含叶酸的动物肝脏、深色蔬菜及豆类。由于叶酸补充剂比食物中的叶酸能更好地被机体吸收利用，建议最迟应从孕前三个月开始每日补充叶酸 400 微克，并持续至整个孕期。

2. 常吃含铁丰富的食物

孕前期良好的铁营养是成功妊娠的必要条件，孕前缺铁易导致早产、孕期母体体重增长不足以及新生儿出生体重太低，故孕前女性应储备足够的铁为孕期利用。建议孕前期妇女适当多摄入含铁丰富的食物，如动物血、肝脏、瘦肉等动物性食物，以及黑木耳、红枣等植物性食物。缺铁或贫血的育龄妇女可适量摄入铁强化食物或在医生指导下补充小剂量的铁剂（10~20 毫克/天），同时，注意多摄入富含维生素 C 的蔬菜、水果，或在补充铁剂的同时补充维生素 C，以促进铁的吸收和利用，待缺铁或贫血得到纠正后，再计划怀孕。

3. 保证摄入加碘食盐，适当增加海产品的摄入

妇女围孕期和孕早期碘缺乏均可增加新生儿将来发生克汀病的危险性。由于孕前和孕早期对碘的需要相对较多，除摄入碘盐外，还建议每周至少摄入一次富含碘的海产品，如海带、紫菜、鱼、虾、贝类等。

4. 戒烟、禁酒

夫妻一方或双方经常吸烟或饮酒，不仅影响精子或卵子的发育，造成精子或卵子的畸形，而且影响受精卵在子宫的顺利着床和胚胎发育，导致流产。酒精可以通过胎盘进入胎儿血液，造成胎儿宫内发育不良、中枢神经系统发育异常、智力低下等。因此，夫妻双方在计划怀孕前的 3~6 个月都应停止吸烟、饮酒；计划怀孕的妇女要远离吸烟的环境，减少被动吸烟的伤害。

二、孕早期营养与膳食

孕早期胚胎生长速度较缓慢，所需营养与孕前没有太大的差别。值得注意的是早孕反应对营养素的摄入的影响。特别要注意以下几点：①按照孕妇的喜好，选择促进食欲食物。②选择容易消化的食物以减少呕吐，如粥、面包干、馒头、饼干、甘薯等。③想吃就吃，少食多餐。比如睡前和早起时，坐在床上吃几块饼干、面包等点心，可以减轻呕吐，增进食量。④为防止酮体对胎儿早期脑发育的不良影响，孕妇完全不能进食时，也应静脉补充至少 150 克葡萄糖。⑤为避免胎儿神经管畸形，在计划妊娠时就开始补充叶酸 400~600 微克/天。

三、孕中期营养与膳食

1. 孕中期膳食要点

（1）补充充足的能量。孕 4~6 个月时，胎儿生长开始加快，母体子宫、胎盘、乳房等也逐渐增大，加上早孕反应导致的营养不足，孕中期需要补充充足的能量。

（2）注意铁的补充。孕中期血容量及红细胞迅速增加，并持续到分娩前，对铁需要量增加。富含铁，吸收率又较高的食物包括动物肝脏和血、肉类、鱼类。

（3）保证充足的鱼、禽、蛋、瘦肉和奶的供给。

（4）适量身体活动，维持体重的适宜增长。孕妇应适时监测自身的体重，并根据体重增长的速率适当调节食物摄入量。也应根据自身的体能每天进行不少于 30 分钟的低强度身体活动，最好是 1~2 小时的户外活动，如散步、做体操等。

（5）禁烟戒酒，少吃刺激性食物。烟草、酒精对胚胎发育的各个阶段都有明显的毒性作用，如容易引起早产、流产、胎儿的畸形等。有吸烟、饮酒习惯的妇女，孕期必须禁烟戒酒，并要远离吸烟环境。

【知识链接】

孕期别大量吃螃蟹。虽然"吃螃蟹流产"的说法不靠谱，但仍然不建议孕期大量吃蟹。有专家解释说，一方面，过多动物蛋白质增加肾脏负担，对孕妇并无益处；另一方面，水产品中常常带有寄生虫和致病菌，而为了保持鲜嫩，螃蟹的烹调时间都很短，往往无法彻底杀菌，带来安全隐患。特别是那些胃酸不足，消化吸收功能较差，平日喝凉水、吃水果都容易拉肚子的孕妇，吃大量海鲜、河鲜后容易出现腹痛、腹泻甚至严重脱水的情况，对保胎不利。

孕期吃螃蟹注意三要点。一要注意限量，二要注意蒸透炒熟，三要量力而行，按照自己的体质情况和胃肠功能来决定是不是要吃。如果对海鲜、河鲜有过敏反应，或者有胃肠感染情况的孕妇，最好还是不吃。

2. 膳食构成

膳食构成中，谷类 350~450 克；大豆制品 50~100 克；鱼、禽、瘦肉交替选用约 150 克，鸡蛋每日 1 个；蔬菜 500 克（其中绿叶菜 300 克），水果 150~200 克；牛奶或酸奶 250 克；

每周进食 1 次海产食品，以补充碘、锌等微量元素；每周进食 1 次（约 25 克）动物肝脏，以补充维生素 A 和铁；1 次动物血，以补充铁。由于孕妇个体有较大的差异，不可机械地要求每位孕妇进食同样多的食物。

四、孕末期营养与膳食

孕 7~9 个月胎儿体内组织、器官迅速增长，脑细胞分裂增殖加快，骨骼开始钙化，同时孕妇子宫增大、乳腺发育增快，对蛋白质、能量以及维生素和矿物质的需要明显增加。营养时注意要点：①补充长链多不饱和脂肪酸；②增加钙的补充；③保证适宜的体重增长。

膳食构成中保证谷类、豆类、蔬菜、水果的摄入；鱼、禽、蛋、瘦肉合计每日 250 克，每周至少吃 3 次鱼类（其中至少 1 次海产鱼类），每日 1 个鸡蛋。每周进食动物肝脏 1 次，动物血 1 次；每日饮奶至少 250 毫升，同时补充钙 300 毫克。

【能力训练】

1. 训练内容

为孕早期、中期及末期进行膳食推荐。

2. 训练参考

（1）孕早期食谱举例。早餐：馒头或面包+酸奶+鲜橙；加餐：核桃或杏仁几粒；午餐：米饭（米粉）+糖醋红杉鱼+清炒荷兰豆+西红柿鸡蛋汤；加餐：牛奶芝麻糊；晚餐：面条+胡萝卜、甜椒、炒肉丝+盐水菜心（油菜）+豆腐鱼头汤；加餐：苹果。

（2）孕中期食谱举例。早餐：麻酱肉末卷、小米红豆粥；加餐：酸奶；中餐：米饭、清蒸鲈鱼、蒜蓉油麦菜、豆角炒鸡蛋、胡萝卜、马蹄煲瘦猪肉；加餐：橙；晚餐：米饭、豆腐干芹菜炒牛肉、虾米煲大芥菜、海带猪骨汤；加餐：牛奶、面包。

（3）孕末期食谱举例。早餐：肉丝鸡蛋面；零食：牛奶、杏仁或核桃；中餐：米饭、红白萝卜焖排骨、虾皮、花菇煮菜心（油菜、小白菜）、花枝片（鱿鱼）爆西蓝花；花生煲猪展（猪腱肉）汤；零食：苹果（或纯果汁）；晚餐：米饭、芹菜豆腐皮（千张、百叶）炒肉丝、蒜蓉生菜、清蒸鲈鱼、黑豆煲生鱼（黑鱼）汤；零食：酸奶、饼干。

【练习任务】

设计孕中期零食推荐方案，并且明确表述食用方法和时间。妇女孕期体重增长的范围是怎么样的？

项目二

乳母营养需求、配餐与评价

【内容提要】

乳汁分泌是一个十分复杂的神经内分泌调节过程。除精神方面的刺激影响到乳汁分泌的质和量外,乳母的饮食、营养状况是影响乳汁分泌量的重要因素,患营养不良的乳母将会影响到乳汁的分泌量和泌乳期的长短。

由于要分泌乳汁哺育婴儿,乳母需要的能量及各种营养素较多。在孕前营养不良而孕期和哺乳期摄入的营养素又不足的情况下,乳汁分泌量就会下降。当乳母的各种营养素摄入量不足,体内的分解代谢将增加,以尽量维持泌乳量,此时泌乳量下降可能不明显,但已存在母体内营养的不平衡,最常见的特征是乳母的体重减轻,或出现营养缺乏病的症状。

子项目一 乳母营养需求

【学习目标】

了解乳母喂养的优势

掌握乳母营养对乳汁的影响

掌握乳母的营养需求和膳食指南

【知识内容】

一、营养状况对乳汁营养成分的影响

乳母的营养状况对乳汁中营养成分有一定的影响,特别当营养素的摄入量变动范围较大时影响更明显。表 2-2-1 中列出了哺乳期母体微量营养素缺乏和补充对母乳和婴儿微量营养素状况的影响。

表 2-2-1　哺乳期母体微量营养素缺乏和补充对母乳和婴儿微量营养状况的影响

营养素	正常母乳浓度	母体缺乏对母乳中含量的影响	母体缺乏对婴儿的影响	母体补充对母乳含量的影响	母体补充对婴儿的影响
维生素 A（微克当量/升）	500	↓至 170~500	低血清视黄醇，耗竭	↑	大剂量补充后血清视黄醇↑和肝脏储备用于 2~3 个月
维生素 D（微克/升）	0.55	至 0.25	依赖于 UV 暴露，佝偻病危险性增加	↑	如剂量>2000IU/天，血清 25（OH）D↑
维生素 B₁（毫克/升）	0.21	↓至 0.11	维生素 B₁ 缺乏症	↑至正常	婴儿维生素 B₁缺乏症↓
维生素 B₂（毫克/升）	0.35	↓至 0.2	EGRAC 升高	↑	母亲和婴儿的 EGRAC↓
维生素 B6（毫克/升）	0.93	↓至 0.9	神经问题	↑	神经问题↓
叶酸（微克/升）	85	无变化	未知	↑	无，但母亲状况↑
维生素 B₁₂（微克/升）	0.97	↓至<0.5	尿 MMA↑神经问题发育迟缓	↑	MMA↓
维生素 C（毫克/升）	40	↓至 25	未知	↑（微量）	未知
钙（毫克/升）	280	↓至 215	骨矿物质↓，但相对于宫内对产后的影响尚不清楚	↑	无
铁（毫克/升）	0.3	无变化	无	无	无
锌（毫克/升）	1.2	无变化	无	无	无
铜（毫克/升）	0.25	无变化	无	无	无
碘（微克/升）	110	无变化/轻度↓	不确定；妊娠缺乏更为重要	↑	未知
硒（微克/升）	20	↓至≤10	血浆和红细胞含量↓	↑	未知

注：血清 25（OH）D：25-羟酮骨化醇；EGRAC：红细胞谷胱甘肽还原酶活性系数；MMA：甲基丙二酸；UV：紫外线。

二、哺乳对母体健康的影响

产后应尽快用母乳喂养新生儿，由于哺乳过程中婴儿对乳房的不断吮吸，刺激母体内缩宫素的分泌而引起子宫收缩，减少产后子宫出血的危险，还可促进产后子宫较快地恢复到孕前状态，并可避免乳房肿胀和乳腺炎的发生。

1. 哺乳与肥胖

妊娠期间，母体脂肪沉积约 99 兆焦（23740 千卡）的能量，用母乳喂养婴儿，可有效地消耗妊娠期间贮存的这部分能量，有利于乳母的体重尽快复原，预防产后肥胖。就生理学而言，产后没有哺乳且食物摄入量正常的母亲，过多的脂肪将蓄积在体内。

2. 哺乳与骨质疏松

按每天泌乳 750 毫升计，持续 6 个月的哺乳，妇女经乳汁丢失钙约 50 克，或约占 5%的总体钙。假设哺乳期间钙的吸收效率没有变化，平均每天约需要 660 毫克的膳食钙补充经乳汁丢失的 262 毫克钙，如果母亲膳食钙摄入量不能满足需要，一般不会影响泌乳量及乳汁中钙含量，因为母体会动用骨骼中的钙用于维持乳汁中钙的稳定，其结果乳母可因缺钙而患骨质软化症、骨质疏松等。哺乳期母体钙的适宜摄入，对降低骨质疏松症的危险有重要意义。

3. 哺乳与乳腺癌

大量的研究结果提示，母乳喂养可以降低发生乳腺癌和卵巢癌的危险。

【知识链接】

乳母该喝什么汤

老人常说喝鱼汤、排骨汤、公鸡汤，靠谱吗？认为汤上那层白的是钙，事实上那是被乳化的脂肪。乳母喝这样的汤不仅自己会胖，还有可能使婴儿腹泻。所以乳母应喝营养价值好的汤或粥，如蔬菜汤、杂豆汤、小米粥。

【能力训练】

训练一

1. 训练内容

乳母蛋白质应该如何补充，怎样搭配？

2. 训练参考

新妈妈获得足量优质的蛋白质非常重要，每天摄入的蛋白质应保证 1/3 以上来自动物性食品，但也不能太贪肉食。过多的动物性食品摄入，使很多新妈妈蛋白质、脂肪摄入过量，加重其消化系统和肾脏的负担，同时还会减少新妈妈对其他食物的摄入，使维生素和矿物质的摄入减少，导致营养不均衡。因此，除了禽、蛋、鱼、肉外，大豆类食品不应被忽视，它可提供优质蛋白质且有益健康。

训练二

1. 训练内容

怎样进行母乳搭配？

2. 训练参考

其实，很多事情没有一个标准答案，就像做食谱一样。每个人的口味和烹调习惯都不一样，每个地方物产也不相同，所以孕妇和产妇也没有一个准确的食谱。只需要知道一些基本原则，然后按照口味去吃就可以了。

刚生产后消化能力差，宜吃极易消化的食品，比如醪糟蛋汤，炒大米煮的粥、鸡汤等，还可以喝点山楂、桂圆、大枣汤当甜食，有营养又好喝，也有利于消化，过几天就可以正常饮食了。

产妇第一个月的饮食要点是多补铁和钙以及蛋白质。如果身体不算瘦弱，则不需要特别增加脂肪供应，因为怀孕时身体已经存了几公斤的脂肪备用。如果体重超标很多，更要注意选择清淡少油的烹调方式。可以服用复合维生素矿物质增补剂，按说明每日 1~2 粒，记得一定要进餐时服用才好吸收利用。

每天宜喝 2 杯热牛奶，月子之后可以喝酸奶，补充足够的钙，这样乳汁里的钙就充足，妈妈也不会发生骨质疏松或软化。每天还要比平日多喝 3~4 杯水或汤，补充哺乳需要的水分。但是哺乳并不需要汤上面那层油，可除去。

第一个月多吃点鱼、肉、蛋类，补充蛋白质。如果失血多，红肉或内脏可帮助补铁。如果肉吃得少，可以用黑芝麻、花生、红豆、黑豆、核桃、枣等植物性食品帮助补血。同时要多吃蔬菜和水果，促进植物性铁的吸收。月子里运动少，要注意多吃蔬菜，避免纤维太少发生便秘。太凉的食品不要吃，但蔬菜煮熟了吃没有问题。

第二个月开始，不用额外补铁了，因为身体的创伤已经基本恢复了，月经还没有恢复正常，铁的需要量减少了。但如果哺乳，就要继续补钙，牛奶、酸奶还是一样喝，同时按胃口增加食量就好了。如果不喂奶，就不需要多吃东西了，和平日一样。否则就容易发胖，假如喂奶的同时注意控制烹调油，少吃油腻食物，哺乳还有减肥的作用，只是要记得蛋白质、维生素和矿物质不能减少。

哺乳的妈妈要注意，不吸烟、不饮酒、不服药、少喝茶和咖啡，少吃外面买的加工食品，少下馆子，尽量在家里自己购买新鲜原料做饭菜。因为外面的加工食品各种添加剂太多，脂肪质量差，还可能含有各种污染，维生素和纤维不足，对乳汁的质量有不良影响。油炸食品、熏烤食品、薯条薯片、膨化食品、饼干蛋糕、凉粉粉丝一类都要少吃——里面有毒物质和污染物质太多，可能进入乳汁当中，危害宝宝。多喝煲汤、多吃粗粮、多吃新鲜蔬菜和水果，这样维生素就很足，而且很安全。

训练三

1. 训练内容

乳母是否可以吃水果?

2. 训练参考

蔬菜、水果摄入量少会造成母乳中的微量营养素"供不应求"，这一情况需要警惕。在哺乳期间，需要优先考虑的微量营养素包括维生素 A、B 族维生素、维生素 C、碘、锌等。母乳中这些营养素的含量受母亲膳食的直接影响，蔬菜、水果的缺乏会直接导致某些微量营养素的缺乏。产后吃蔬菜、水果少甚至在某一阶段不吃的问题，主要是受吃蔬菜、水果会使妈妈受凉，影响乳汁分泌的传统观念的影响，应纠正这些不科学的传统观念。新鲜蔬菜、水果不仅含有多种维生素、矿物质、膳食纤维、果胶、有机酸等成分，可增进食欲，增加肠蠕动，防止便秘，还能促进乳汁分泌。少吃甚至不吃蔬菜、水果，影响乳汁中维生素和矿物质的含量，进而会影响婴儿的生长发育。乳母每天应保证摄入蔬菜水果500克以上。由于绿色、红色、黄色等深色蔬菜中维生素等微量营养素含量超过浅色蔬菜，宜多选用。在冬天食用水果时，可将切成小块的水果在温水里稍微浸泡后再吃。

新妈妈还应增加海产品的摄入，牡蛎富含锌，海带、紫菜富含碘，这些营养素都是婴儿生长发育尤其是脑和神经发育所必需的营养素。乳母增加海产品摄入可使乳汁中锌、碘等含量增加。

【练习任务】

对乳母的膳食如何推荐？怎样能够促进乳母乳汁分泌？

子项目二　乳母配餐与指导

【学习目标】

能够为乳母配餐和进行营养指导

能够根据配餐要求定量加工菜肴

【知识内容】

根据前面所学内容，分析掌握乳母的饮食营养特点。将配餐应用于实践是有一定现实难度的，特别是对食物进行定量操作。首先要根据查阅的乳母配餐相关资料，针对乳母进行合理定量配餐。然后根据各组配餐的内容，进行实际操作加工。

一、乳母的营养素推荐摄入量

概括乳母的营养需要，其一是为泌乳提供物质基础和正常泌乳的条件；其二是恢复或维持母体健康的需要。

1. 能量

产后 1 个月内乳汁分泌每日约 500 毫升，乳母的膳食能量适当供给即可，至 3 个月后每日泌乳量增加到 750~850 毫升，对能量的需求增高。人乳的能量平均为 290 千焦（70 千卡）/100 毫升。每升乳汁含能量为 2900 千焦（700 千卡），机体转化乳汁的效率约为 80%，故需 3661 千焦（875 千卡）才能合成 1 升的乳汁。虽然孕期的脂肪储备可为泌乳提供约 1/3 的能量，但是另外的 2/3 就需要由膳食提供。

中国营养学会 2000 年提出的乳母每日能量推荐摄入量，在非孕成年妇女的基础上每日增加 2090 千焦（500 千卡），轻体力劳动的哺乳期妇女应摄入能量 12.5 兆焦（3000 千卡）/天。蛋白质、脂肪、碳水化合物的供热比分别为 13%~15%、20%~30%、55%~60%。

2. 宏量营养素

（1）蛋白质。人乳蛋白质平均含量为 1.2 克/100 毫升，正常情况下每日泌乳量约为 750 毫升，所含蛋白质 9 克左右，但是母体内膳食蛋白质转变为乳汁蛋白质的有效率为 70%，故分泌 750 毫升的乳汁需要消耗膳食蛋白质 13 克。如果膳食蛋白质的生物学价值不高，则转变成乳汁蛋白质的效率更低。按我国营养学会的建议，乳母应每日增加蛋白质 20 克，达到每日 85 克，其中一部分应为优质蛋白质。某些富含蛋白质的食品，如牛肉、鸡蛋、肝和肾等，有促进泌乳的作用。

（2）脂肪。一般而言，每次哺乳过程中后段乳中脂肪含量比前段的含量高，这样有利于控制婴儿的食欲。乳母能量的摄入和消耗相等时，乳汁中脂肪酸与膳食脂肪酸的组成相似，乳中脂肪含量与乳母膳食脂肪的摄入量有关。脂类与婴儿的脑发育有密切关系，尤其是其中的不饱和脂肪酸，例如二十二碳六烯酸（DHA），对中枢神经的发育特别重要。目前我国乳母脂肪推荐与成人相同，膳食脂肪供给为 20%~30%。

3. 微量营养素

（1）矿物质。

1）钙。为了保证乳汁中钙含量的稳定及母体钙平衡，应增加乳母钙的摄入量。乳母膳食钙参考摄入量为每日 1200 毫克，可耐受的最高摄入量每日为 2000 毫克。在 2001 年中国营养学会妇幼分会提出的《改善我国妇女儿童钙营养状况的建议》中，建议乳母要注意膳食多样化，增加富含钙的食品，例如豆类及豆制品等，建议每日饮奶至少 250 毫升，以补充约 300 毫克的优质钙，摄入 100 克左右的豆制品和其他富钙食物，可获得约 100 毫克的钙，加上膳食中其他食物来源的钙，摄入量可达到 800 毫克，剩余不足部分可增加饮奶量或采用钙剂补充。此外，还要注意补充维生素 D（多晒太阳或服用鱼肝油等），以促进钙的吸收与利用。

2）铁。尽管母乳中铁含量极少，仅为 0.05 毫克/100 毫升，为恢复孕期缺铁的状况，应注意铁的补充，膳食中应多供给富含铁的食物。乳母膳食铁的适宜摄入量每日为 25 毫克，可耐受的最高摄入量每日为 50 毫克。由于食物中铁的利用率低，可考虑补充小剂量的铁以纠正和预防缺铁性贫血。

（2）维生素。

1）维生素 A。由于维生素 A 可以通过乳腺进入乳汁，乳母膳食维生素 A 的摄入量可以影响乳汁中维生素 A 的含量。乳母维生素 A 的膳食推荐摄入量每日为 1200 微克（4000 个单位），可耐受最高摄入量每日为 3000 微克。乳母需要注意膳食的合理调配，多选用富含维生素 A 的食物。

2）维生素 D。由于其几乎不能通过乳腺，母乳中维生素 D 的含量很低。乳母膳食维生素 D 的推荐摄入量每日为 10 微克（400 个单位），可耐受最高摄入量每日为 50μg。由于膳食中富含维生素 D 的食物很少，建议多进行户外活动来改善维生素 D 的营养状况以促进膳食钙的吸收，必要时可补充维生素 D 制剂。

3）B 族维生素。母乳中维生素 B_1 含量平均为 0.02 毫克/100 毫升。已证明维生素 B_1 能够改善乳母的食欲和促进乳汁分泌，预防婴儿维生素 B_1 缺乏病。膳食中硫胺素被转运到乳汁的效率仅为 50%，乳母膳食维生素 B_1 的参考摄入量为每日 1.8 毫克，应增加富含维生素 B_1 食物，如瘦猪肉、粗粮和豆类等。母乳中维生素 B_2 的含量平均为 0.03 毫克/100 毫升。乳母膳食维生素 B_2 的参考摄入量为每日 1.7 毫克，多吃肝、奶、蛋以及蘑菇、紫菜等食物可改善维生素 B_2 的营养状况。

4）维生素 C。据世界卫生组织报告，全球平均母乳中维生素 C 含量为 5.2 毫克/100 毫升，我国报告的北京市城乡母乳中维生素 C 平均含量为 4.7 毫克/100 毫升。乳汁中维生素 C 与乳母的膳食有密切关系。我国膳食维生素 C 推荐摄入量为每日 130 毫克，只要经常吃新鲜蔬菜与水果，特别是鲜枣与柑橘类，容易满足需要，维生素 C 的可耐受最高摄入量为每日 1000 毫克。

二、乳母的膳食

在中国营养学会发布的《中国居民膳食指南及平衡膳食宝塔》中，关于乳母的膳食指南中特别增加了保证供给充足的能量，增加鱼、肉、蛋、奶、海产品摄入量。

1. 产褥期膳食

正常分娩后产妇可进食适量、易消化的半流质食物。例如红糖水、藕粉、蒸蛋羹、蛋花汤等。分娩时若会阴撕伤Ⅲ度缝合，应给无渣膳食 1 周左右，以保证肛门括约肌不会因排便再次撕裂。做剖宫手术的产妇术后 24 小时给予术后流食

1 天，但忌用牛奶、豆浆、大量蔗糖等胀气食品，以后再转为普通膳食。

母体在分娩过程中失血很多，需要补充造血的重要物质，如蛋白质和铁等。鸡蛋含有很高的蛋白质，但每日进食鸡蛋的量不要多于 6 个，以免增加肾脏负担。此外，我国的习惯往往只强调动物性食物的摄入，如鸡、肉、鱼、蛋，而忽视蔬菜与水果的摄入，容易造成维生素 C 与膳食纤维的不足。

2. 哺乳期的膳食

（1）食物种类齐、全多样化。一日以 4~5 餐为宜，如主食不能只吃精白米、面，应该粗细粮搭配，每天食用一定量粗粮，并适当调配些杂粮、燕麦、小米、赤小豆、绿豆等，每日 300~500 克。

（2）供给充足的优质蛋白质动物性食品。如鱼类、禽、肉等可提供优质的蛋白质，每日 200~250 克。在受经济条件限制的地区，充分利用大豆类食品提供蛋白质和钙质。

（3）多食含钙丰富的食品乳及乳制品。如牛奶、酸奶、奶粉、奶酪等含钙量最高，并且易于吸收利用，每天至少摄入 250 克。此外，小鱼、小虾米（皮）含钙丰富，可以连骨带壳食用。深绿色蔬菜、豆类也可提供一定数量的钙。

（4）多食含铁丰富的食品。如动物的肝脏、肉类、鱼类、某些蔬菜（如油菜、菠菜等）、大豆及其制品等。

（5）摄入足够的新鲜蔬菜、水果和海产品，每天要保证供应 500 克以上。乳母还要多选用绿叶蔬菜。有的地区产后有禁吃蔬菜和水果的习惯，应予以纠正。

（6）注意烹调方法。对于动物性食品，如畜、禽、鱼类的烹调方法以煮或煨为最好，多汤水。烹调蔬菜时，注意尽量减少维生素 C 等水溶性维生素的损失。

【知识链接】

乳母营养不足影响乳汁的质和量

乳汁中营养素含量相对稳定，乳母膳食状况一般不会明显影响乳汁中营养素含量，但是如果乳母在孕期和哺乳期的蛋白质与能量均处于不足或边缘缺乏状态，则会影响泌乳量和乳汁中的营养素水平。即便是健康状况良好的乳母，如果哺乳期节制饮食，也可使母乳量迅速减少到正常的 40%~50%；一般营养较差的乳母产后前 6 个月每日泌乳量可降低到每天 100~200 毫升，甚至可能完全终止泌乳。

【能力训练】

1. 训练内容

分组进行乳母营养餐加工。

2. 实训要求

（1）所有设备使用后必须清洁干净，恢复至原来位置。

（2）实训室必须专人清洁，专人负责监督（两个班一个负责清洁另一个负责监督）。

（3）实训室任何器皿、设备、原辅料不允许私自带出实训室。

3. 配餐并完成表 2-2-2

表 2-2-2 营养量化技能训练表

营养量化技能（孕妇配餐）			
班级		组别	
组长		副组长	
成员			
设计题目			

	营养套餐设计（一人份）				
	菜肴名称	原料	重量（克）	营养特点	烹调要点

	食物摄入比例										
种类	谷薯类	蔬菜	水果	畜禽肉	鱼虾类	蛋	奶	豆	油	盐	其他
摄入量											
推荐量											

设计方案

成本核算（一人份）			
原料名称	单价	数量	总价
总计			

成员任务责任表			
序号	成员名称	成员工作任务	赋分（总分100分）
1			
2			
3			

设计方案	营养评价（写背面）： 菜肴特点评价（写背面）： 总结（写背面）： （实训中的优势、创意、亮点、问题等） 实训建议及意见（写背面）： （对实训项目、实训室等的建议意见）

【练习任务】

调研乳母营养需求，查阅相关资料。

项目三
婴幼儿营养需求、配餐与评价

【内容提要】

　　婴儿期良好的营养，是一生体格和智力发育的基础，亦是预防成年慢性疾病如动脉粥样硬化、冠心病等的保证。由于婴儿期的生长极为迅速，对营养素的需要很高，因此，如何科学喂养，确保婴儿的生长发育就显得极为重要。婴儿的营养主要来自于母体，因此，婴儿喂养也与乳母配餐、乳母营养以及喂养的方法有直接关系。

【学习目标】

掌握婴幼儿营养参考摄入量

能够进行婴幼儿喂养指导

了解婴幼儿配方食品

【知识内容】

一、婴儿

1. 营养需要及膳食营养素参考摄入量

（1）能量。婴儿的能量需要包括基础代谢、体力活动、食物的特殊动力作用、能量储存及排泄耗能、生长发育的需要，其总能量的需要主要依据年龄、体重及发育速度予以估计。《中国居民膳食营养素参考摄入量》建议 0~12 个月婴儿的能量 AI 为 95 千卡/（千克·日）。

（2）蛋白质。婴儿生长迅速，不仅蛋白质的量按每单位体重计大于成人，而且需要更多优质蛋白质。婴儿所需必需氨基酸的比例较成人大，如 6 个月龄的婴儿就比成人多 5~10 倍。除成人的八种必需氨基酸外，婴儿早期肝脏功能还不成熟，还需要由食物提供组氨酸、半胱氨酸、酪氨酸以及牛磺酸。人乳中必需氨基酸的比例最适合婴儿生长的需要。《中国居民膳食营养素参考摄入量》建议婴儿蛋白质 AI 因喂养方式而异，人乳喂哺的婴儿的蛋白质 AI 为 2.0 克/（千克·日）。牛乳喂养者为 3.5 克/（千克·日），大豆或谷类蛋白喂养者为 4.0 克/（千克·日）。

（3）脂肪。0~6 个月的婴儿按每日摄入人乳 800 毫升计，则可获得脂肪 27.7 克，占总能量的 47%。中国营养学会推荐摄入量占总能量的 45%~50%。每 100 千卡婴儿食品含脂肪应不少于 3.8 克和不多于 6 克（能量比 30%~50%）。6 个月后虽然添加一些辅助食品，但还是以奶类食品为主，脂肪提供的能量比仍然较高，《中国居民膳食营养素参考摄入量》建议婴儿脂肪摄入量占总能量适宜比值：0~5 个月为 45%~50%，6~12 个月为 35%~40%。亚油酸及其代谢产物 α–亚麻酸及花生四烯酸（ARA）是 n–6 多不饱和脂肪酸的主要成分，α–亚麻酸及其代谢产物二十碳五烯酸（EPA）和二十二碳六烯酸（DHA）是 n–3 多不饱和脂肪酸的主要成分，这些脂肪酸对婴儿神经、智力及认知功能发育有促进作用。参照母乳中的含量，联合国粮食和农业组织/世界卫生组织于 1994 年推荐婴儿亚油酸提供的能量不低于膳食总能量的 3%。

（4）碳水化合物。人乳喂养的婴儿平均摄入量约为 12 克/（千克·日）碳水化合物（供能比约 37%），主要成分是乳糖。人工喂养儿略高（40%~50%）。4 个月以下的婴儿消化淀粉的能力尚未成熟，但乳糖酶的活性比成人高。4 个月以后的婴儿，能较好地消化淀粉食品。婴儿食物中含碳水化合物过多，则碳水化合物在肠内经细菌发酵，产酸、产气并刺激肠蠕动可引起腹泻。

（5）矿物质。婴儿必需而又容易缺乏的矿物质和微量元素主要有钙、铁、锌。此外，内陆地区甚至部分沿海地区碘缺乏病也较为常见。

1）钙。人乳中含钙量约为 350 毫克/升。以一天 800 毫升人乳计，能提供 300 毫克左右的钙。由于人乳中钙吸收率高，出生后前 6 个月全母乳喂养的婴儿并无明显缺钙。尽管牛乳中钙量是母乳的 2~3 倍，钙磷比例不适合婴儿需要，且吸收率较低。《中国居民膳食营养素参考摄入量》建议婴儿钙的 AI：6 个月以下为 300 毫克/日，6 个月以上为 400 毫克/日。

2）铁。足月新生儿体内有 300 毫克左右的铁储备，通常可防止出生后 4 个月内的铁缺乏。早产儿及低出生体重儿的铁储备相对不足，在婴儿期容易出现铁缺乏。母乳 1~3 个月铁含量为 0.6~0.8 毫克/升，4~6 个月为 0.5~0.7 毫克/升。牛乳中铁含量约 0.45 毫克/升低于人乳，且吸收率亦明显较低。婴儿在 4~5 个月后急需从膳食中补充铁，可通过强化铁的配方奶、米粉、肝泥及蛋黄等予以补充。《中国居民膳食营养素参考摄入量》建议婴儿铁 AI：6 个月以下为 0.3 毫克/日，6 个月以上为 10 毫克/日。

3）锌。足月新生儿体内也有较好的储备。婴儿期每日需锌约 3 毫克。人乳中锌含量相对不足，成熟乳约为 1.18 毫克/升。母乳喂养的婴儿在前几个月内因可以利用体内储存的锌而不易缺乏，但在 4~5 个月后也需要从膳食中补充。肝泥、蛋黄、婴儿配方食品是较好的锌的来源。《中国居民膳食营养素参考摄入量》建议婴儿锌的 AI：6 个月以下为 1.5 毫克/日，6 个月以上为 8 毫克/日。

4）碘。婴儿期碘缺乏可引起以智力低下、体格发育迟缓为主要特征的不可逆性智力损害。我国大部分地区天然食品及水中含碘较低，如孕妇和乳母不使用碘强化食品，则新生儿及婴儿较容易出现碘缺乏病。《中国居民膳食营养素参考摄入量》建议碘的AI：6个月以下为1.5毫克/日，6个月以上为8毫克/日。

其他矿物质，如钾、钠、镁、铜、氯、硫及其他微量元素也为机体生长发育所必需，但母乳及牛奶喂养健康婴儿均不易缺乏。

（6）维生素。母乳中的维生素尤其是水溶性维生素含量受乳母的膳食和营养状态的影响。膳食均衡的乳母，其乳汁中的维生素一般能满足婴儿的需要。用非婴儿配方奶喂养婴儿时，则应注意补充各种维生素。

1）维生素A。母乳及配方奶粉中含有较丰富的维生素A，用母乳和配方奶粉喂养的婴儿一般不需额外补充。牛乳中的维生素A仅为母乳含量的一半，用牛乳喂养的婴儿需要额外补充150~200微克/日维生素A。用浓缩鱼肝油补充维生素A时应适量，过量补充会导致维生素A、维生素D中毒，出现呕吐、昏睡、头痛、骨痛、皮疹等症状。《中国居民膳食营养素参考摄入量》建议婴儿维生素A的AI为400微克/日。

2）维生素D。人乳及牛乳中的维生素D含量均较低，从出生2个月到1岁半之内都应添加维生素D。《中国居民膳食营养素参考摄入量》建议婴儿维生素D的AI为10微克（400个单位）/日。富含维生素D的食物较少，给婴儿适量补充富含维生素A、维生素D的鱼肝油或维生素D制剂及适当户外活动（晒太阳），可以预防维生素D缺乏所致的佝偻病。

3）维生素E。早产儿和低出生体重儿容易发生维生素E缺乏，引起溶血性贫血、血小板增加及硬肿症。《中国居民膳食营养素参考摄入量》建议婴儿的维生素E适宜摄入量为3毫克当量/日。人乳初乳维生素E含量为14.8毫克/升，过渡乳和成熟乳分别含8.9毫克/升和2.6毫克/升。牛乳中维生素E含量远低于人乳，相差约0.6毫克/升。

4）维生素K。新生儿肠道内正常菌群尚未建立，肠道细菌合成维生素K较少，容易发生维生素K缺乏症（出血）。母乳约含维生素K 15微克/升，牛乳及婴儿配方奶约为母乳的4倍，母乳喂养的新生儿较牛乳或配方食品喂养者更易出现维生素K缺乏性出血。因此，对新生儿尤其是早产儿出生初期要注射补充维生素K。出生1个月以后，一般不容易出现维生素K缺乏。但长期使用抗生素时，则应注意补充维生素K。

5）维生素C。母乳喂养的婴儿可从乳汁获得足量的维生素C。牛乳中维生素C的含量仅为母乳的1/4（约11毫克/升），又在煮沸过程中有所损失，因此，纯牛乳喂养儿应及时补充富含维生素C的果汁如橙子、深绿色叶菜汁或维生素C制剂等。《中国居民膳食营养素参考摄入量》建议婴儿维生素C的适宜摄入量：小于 6 月龄为 40 毫克/日，大于 6 月龄为 50 毫克/日。

2. 婴儿喂养指南

（1）喂养方式。

1）母乳喂养。在分娩后的 5 天内所分泌的乳汁呈淡黄色，质地黏稠，称之为"初乳"。之后第 6~10 天的乳汁称为过渡乳，大约 2 周后为成熟乳。初乳具有如下特点：蛋白质含量约 10%，成熟乳仅 1%。含丰富的抗体，包括分泌性免疫球蛋白 A（SIgA），以及乳铁蛋白、白细胞、溶菌酶及抗菌因子。为婴儿提供较多特殊的营养素，例如锌；长链多不饱和脂肪酸在初乳也比成熟乳多。初乳中的脂肪及乳糖都比成熟乳少，以适应新生儿脂肪和糖消化能力较差的特点。

2）母乳的营养特点。与人类的进化同步，母乳也不断地进化，与现代人类生命发展相适应，人类的乳汁保留了人类生命发展早期所需要的全部营养成分，这是人类生命延续所必需，是其他任何哺乳类的乳汁无法比拟的。

①蛋白质及氨基酸。尽管人乳所含蛋白质比牛奶少，约 1.1 克/100 毫升，但人乳中蛋白质以易于消化吸收的乳清蛋白为主。乳清蛋白与酪蛋白之比为 70：30，而牛乳为 18：82。在乳清蛋白中，人乳以 α-乳清蛋白为主。乳清蛋白易于消化吸收，而 α-乳清蛋白又可促进乳糖的合成。与牛乳不同，人乳在婴儿的胃中被胃酸作用后，能形成柔软絮状的凝块，以充分为胃酸及肠道蛋白酶所分解。

人乳中胱氨酸含量为 240 毫克/升，高于牛乳 130 毫克/升。因新生儿及早产儿肝及脑组织中胱氨酸酶较低甚至无，不能利用其他含硫氨基酸合成胱氨酸，故有人认为胱氨酸是新生儿及早产儿的必需氨基酸。此外，人乳中的牛磺酸（氨基乙磺酸）的含量也较多（425 毫升/升），为成人血清的 10 倍。由于婴儿的肝脏尚未成熟，半胱氨酸脱羧酶的活性低，不能将半胱氨酸合成牛磺酸，必须由食物提供，而牛磺酸为婴儿大脑及视网膜发育所必需。

②脂肪。人乳的脂肪数量和种类都比牛乳多，在能量上也高于牛乳，这适应了婴儿对能量的特别需要。人乳脂肪酸构成包括短链、中链及长链脂肪酸，尤其是必需脂肪酸亚油酸和 α-亚麻酸及其衍生物二十二碳六烯酸（DHA）等。这是因为婴儿从亚麻酸合成二十二碳六烯酸的能力有限，必须由母乳提供。

人乳含有丰富的脂酶，它能在 4 摄氏度或更低的温度下将甘油三酯分解为游离的脂肪酸，使人乳中的脂肪比牛乳脂肪更易于消化与吸收。人乳甘油三酯的第二位上含有更多比例的棕榈酸，它在肠道中作为 2-甘油单酯而被吸收；相反，脂酶从牛乳脂肪分解游离出的 1 及 3 位的棕榈酸，这种游离的脂肪酸在肠腔可被钙沉淀，形成钙-棕榈酸皂，导致脂肪及钙的吸收不良以及便秘。

③糖类。人乳中的乳糖含量约 7%，高于牛乳，且以 α-乙型乳糖为主。乳糖不仅提供婴儿相当一部分的能量，而且它在肠道中被乳酸菌利用后产生乳酸。乳酸在肠道内可抑制大肠杆菌的生长，同时亦可促进钙的吸收。

④矿物质。由于婴儿肾脏的排泄和浓缩能力较弱，食物中的矿物质过多或过少都不适于婴儿的肾脏及肠道对渗透压的耐受能力，会导致腹泻或对肾的过高负荷。人乳的渗透压比牛乳低，更符合婴儿的生理需要。牛乳的肾溶质负荷比人乳大，喂以牛乳的婴儿血浆尿素的水平较高，也较易出现钠潴留。临床上高尿素血症和高钠血症引起婴儿的脱水也多见于以牛乳喂养的婴儿。人乳中的钙含量比牛乳低，但钙磷比例恰当，为 $2:1$，有利于钙的吸收。铁的含量人乳与牛乳接近，但人乳中铁的吸收率达 50%，而牛乳仅 10%。另外，人乳中的锌、铜含量远高于牛乳，有利于婴儿的生长发育。

⑤维生素。人乳中维生素的含量易受乳母的营养状态的影响，尤以水溶性维生素和脂溶性的维生素 A 影响最大。营养良好乳母的乳汁中维生素能满足 1~6 个月婴儿的需要，而不需要额外补充维生素。但维生素 D 例外，尤以日照较少的地区。

3）母乳中的免疫活性物质。

①白细胞和淋巴细胞。人乳中的白细胞主要是嗜中性粒细胞和巨噬细胞，存在于前 3~4 个月的母乳中。

②抗体。母乳中的抗体主要存在于初乳中，以分泌型免疫球蛋白 SIgA 为主，占初乳中免疫球蛋白的 90%左右。产后 1~2 天的初乳也含有较高水平 IgM，其含量达到甚至超过正常人血清水平，但持续时间较短，至产后 7 天下降至微量。母乳中也含有少量的 IgG，其浓度不到血液浓度的 1%，但持续时间较长，能维持到产后 6 个月。

③乳铁蛋白。人乳中的初乳含乳铁蛋白丰富，可达 5~6 毫克/毫升，4 周后下降至 2 毫克/毫升，以后一直维持 1 毫克/毫升。

④溶菌酶。在喂哺第一个月时约含 20 微克/毫升。第六个月为 250 微克/毫升，人乳的含量约为牛乳制品含量的 8 倍。

⑤补体。初乳中含有较高含量的补体 C3 和 C4，但随后迅速下降。补体不能直接杀灭细菌，但能辅助 SIgA 和溶菌酶降解细菌。

⑥低聚糖和共轭糖原。低聚糖和共轭糖原是母乳中一类能抵抗细菌的碳水化合物，其中，单唾液神经苷脂可以中和大肠杆菌和霍乱弧菌的不耐热毒素的受体；含低聚糖的岩藻能阻断霍乱弧菌与黏膜蛋白结合。另外，人乳中的低聚糖还可与流感和肺炎病原体黏附，促进直肠中乳酸杆菌的生长与乙酸的产生，从而抑制致病性革兰阴性菌的生长。

⑦其他抗感染物质。初乳中含量较高的纤维结合素能促进吞噬细胞的吞噬作用；双歧因子可助乳酸杆菌在肠道中生长并产生乙酸和乳酸，降低肠道 pH 值；维生素 B_2 和叶酸结合蛋白能抑制细菌利用这些维生素；蛋白酶抑制剂能抑制母乳中生物活性蛋白被消化；抗炎因子如糜蛋白酶，抗氧化物质如 β–胡萝卜素、

α-生育酚、过氧化物酶等具有抗炎症反应和抗氧化作用。此外，母乳中干扰素具有抗病毒等作用。

4）母乳中的激素和生长因子。母乳含有表皮生长因子（EGF）、神经生长因子（NGF）、胰岛素样生长因子Ⅰ和Ⅱ，转移生长因子（TGF）等。这些生长因子可以调节婴儿的生长发育，参与中枢神经系统及其他组织的生长分化。母乳中还含有甲状腺素 T_3 和 T_4、前列腺素、促甲状腺素释放激素（TRH）、皮质激素和促肾上腺皮质激素（ACTH）、胰岛素、生长激素抑制素、垂体激素、泌乳刺激素、催乳素、胃抑素、胃肠调肽、胃泌素、促红细胞生成素、降血钙素等。这些激素对于维持、调节和促进婴儿的各器官的生长、发育与成熟有重要作用。

5）母乳喂养的优越性。每个母亲都有能力用母乳喂养她的孩子，母乳喂养是人类最原始的喂养方法，也是最科学、最有效的喂养方法。世界卫生组织和儿童基金会提出，鼓励、支持、保护、帮助母乳喂养，母乳喂养不仅仅是母子之间的相互行为，而且是整个社会的行为，母乳喂养需要全社会的支持。我国为了推动和普及母乳喂养，大力推广爱婴医院和母婴同室。

①母乳中营养成分能满足生后 4~6 个月内婴儿的营养需要。母乳是婴儿最佳的天然食物和饮料，母乳含有 4~6 个月内的婴儿所需的全部营养素。母乳中所含有的各种营养成分最适宜婴儿的消化与吸收。尽管从 4~6 个月起，就要给婴儿及时合理地添加辅助食物，但是到孩子出生后的第二年，母乳仍是多种营养物质的重要来源，并且能帮助孩子抵抗疾病；婴儿吸吮母乳还有助于其颌骨和牙齿的发育。因此，母乳喂养应持续到 1~2 周岁。

②母乳喂养降低发病率和死亡率。

a. 感染性疾病。母乳喂养可减少或消除婴儿暴露于污染的食物及容器的机会。其次是母乳中含有分泌型抗体及其他具有抗微生物、促进免疫系统成熟及保护新生儿消化系统的活性因子，从而抵抗对感染性疾病，特别是呼吸道及消化道的感染。研究证实，在婴儿出生后的前 6 个月，给予全母乳喂养可明显降低婴儿的发病率及死亡率，对防止婴儿腹泻的证据最多。

b. 成年期慢性病。母乳喂养有利于预防成年期慢性病，有研究报道婴儿期母乳喂养持续时间较长者Ⅱ型糖尿病发病的危险相对较低。小于 4 个月龄给婴儿喂牛奶似乎是较早发生Ⅱ型糖尿病的触发因素。亦有研究表明，母乳喂养对溃疡性结肠炎、儿童的肿瘤及儿童期肥胖、婴儿突然死亡症等疾病具有一定保护作用。

③母乳喂养增进母子之间的感情，有助于婴儿的智力发育。母亲在哺乳过程中，通过每日对婴儿皮肤的接触、爱抚、目光交流、微笑和语言，可增进母婴的感情交流，有助于乳母和婴儿的情绪安定，有益于婴儿的智力发育。

④母乳喂养经济方便又不易引起过敏。母乳喂养婴儿经济方便、任何时间母

亲都能提供温度适宜的乳汁给婴儿。母乳喂养的婴儿极少发生过敏，也不存在过度喂养的问题。从远期效应来说母乳喂养的儿童很少发生肥胖症，糖尿病的发生率也比较低。

（2）人工喂养。因各种原因不能用母乳喂养婴儿时，可采用牛乳、羊乳等动物乳或其他代乳品喂养婴儿，这种非母乳喂养婴儿的方法即为人工喂养。由于不同种动物的乳，严格来讲，只适合相应种类动物的幼子，并不适宜其他种类幼子的生长发育，同时亦不适宜直接喂养婴儿。因此，特别是对 0~4 个月的婴儿，只有在实在无法用母乳喂养时才采用人工喂养。人工喂养所用乳量可根据婴儿的能量需要量来计算。新生儿第一周的能量需要量为 60 千卡/（千克·天），第二周以后新生儿及婴儿的能量约需 95 千卡/（千克·天），再根据代乳品每 100 毫升。（直接喂养的浓度）提供的能量来确定一日所需的奶量。开始每天分 6~8 次喂养，较大婴儿可逐渐减少喂养次数。由于代乳品营养丰富，容易滋生细菌，特别是开封雷应盖好，并注意低温冷藏。代乳品配制后应煮沸消毒。喂养前将乳液温度调至接近体温，并排除乳嘴里的空气，以免烫伤和吸入空气。婴儿食品配好后应立即喂养，如配好后在 30 摄氏度以上室温放置超过 2 小时以上应废弃。奶瓶、奶头及其他调配食具每次使用后应彻底洗净消毒。

（3）混合喂养。因各种原因母乳不足或不能按时喂养，在坚持用母乳喂养的同时，用婴儿代乳品以补充母乳的不足。对于 6 个月以下，特别是 0~4 个月的婴儿，这比完全不吃母乳的人工喂养要好。母乳不足，也仍应坚持按时给婴儿喂奶，让婴儿吸空乳汁，这样有利于刺激乳汁的分泌。如母亲因故不能按时喂奶时，可用代乳品或收集的母乳代替喂养一次。乳母应将多余的乳汁及时挤出或吸空，一方面可以维持乳汁的分泌；另一方面也可用清洁的奶瓶收集，低温储存，煮沸后可以用来在不能按时喂奶时喂给婴儿。混合喂养时代乳品补充用量应以婴儿吃饱为止，具体用量应根据婴儿体重、母乳缺少的程度而定。

3. 常见婴儿配方食品和辅助食品

（1）婴儿配方食品。

1）配方奶粉。绝大多数婴儿配方奶是在牛奶的基础上，降低蛋白质的总量，以减轻肾负荷；调整蛋白质的构成以满足婴儿的需要，如将乳清蛋白的比例增加至 60%，同时减少酪蛋白至 40%，以利于消化吸收；并模拟母乳增加婴儿需要的牛磺酸和肉碱；在脂肪方面，脱去部分或全部富含饱和脂肪的奶油，代之以富含多不饱和脂肪的植物油，并调配其脂肪酸的构成和比例，使之接近母乳，以满足婴儿对脂肪酸的需要，如调整 n-3 和 n-6 系列脂肪酸的比例，并添加有助于大脑发育的长链多不饱和脂肪酸，如二十二碳六烯酸（DHA），使脂肪成分更接近于母乳；降低矿物质总量，调整钙/磷比例至（1.3~1.5）：1，增加铁、锌及维生素 A 和维生素 D。婴儿配方奶粉一般按容积 1：4，即 1 平匙奶粉加 4 平匙水或按容量 1：8 配制。婴儿配方奶粉主要分为三类：起始婴儿配方，主要适用于 1~6 个月的婴儿；后继配方或较大婴儿配方，适用于 6 个月以后的婴儿，作为他们混合食物中的组成部分；医学配方，用于特殊生理上的异常所需，例如为早产儿，先天性代谢缺陷（如苯丙酮酸尿症）患儿设计的配方，对牛乳过敏儿设计采用豆基配方粉等。

参照国际婴儿配方食品标准并结合我国国情，于 1989 年制订了我国婴幼儿食品的国家标准，并于 1997 年和 1999 年进行了修订。现有婴儿食品标准包括《GB 10765-1997 婴儿奶粉 I》、《GB 10766-1997 婴儿配方奶粉 II、III》以及《GB 10767-1997 婴幼儿配方及婴幼儿补充米粉通用技术条件》。另外也有婴儿期过渡食品或补充食品的标准，如婴儿营养米粉（GB 10770-1997）、高蛋白营养米粉（GB 10769-1997）以及婴幼儿辅助食品如汁、泥、糊类食品标准（GB 10775-1989）。

2）牛乳。鲜牛乳是比较常用的母乳代乳品。由于牛乳营养成分与人乳有较大差异，需要适当配制后才适宜给婴儿喂养。新生儿期采用 2 份牛奶加 1 份水稀释（牛奶：水-2：1，V/V），以后过渡到 3 份奶加 1 份水、4 份奶加 1 份水，第二个月可以吃全奶。由于牛乳中的乳糖仅有人乳的 60%，牛乳稀释后还需加 5%~8% 的葡萄糖或蔗糖。配好的牛乳在喂给婴儿之前应煮沸 3~4 分钟以杀细菌，另外亦可使牛乳的蛋白质变性有助于婴儿消化。但煮沸的时间过长亦会破坏牛乳中的维生素，使短链脂肪酸挥发。

3）全脂奶粉。指用鲜乳制成的干粉，含蛋白质 20%~28%，脂肪 20%~28%。用水按体积比 1（奶粉）：4（水）或重量比 1：8 溶解后成分同鲜牛奶。再按上述鲜牛奶的方法配置进一步稀释、加糖、煮沸，冷却后即可喂养婴儿。

4）豆制代乳粉（豆基配方粉）。指以大豆为主体蛋白的代乳制品，是用加热处理的大豆粉，添加蛋黄粉以增补植物蛋白的不足，添加米粉、蔗糖、骨粉、矿物质和维生素等。另外也可在大豆蛋白提取物的基础上，加入甲硫氨酸和 L-肉碱以及矿物质和维生素等组成配方粉。其特点是不含乳糖，适用于对牛乳过敏或乳糖酶活性低下的婴儿使用。

（2）婴儿辅助食品。

1）添加辅助食品的科学依据。

①满足婴儿的营养需求。调查表明，营养良好的乳母平均泌乳量为 600~800 毫升/日。此量可满足 0~6 个月内婴儿的全面营养需要。6 个月的婴儿每天需要能量。700~900 千卡，以母乳量分泌 800 毫升计，约提供 560 千卡的能量，仅能满足此时婴儿需要量的 80%，补充食物是必要的选择。此外，孕期为婴儿储备的铁，4 月龄时已用尽，此时婴儿需铁约 10 毫克/日，800 毫升母乳所提供的铁不到 1 毫克，以食物补充铁势在必行。

②学习吃食物，为断奶作准备。断乳是一个很长的过程，是一个继续保持母乳喂养过程，也称为断奶过渡期。一般在母乳喂哺的 4~6 个月以后开始，使婴儿逐步地认识并适应母乳以外的食物，进行咀嚼和吞咽的训练等，时间可延长到孩子 1 岁甚至以上。

③适应婴儿消化系统以及心理发育的需要。4~6 个月以后的婴儿消化系统的逐步成熟，对食物的质和量也需要新的要求。如随着齿龈黏膜的坚硬及以后乳牙的萌出，喂养婴儿以软的半固体食物，有利于乳牙的萌出和训练婴儿的咀嚼功能。在喂养工具上，从用奶瓶逐步改变为用小茶匙、小杯、小碗，以利于婴幼儿的心理成熟。婴儿食品需要从 0~6 个月食用母乳或代乳品逐渐过渡到 2~3 岁时接近成人食品，婴儿从全流质能逐步适应半流质和过渡到幼儿时的流质、半流质和固体都有的混合饮食。过早添加淀粉类高碳水化合物的食物，容易使婴儿肥胖，而辅助食品添加太迟，会影响婴儿咀嚼和吞咽功能及乳牙的萌出。

④培养良好的饮食习惯。断奶过渡期正确的辅食添加，使其在婴儿期就接触、尝试和感受各种成人的食物，这对于儿童正确饮食行为的培养是极其必要的。母乳喂养的婴儿正确地辅食添加，可减少儿童期和成年后挑食、偏食的不良习惯。

2）添加辅助食品的时间与原则。

①适宜时间。在通常情况下，4~6 个月时应逐步添加辅助食品，但因婴儿个体差异，开始添加辅食并无严格程序。一般有下列情形时可以开始添加辅食：婴儿体重增长已达到出生时的 2 倍，婴儿在吃完约 250 毫升奶后不到 4 小时又饿了，婴儿可以坐起来了，婴儿在 24 小时内能吃完 1000 毫升或以上的奶，婴儿月龄达 6 个月。

②添加辅助食品的原则。

a. 逐步适应。1 种辅食应经过 5~7 天的适应期，再添加另一种食物，然后逐步扩大添加的辅食的品种。第一个添加的辅食是米粉类，因为大米蛋白质很少过敏。每种新的食物可能尝试多次才会被婴儿接受。

b. 由稀到稠。如刚开始添加米粉时可冲调稀一些，使之更容易吞咽。当婴儿习惯后就可以逐步变稠。

c. 量由少到多，质地由细到粗。开始的食物量可能仅 1 勺，逐渐增多。食物的质地开始要制成泥或汁，以利于吞咽。当乳牙萌出后可以适当粗一些和硬一点，以训练婴儿的咀嚼功能。由液体到半固体再到固体。

d. 因人而异。婴儿的生长发育有较大的个体差异，这也决定了婴儿对食物摄入量的差异。

3）添加辅助食品的顺序。添加辅助食品的顺序见表 2-3-1。

表 2-3-1　婴儿辅助食品添加顺序表

月龄	添加的辅食品种	供给的营养素
2~3	• 鱼肝油（户外活动）	维生素A、维生素B
4~6	• 米粉糊、麦粉糊、粥等淀粉类	能量（训练吞咽功能）
	• 蛋黄、无刺鱼泥、动物血、肝泥、奶类、大豆蛋白粉豆腐花或嫩豆腐	蛋白质、铁、锌、钙等矿物质、B族维生素
	• 叶菜汁（先）、果汁（后）叶菜泥、水果泥	维生素C、矿物质、纤维素
	• 鱼肝油（户外活动）	维生素A、维生素D
7~9	• 稀粥、烂饭、饼干、面包、馒头等	能量（训练咀嚼功能）
	• 无刺鱼、全蛋、肝泥、动物血、碎肉末、较大婴儿奶粉或全脂牛奶、大豆制品	蛋白质、铁、锌、钙等矿物质、B族维生素
	• 蔬菜泥、水果泥	维生素C、矿物质、纤维素
	• 鱼肝油（户外活动）	维生素A、维生素D
10~12	• 稠粥、烂饭、饼干、面条、面包、馒头等	能量
	• 鱼肝油（户外活动）	维生素A、维生素D

二、幼儿

1. 幼儿营养需要

由于幼儿仍处于生长发育的旺盛时期，对蛋白质、脂肪、碳水化合物及其他各营养素的需要量相对高于成人。

（1）能量。幼儿对能量的需要通常包括基础代谢、生长发育、体力活动以及食物的特殊动力作用等需要。婴幼儿时期基础代谢的需要约占总能量需要量的60%。由于幼儿的体表面积相对较大，基础代谢率高于成年人，男孩女孩之间的差别不大。生长发育所需能量为小儿所特有，每增加1克体内新组织，需要4.4~5.7千卡的能量。多动好哭的幼儿比年龄相仿的安静孩子，需要的能量可高达3~4倍。《中国居民膳食营养参考摄入量》（以下简称《DRIs》）建议幼儿1岁、2岁和3~4岁能量RNI，男孩分别为1100千卡/天，1200千卡/天和1350千卡/天；女孩分别为1050千卡/天，1150千卡/天和1300千卡/天。

（2）蛋白质。幼儿对蛋白质的需要不仅量相对需要比成人多，而且质量要求也比成人高。一般要求蛋白质所供能量应占膳食总能量的12%~15%，其中有一半应是优质蛋白质。《DRIs》建议1岁、2岁和3~4岁幼儿蛋白质RNI为35克/天，40克/天和45克/天。蛋白质虽颁布很广，但以动物性食物、豆类含量高且质量较好。如肉类15%~20%，鱼类15%~20%，禽类15%~20%，鲜奶约3%，奶粉20%~28%，蛋类11%~14%，干豆类20%~40%等。

（3）脂肪。《DRIs》建议幼儿脂肪提供的能量的AI为30%~35%，膳食脂肪中必需脂肪酸应占总能量的1%，才能保证正常生长，预防发生脱屑性皮炎。必需脂肪酸中，亚油酸富含于所有植物油中，较少出现缺乏，而含 α-亚麻酸的油仅限于大豆油、低芥酸菜籽油等少数油，应注意补充。

（4）碳水化合物。活动量大的幼儿，因身体消耗的能量多，对碳水化合物的需要量也多。尽管幼儿已能产生消化各种碳水化合物的消化酶，但对于 2 岁以下的幼儿，过多的能量来自于淀粉和糖是不合适的，因为富含碳水化合物的食物占体积较大，可能不适当地降低了食物的营养密度及总能量的摄入。2 岁以后，可逐渐增加来自淀粉类食物的能量，同时相应地减少来自脂肪的能量。由于过高膳食纤维和植酸盐对营养素吸收利用的影响，应该尽量避免选择含有太多膳食纤维和植酸盐的食物，特别是 2 岁以下的幼儿。

（5）矿物质。

1）钙。从 1 岁到 10 岁，据估计平均每日用于骨骼生长需要的潴留钙从 70 毫克上升到 150 毫克，膳食中钙吸收率仅有 35%。奶及其制品是膳食钙的最好来源。1~3 岁幼儿的钙 AI 为 600 毫克/天。

2）铁。幼儿期每天从各种途径损失的铁不超过 1 毫克，加上生长需要，每天平均需要 1.0 毫克的铁。因我国儿童膳食铁主要以植物性铁为主，吸收率低，幼儿期缺铁性贫血成为常见和多发病。1~3 岁幼儿铁的 AI 为 12 毫克/天。膳食中铁的良好食物来源是动物的肝脏和血，牛奶含铁很少。蛋黄中虽含铁较高，但因含有干扰因素，吸收率仅有 3%。

3）锌。婴幼儿缺锌时会出现生长发育缓慢、味觉减退、食欲不振、贫血、创伤愈合不良、免疫功能低下等表现。1~3 岁幼儿锌的 RNI 为 9.0 毫克/天。锌的最好食物来源是蛤贝类，如牡蛎、扇贝等，每 100 克可达 10 毫克以上的锌；其次是动物的内脏、蘑菇、坚果类和豆类，肉类和蛋也含有一定量的锌，其他食物含量低。

4）碘。碘对婴幼儿的生长发育影响很大，幼儿期缺碘会影响生长发育，1~3 岁幼儿碘的 RNI 为 50 微克/天。

（6）维生素。

1）维生素 A。维生素 A 与肌体的生长、骨骼发育、生殖、视觉及抗感染有关。

1~3 岁幼儿每日维生素 A 的 RNI 为 500 微克 RE/天。由于维生素 A 可在肝内蓄积，过量进食可出现中毒，不可盲目给小儿服用。

2）维生素 D。幼儿也是特别容易发生维生素 D 缺乏的易感人群，维生素 D 缺乏可引起佝偻病。维生素 D 的膳食来源较少，主要来源是户外活动时由紫外线照射皮肤，使 7-脱氢胆固醇转变成维生素 D。我国的 RNI 为 10 微克/天，幼儿也可适量补充含维生素 D 的鱼肝油。

3）其他维生素。维生素 B_1 为水溶性维生素，在体内储存极少，需每日从膳食中补充。幼儿每日维生素的 RNI 为 0.6 毫克/天。幼儿维生素 B_2 的 RNI 为 0.6 毫克/天。幼儿维生素 C 的 RNI 为 60 毫克/天。

2. 幼儿膳食原则

(1) 幼儿食物选择。

1) 粮谷类及薯类食品。进入幼儿期后，粮谷类应逐渐成为小儿的主食。谷类食物是碳水化合物和某些 B 族维生素的主要来源，同时因食用量大，也是蛋白质及其他营养素的重要来源。在选择这类食品时应以大米、面制品为主，同时加入适量的杂粮和薯类。食物的加工应粗细合理，加工过精时，B 族维生素、蛋白质和矿物质损失较大，加工过粗、存在大量的植酸盐及纤维素，可影响钙、铁、锌等营养素的吸收利用。一般以标准米、面为宜。

2) 乳类食品。乳类食物是幼儿优质蛋白、钙、维生素 B_2、维生素 A 等营养素的重要来源。奶类钙含量高、吸收好，可促进幼儿骨骼的健康生长。同时奶类富含赖氨酸，是粮谷类蛋白的极好补充，每日适量食用有益生长发育。但奶类中铁、维生素 C 含量很低，过量的奶类会影响幼儿对其他食物的摄入，不利于饮食习惯的培养，幼儿每日乳制品的摄入量 300~400 克为宜。

3) 鱼、肉、禽、蛋及豆类食品。这类食物不仅为幼儿提供丰富的优质蛋白，同时也是维生素 A、维生素 D 及 B 族维生素和大多数微量元素的主要来源。豆类蛋白含量高，质量也接近肉类，价格低，是动物蛋白的较好替代品，但微量元素低于动物类食物，所以在经济条件允许时，幼儿还是应进食适量动物性食品。

4) 蔬菜、水果类。这类食物是维生类 C、β-胡萝卜素的重要来源，也是维生素 B_2、矿物质和膳食纤维的重要来源。一般深绿色叶菜及深红、黄色果蔬、柑橘类等含维生素 C 和 β-胡萝卜素最高。蔬菜水果还具有良好的感官性状，可促进小儿食欲，防治便秘。

5) 油、糖、盐等调味品及零食。这类食品用于提供必需脂肪酸、调节口感等具有一定的作用，但过多摄入对身体无益，食用应适量。

【知识链接】

宝宝秋季吃什么水果好？

据中医营养学原则，秋天一定要少吃如葱、姜、蒜、韭、椒等辛味之品，以防肺气过剩。而多吃一些酸味的水果和蔬菜，增加肝脏的功能，可抵御过盛肺气之侵入。下列水果可供妈妈们选择，让宝宝尝尝水果大餐。苹果、石榴、葡萄、芒果、杨桃。

（2）幼儿膳食的基本原则。

1）营养齐全、搭配合理。幼儿膳食应包括上述五类食物。膳食蛋白质、脂肪、碳水化合物的重量比接近 1：1：4~1：1：5；占总能量比分别为 12%~15%，25%~35%，50%~60%。优质蛋白应占总蛋白的 1/2，其中动物性蛋白质应占优质蛋白 2/3 以上。平均每人每天各类食物的参考量为粮谷类 100~150 克，鲜牛奶不低于 300 毫升，鱼、肉、禽、蛋类 100~125 克，蔬菜类 150~250 克，水果 100~200 克，植物油 20 克，糖 0~20 克。此外应注意在各类食物中，不同的食物轮流使用，使膳食多样化，从而发挥出各类食物营养成分的互补作用，达到均衡营养的目的。

2）合理加工与烹调。幼儿的食物应单独制作，质地应细、软、碎、烂，避免刺激性强和油腻的食物。食物烹调时还应具有较好的色、香、味、形，并经常更烹调方法，以刺激小儿胃酸的分泌，促进食欲。加工烹调也应尽量减少营养素的损失，如淘米时次数及用水量不宜过多、避免吃捞米饭，以减少 B 族维生素和矿物质的损失。蔬菜应整棵清洗、先焯水后切，以减少维生素 C 的丢失，食物加工要注意去除骨、刺、核等，花生等坚果最好磨成碎末、制成酱或泥食用。

3）合理安排进餐。幼儿的胃容量相对较小，肝储备的糖原不多，加上幼儿活泼好动，容易饥饿；生长发育速度较快，对营养素需要较多，故幼儿每天进餐的次数要相应增加。在 1~2 岁每天可进餐 5~6 次，2~3 岁时可进餐 4~5 次，每餐间相隔 3~3.5 小时。一般可安排早、中、晚三餐，午点和晚点两次点心。

4）营造幽静、舒适的进餐环境。安静、舒适、秩序良好，可使小儿专心进食。环境嘈杂，尤其是吃饭时看电视，会转移幼儿的注意力，并使其情绪兴奋或紧张，从而抑制食物中枢，影响食欲与消化。另外，在就餐时或就餐前不应责备或打骂幼儿，否则易造成消化液分泌减少，食欲降低。进餐时，应有固定的场所，并有适于幼儿身体特点的桌椅和餐具。

5）注意饮食卫生。幼儿抵抗力差，容易感染，因此对幼儿的饮食卫生应特别注意。餐前、便后要洗手；不吃不洁的食物，少吃生冷的食物；瓜果应洗净才吃，动物性食品应彻底煮熟煮透。从小培养小儿良好的卫生习惯。

【能力训练】

参考幼儿膳食原则，进行幼儿配餐。

训练参考：配一日食谱（配餐内容和方法参考表 2-3-2）。

配餐后需要说明理由、营养特点及烹调方式。

表 2-3-2　幼儿一日食谱

餐次	星期一		星期二		星期三	
	食物名称	原料及重量	食物名称	原料及重量	食物名称	原料及重量
早餐	牛奶	鲜奶 200 毫升	牛奶	鲜奶 200 毫升	牛奶	鲜奶 200 毫升
	蛋黄	1 个 17 克	蔬菜肉末粥	大米 15 克 碎瘦肉 10 克 小白菜叶 25 克	肉包	面粉 20 克 肥瘦猪肉 15 克 洋葱 30 克
	米粥	小米 15 克				
	水果	富士苹果 50 克			水果	猕猴桃 50 克
午餐	胡萝卜猪肝泥丸汤	猪肝 20 克 胡萝卜 30 克	冬菇炖鸡	鸡脯肉 30 克 香菇（鲜）20 克	山药炖排骨	排骨 40 克 山药 30 克
	蒜烧油菜	油菜叶 40 克	蒸鸡蛋羹	鸡蛋 40 克	红烧鲅鱼	鲅鱼 20 克
	熘鱼片	鳕鱼肉 30 克	炒白菜	碎白菜 50 克	炒西兰花	西蓝花 40 克
	软米饭	大米 25 克	软米饭	大米 25 克	软米饭	大米 25 克
午点	蛋糕	鸡蛋 15 克 面粉 25 克	肉包	面粉 25 克 肥瘦猪肉 15 克 四季豆 30 克	赤小豆汤	赤小豆 20 克 白糖 10 克
	水果	橘子 50 克	水果	香蕉 40 克	水果	雪花梨 50 克
晚餐	鱼肉豆腐丸汤	黄花鱼肉 20 克 嫩豆腐 40 克 水发木耳 10 克	冬瓜炒肉末	冬瓜 40 克 瘦肉末 20 克	苦瓜炒肉末	苦瓜 40 克 瘦肉末 20 克
			鲜菌汤	鲜菇 30 克 虾仁 10 克	蒸鸡蛋羹	鸡蛋 30 克
	炒小白菜	小白菜叶 60 克	稀米粥	大米 10 克	软面片汤	富强粉 40 克 菠菜 30 克
	稀米粥	大米 10 克	酱花卷	标准粉 30 克 芝麻酱 10 克		
	发糕	标准粉 20 克 玉米面 10 克				
晚点	牛奶	鲜奶 150 毫升	豆浆	鲜豆浆 150 毫升	牛奶	鲜奶 150 毫升
	植物油	20 克	植物油	20 克	植物油	20 克

【练习任务】

进行婴幼儿配餐、配置 8 月龄辅食，并讲出营养原因。

项目四

学龄前及学龄营养需求、配餐与评价

【内容提要】

学龄前及儿童少年，生长发育较快，体内合成代谢旺盛，所需的能量和各种营养素的量相对比成人高，尤其是能量、蛋白质、脂类、钙、锌和铁等营养素。同年龄男生和女生在儿童时期对营养素需要的差别很小，从青春期开始，男生和女生的营养需要出现较大的差异。学龄前、儿童是否与成人饮食完全相同，孩子与家长在一起吃饭，吃同样的饭是否正确？怎样的膳食对于儿童更加有利，更加健康呢？通过学习让我们一一解答这些疑惑。

子项目一 学龄前及学龄营养需求

【学习目标】

掌握学龄前儿童的营养需求

掌握学龄儿童的营养需求

【知识内容】

一、学龄前儿童的营养需要

1. 能量

3~6岁儿童基础代谢耗能每日每千克体重约44千卡。基础代谢的能量消耗约为总能量消耗的60%。3~6岁儿童较婴儿期生长减缓，用于生长的能量要相对减少，约5~15千卡/(千克·天)。好动小儿的需要比安静小儿可能高3~4倍，一般为20~30千卡/(千克·天)。学龄前儿童食物特殊动力作用的能量消耗约为总能量的5%。考虑到儿童基础代谢耗能、活动耗能较低，且考虑到流行病学发现儿童肥胖发生率的增加，儿童总的能量需要的估计量较以往有所下降。《中国居民膳食营养素参考摄入量》推荐 3~6 岁学龄前儿童总能量供给范围是 1300~1700 千卡/天，其中男孩稍高于女孩。学龄前儿童能量的营养素来源由脂肪提供的能量相对减少，由 1 岁时占总能量的 35%~40%逐渐减少，至 7 岁时接近成人推荐值，占总能量比为 25%~30%。蛋白质提供的能量为 14%~15%，碳水化合物供能比为 50%~60%。

2. 蛋白质

（1）蛋白质和氨基酸需要量。学龄前儿童每增加 1 千克体重约需 160 克的蛋白质积累。学龄前儿童摄入蛋白质最主要目的是满足细胞、组织的增长，因此对蛋白质的质量，尤其是必需氨基酸的种类和数量有一定的要求。一般而言，儿童必需氨基酸需要量占总氨基酸需要的 36%。

（2）参考摄入量及食物来源。中国营养学会建议学龄前儿童蛋白质参考推荐摄入量为 45~60 克/天。蛋白质供能为总能量的 14%~15%，其中来源于动物性食物的蛋白质应占 50%，包括 1 个鸡蛋，约提供 6.5 克蛋白质，300 毫升牛奶约 9 克蛋白质，100 克鱼或鸡或瘦肉可提供约 17 克蛋白质，其余蛋白质可由植物性食物谷类、豆类等提供。在农村应充分利用大豆所含的优质蛋白质来预防儿童蛋白质营养不良引起的低体重和生长发育迟缓。

3. 脂肪

儿童生长发育所需的能量、免疫功能的维持、脑的发育和神经髓鞘的形成都需要脂肪，尤其是必需脂肪酸。学龄前儿童每日 1 千克体重需要脂肪为 4~6 克。由于学龄前儿童胃的容量相对较小，而需要的能量又相对较高，其膳食脂肪供能比高于成人，占总能量的 30%~35%，亚油酸供能不应低于总能量 3%，亚麻酸供能不低于总能量的 0.5%。建议使用含有 α-亚麻酸的大豆油、低芥酸菜籽油或脂肪酸比例适宜的调和油为烹调油，在对动物性食品选择时，也可多选用鱼类等富含 n-3 长链多不饱和脂肪酸的水产品，如表 2-4-1 所示。

表 2-4-1　3~6 岁儿童能量、蛋白质的摄入量及推荐脂肪供能比

年龄（岁）	能量（RNI）				蛋白质（RNI）（克/天）		脂肪占能量（%）
	（兆焦/天）		（千卡/天）				
	男	女	男	女	男	女	
3	5.64	5.43	1350	1300	45	45	30~35
4	6.06	5.83	1450	1400	50	50	30~35
5	6.70	6.27	1600	1500	55	55	30~35
6	7.10	6.67	1700	1600	55	55	30~35

注：摘自《中国居民膳食营养素参考摄入量》（2000）。

4. 碳水化合物

经幼儿期的逐渐适应，学龄前儿童基本完成了饮食从以奶和奶制品为主到以

谷类为主的过渡。谷类所含有的丰富碳水化合物是其能量的主要来源，碳水化合物应占总能量的 50%~60%，但不宜用过多的糖和甜食，而应以含有复杂碳水化合物的谷类为主，如米、面、豆、薯等。有专家建议，学龄前儿童蛋白质、脂肪、碳水化合物供能比 1∶1.1∶6。

适量的膳食纤维是学龄前儿童肠道所必需的。粗麦面包、麦片粥、蔬菜、水果是膳食纤维的主要来源。但过量的膳食纤维在肠道易膨胀，引起胃肠胀气、不适或腹泻，影响食欲和营养素的吸收。

5. 矿物质

（1）钙。为满足学龄前儿童骨骼生长，每日平均骨骼钙储留量为 100~150 毫克，钙需要量 3 岁为 350 毫克/天，4~6 岁为 450 毫克/天。食物钙的平均吸收率为 35%。《中国居民膳食营养素参考摄入量》中学龄前儿童钙的 AI 为 800 毫克/天，UL 为 2000 毫克/天。奶及奶制品钙含量丰富，吸收率高，是儿童最理想的钙源。豆类及其制品尤其是大豆、黑豆含钙也较丰富。此外，芝麻、小虾皮、海带等也含有一定的钙。要保证学龄前儿童钙的适宜摄入水平，每日奶的摄入量应不低于 300 毫升/天，但也不宜超过 600 毫升/天。

（2）碘。孕妇、儿童是对缺碘敏感的人群。为减少因碘缺乏导致的儿童生长发育障碍，《中国居民膳食营养素参考摄入量》提出学龄前儿童碘的 RNI 为 50 微克/天，UL 为 800 微克/天。含碘较高的食物主要是海产品，如海带、紫菜、海鱼、虾、贝类。为保证这一摄入水平，在碘缺乏地区除必须使用碘强化食盐烹调食物外，还建议每周膳食至少安排 1 次海产食品。

（3）铁。铁缺乏引起缺铁性贫血是儿童期最常见的疾病。学龄前儿童铁缺乏的原因：一是儿童生长发育快，需要的铁较多，约 1 千克体重需要 1 毫克的铁；二是儿童内源性可利用的铁较少，其需要的铁较成人更依赖食物铁的补充；学龄前儿童的膳食中奶类食物仍占较大的比重，其他富铁食物较少，也是铁缺乏产生的原因。

铁缺乏儿童常有行为异常，如对外界反应差、易怒、不安、注意力不集中以及学习能力差。铁缺乏时可致脑内多巴胺 D2 受体下降，并进而引起单胺氧化酶抑制剂和色氨酸、多巴胺、五羟色胺等水平下降，行为上表现为学习能力下降和睡眠时间延长，或表现为听力减弱、视力减弱、学习成绩不佳等。铁缺乏对儿童免疫力、行动力和智力发育发生不可逆性影响。

《中国居民膳食营养素参考摄入量》建议学龄前儿童铁的 AI 为 12 毫克/天，UL 为 30 毫克/天。动物性食品中的血红蛋白质吸收率一般在 10%以上。动物肝脏、动物血、瘦肉是铁的良好来源，膳食中丰富的维生素 C 可促进铁的吸收。

（4）锌。锌缺乏儿童常出现味觉下降、厌食甚至异食癖，嗜睡、面色苍白，抵抗力差而易患各种感染性疾病等，严重者生长迟缓。儿童期用于生长的锌

1000 克体重为 23~30 微克。《中国居民膳食营养素参考摄入量》提出学龄前儿童锌 RNI 为 12 毫克/天。除海鱼、牡蛎外，鱼、禽、蛋肉等蛋白质食物锌含量丰富，利用率也较高，如表 2-4-2 所示。

表 2-4-2　3~6 岁儿童常量和微量元素的 RNI 或 AI

年龄（岁）	钙 AI（毫克）	磷 AI（毫克）	钾 AI（毫克）	钠 AI（毫克）	镁 AI（毫克）	铁 AI（毫克）	碘 RNI（微克）	锌 RNI（毫克）	硒 RNI（微克）	铜 AI（毫克）	氟 AI（毫克）	铬 AI（微克）	钼 AI（微克）
3~	600	450	1000	650	100	12	50	9.0	20	0.8	0.6	20	15
4~	800	500	1500	900	150	12	90	12	25	1.0	0.8	30	20
5~6	800	500	1500	900	150	12	90	12	25	1.0	0.8	30	20

注：摘自《中国居民膳食营养素参考摄入量》(2000)。

【知识链接】

儿童缺锌不容忽视

缺锌表现：食欲差、味觉迟钝、严重时引起异食癖、生长迟缓、性发育不良及免疫功能受损。

锌的良好来源：贝壳类海产品、红肉、动物内脏等。干果类、谷类胚芽、麦麸、花生和花生酱也富含锌。

6. 维生素

（1）维生素 A。维生素 A 对学龄前儿童生长，尤其是对骨骼生长有重要的作用，维生素 A 缺乏是发展中国家普遍存在的营养问题，严重威胁着儿童生存。在我国，仍有相当比例学龄前儿童维生素 A 亚临床缺乏或水平低于正常值，尤其是农村和边远地区。

《中国居民膳食营养素参考摄入量》建议学龄前儿童维生素 A 的 RNI 为 500~600 微克/天。可考虑每周摄入 1 次含维生素 A 丰富的动物肝脏，每天摄入一定量蛋黄、牛奶等，也可每日摄入一定量深绿色或黄红色蔬菜补充维生素 A 原，即胡萝卜素。由于学龄儿童的咀嚼能力有限，叶菜应切碎、煮软，这种烹调方法，对维生素 C 的破坏较大，但胡萝卜素的损失相对较低。

（2）B 族维生素。维生素 B_1、维生素 B_2 和烟酸在保证儿童体内的能量代谢以促进其生长发育方面有重要的作用。B 族维生素常协同发挥作用，缺乏症可能混合出现。亚临床维生素 B_1 缺乏影响儿童的食欲、消化功能。《中国居民膳食营养素参考摄入量》建议学龄前儿童维生素 B_1 的 RNI 为 0.7 毫克/天。膳食中维生素 B_1 主要来源于非精制的粮谷类、坚果、鲜豆、瘦肉和动物内脏，发酵生产的酵母制品也含有丰富的维生素 B_1。

维生素 B_2 缺乏引起口角炎、舌炎、唇炎以及湿疹。缺铁性贫血的儿童常伴

有维生素 B_2 缺乏。维生素 B_2 主要来源于各种瘦肉、蛋类、奶类，蔬菜水果也含少量。《中国居民膳食营养素参考摄入量》建议学龄前儿童维生素 B_2 的 RNI 为 0.7 毫克/天。

（3）维生素 C。典型的维生素 C 缺乏症在临床上已不常见，但亚临床缺乏对健康的潜在影响受到特别关注，如免疫能力降低以及慢性病的危险增加等。维生素 C 主要来源于新鲜蔬菜和水果，尤其是鲜枣类、柑橘类水果和有色蔬菜，如柿子椒、油菜、韭菜、白菜、菜花等。鉴于维生素 C 对免疫功能以及慢性病的预防作用，《DRIs》建议维生素 C 的 RNI 值较过去有所增加，3 岁为 60 毫克/天，4~6 岁为 70 毫克/天。如表 2-4-3 所示。

二、学龄前儿童的膳食原则

给学龄前儿童安排合理的膳食是满足其营养素摄入的保证，对散居儿童和托幼机构的集体儿童均有重要的意义。

1. 平衡膳食的原则

（1）多样食物合理搭配。每日膳食应由适宜数量的谷类、乳类、肉类、蛋类、鱼类、蔬菜和水果类等食物组成，在各类食物的数量相对恒定的前提下，同类中的各种食物可轮流选用，做到膳食多样化，从而发挥出各种食物在营养上的互补作用，使其营养全面平衡。

（2）专门烹调，易于消化。学龄前期儿童咀嚼和消化能力仍低于成人，他们不能进食一般的家庭膳食和成人膳食。此外，家庭膳食中的过多调味品，也不宜儿童食用。因此，食物要专门制作，蔬菜切碎，瘦肉加工成肉末，尽量减少食盐和调味品的食用，烹调成质地细软、容易消化的膳食，随着年龄的增长逐渐增加食物的种类和数量，烹调向成人膳食过渡。

（3）制定合理膳食制度。学龄前儿童胃的容量小，肝脏中糖原储存量少，又活泼好动，容易饥饿，适当增加餐次以适应学龄前儿童的消化能力。因此，学龄前儿童以一日"三餐两点"制为宜。各餐营养和能量适宜分配，早餐、中餐、晚正餐之间加适量点心。保证营养需要，又不增加胃肠道过多的负担。

（4）培养健康的饮食习惯。建立健康的膳食模式，包括养成不偏食、不挑食、少零食、细嚼慢咽、不暴饮暴食，口味清淡的健康饮食习惯，以保证足够的营养摄入，预防成年后肥胖和慢性病的发生。

2. 食物选择

学龄前儿童已完成从奶类食物为主到谷类食物为主的过渡。食物种类与成人食物种类逐渐接近，应按以下推荐选择食物。

（1）谷类。面粉、大米是每日最基本的食物，每日 200~500 克可为孩子提供 55%~60% 的能量，约一半的维生素 B_1 和烟酸，但精加工碾磨谷类的维生素、矿

表 2-4-3　3~6 岁儿童维生素的 RNI 或 AI

年龄(岁)	维生素 A RNI (微克 RE)	维生素 D RNI (微克)	维生素 E AI (毫克)	维生素 B₁ RNI (毫克)	维生素 B₂ RNI (毫克)	维生素 B₆ AI (毫克)	维生素 B₁₂ AI (微克)	维生素 C RNI (毫克)	泛酸 AI (毫克)	叶酸 RNI (微克 DFE)	烟酸 RNI (毫克 NE)	胆碱 AI (毫米)	生物素 AI (毫克)
3~4	400	10	4	0.6	0.6	0.5	0.9	60	2.0	150	6	200	8
4~5	500	10	5	0.7	0.7	0.6	1.2	70	3.0	200	7	250	12
5~6	500	10	5	0.7	0.7	0.6	1.2	70	3.0	200	7	250	12

注：摘自《中国居民膳食营养素参考摄入量》(2000)。

物质、纤维素丢失较多。如果每周有 2~3 餐以豆类（红豆、绿豆、白豆）、燕麦等替代部分大米和面粉，将有利于蛋白质、B 族维生素的补充。高脂食品如炸土豆片，高糖和高油的风味小吃和点心应加以限制。

（2）动物性食物。适量的鱼、禽、蛋、畜肉等动物性食物主要提供优质蛋白质、维生素、微量元素。鱼类蛋白软滑细嫩而易于消化，鱼类脂肪中还含有 DHA。蛋类提供优质、易于消化的蛋白质、维生素 A、维生素 B_2 以及有利于儿童脑组织发育的卵磷脂。鱼、禽、肉每日供给总量为 100~125 克，种类、品种可交替使用。

奶类及其制品提供优质、易于消化的蛋白质、维生素 A、维生素 B_2 及丰富的钙。建议奶的每日供给量为 250~400 克，不要超过 600~700 克，在适宜奶量范围内可以是全脂奶。

（3）大豆及其制品。每日至少供给相当于 15~20 克的大豆制品，以提供 6~10 克的优质蛋白质。应充分利用大豆资源来解决儿童的蛋白质营养问题，尤其在较贫困的农村。

（4）蔬菜和水果类。蔬菜和水果是维生素、矿物质和膳食纤维的主要来源。每日供给量为 150~200 克，可供选择的蔬菜包括椰菜、菜花、小白菜、芹菜、胡萝卜、黄瓜、西红柿、鲜豌豆、绿色和黄红色辣椒。可供选择的水果不限。

（5）烹调用油和食糖。按我国的饮食习惯，膳食脂肪约 40% 来源于烹调用油。应注意对烹调用油的选择。学龄前儿童烹调用油应是植物油，尤其应选用含有必需脂肪酸亚油酸和亚麻酸的油脂，如大豆油、低芥酸菜籽油等。每日人均约 20 克。

减少学龄前儿童食糖的消耗可以减少龋齿和肥胖发生的危险。学龄前儿童每日可摄入 10~15 克蔗糖，或含蔗糖的饮料。

3. 膳食安排

（1）学龄前儿童 1 日食物建议。建议每日供给 200~300 毫升牛奶（不要超过 600 毫升），1 个鸡蛋，100~125 克无骨鱼或禽肉、畜瘦肉及适量的豆制品，200~300 克蔬菜和适量水果，谷类已取代乳类成为主食，每日需 150~200 克，并建议每周进食 1 次富含铁和维生素 A 的猪肝和富含铁的猪血，每周进食 1 次富含碘、锌的海产品。

（2）学龄前儿童膳食制度。学龄前儿童宜采用三餐两点制供给食物，3 岁儿童用三餐三点制。8：00~8：30 早餐，约占 1 日能量和营养素的 30%，11：30~12：30 午餐，约供给 1 日能量和营养素的 40%（含 3 点的午点），18：00 的晚餐，约占 1 日能量和营养素的 30%（含晚点）。进餐应该愉快，尽量减少争论。餐前可喝少量的果汁或汤以开胃。正餐的进餐时间不要超过 30 分钟。

（3）学龄前儿童膳食烹调。学龄前儿童的膳食需要单独制作。烹调方式多采用蒸、煮、炖等，软饭逐渐转变成普通米饭、面条及糕点。肉类食物加工成肉糜后制作成肉糕或肉饼，或加工成细小的肉丁使用。蔬菜要切碎、煮软。每天的食物要更换品种及烹调方法，1 周内不应重复，并尽量注意色香味的搭配，将牛奶加入馒头、面包或其他点心中，用酸奶拌水果沙拉也是保证膳食钙供给的好办法。

三、学龄儿童的营养需要

儿童少年生长发育较快，体内合成代谢旺盛，所需的能量和各种营养素的量相对比成人高，尤其是能量、蛋白质、脂类、钙、锌和铁等营养素。同年龄男生和女生在儿童时期对营养素需要的差别很小，从青春期开始，男生和女生的营养需要出现较大的差异。

1. 能量

儿童少年的能量处于正平衡状态。各年龄组能量推荐摄入量如表 2–4–4 所示。能量的来源分别为碳水化合物 55%~65%，脂肪 25%~30%，蛋白质 12%~14%。

表 2–4–4　我国儿童少年膳食能量推荐摄入量

年龄（岁）	推荐摄入量				年龄（岁）	推荐摄入量			
	千焦/天		千卡/天			千焦/天		千卡/天	
	男	女	男	女		男	女	男	女
6	7.10	6.70	1700	1600	10	8.80	8.36	2100	2000
7	7.53	7.10	1800	1700	11	10.04	9.20	2400	2200
8	7.94	7.53	1900	1800	14~18	12.13	10.04	2900	2400

注：摘自《中国居民膳食营养素参考摄入量》（2000）。

2. 蛋白质

儿童少年膳食蛋白质提供的能量应占膳食总能量的 12%~14%。动物性食物蛋白质含量丰富且氨基酸构成好，如肉类为 17%~20%，蛋类为 13%~15%，奶类约为 3%，植物性食物中大豆是优质蛋白质的来源，含量高达 35%~40%，谷类含 5%~10%，利用率较低。

3. 脂类

儿童期脂肪适宜摄入量以占总能量的 25%~30%为宜。少年时期是生长发育的高峰期，能量的需要也达到了高峰，因此一般不过度限制儿童少年膳食脂肪摄入。但脂肪摄入量过多将增加肥胖及成年后心血管疾病、高血压和某些癌症发生的危险性。脂肪适宜摄入量占总能量的 25%~30%，其中饱和脂肪酸、单不饱和脂肪酸和多不饱和脂肪酸的比例应<1∶1∶1；n-6∶n-3 为 4~6∶1。在脂肪种类的选择上要注意选择含必需脂肪酸的植物油，如表 2–4–5 所示。

表 2-4-5 我国儿童少年膳食蛋白质推荐摄入量

年龄（岁）	推荐摄入量（克/天）		年龄（岁）	推荐摄入量（克/天）	
	男	女		男	女
6	55	55	10~	70	65
7	60	60	11~	75	75
8	65	65	14~18	85	80

注：摘自《中国居民膳食营养素参考摄入量》（2000）。

4. 碳水化合物

长期以来，碳水化合物是人类膳食中提供能量的主要来源，与蛋白质和脂肪相比，碳水化合物是更容易被利用的能量。

学龄前儿童与青少年膳食中碳水化合物适宜摄入量占总能量的 55%~60% 为宜。目前我国居民膳食中碳水化合物的主要来源是谷类、杂豆和薯类，水果蔬菜也有一定量的碳水化合物。因此，保证适量碳水化合物摄入，不仅可以避免脂肪的过度摄入，而且谷类、杂豆和薯类以及水果蔬菜摄入会增强膳食纤维及具有健康效用的低聚糖，对预防肥胖及心血管疾病都有重要意义。但应注意避免摄入过多的糖，特别是全糖饮料。

5. 矿物质

（1）钙。青春前期及青春期正值生长突增高峰需要，11~18 岁青少年钙的适宜摄入量为 1000 毫克/天，6~10 岁钙的适宜摄取入量为 800 毫克/天。奶和奶制品是钙的最好食物来源，其含钙量高，并且吸收率也高。发酵的酸奶更有利于钙的吸收。可以连骨或壳吃的小鱼小虾、一些坚果，含钙量也较高。绿色蔬菜、豆类也是钙的主要食物来源。

（2）铁。铁缺乏除引起贫血外，也可能降低学习能力、免疫和抗感染能力。青春期贫血是女童常见的疾病，值得特别关注。动物血、肝脏及红肉是铁的良好来源，含铁高、吸收好。豆类、黑木耳、芝麻酱中含铁也较丰富，如表 2-4-6 所示。

表 2-4-6 我国儿童少年膳食铁推荐摄入量

年龄（岁）		RNI（毫克/天）	UL（毫克/天）	年龄（岁）		AI（毫克/天）	UL（毫克/天）
6~		12	30	7~		12	30
11~	男	16	50	14~18	男	20	50
	女	18	50		女	25	50

注：摘自《中国居民膳食营养素参考摄入量》（2000）。

（3）锌。儿童青少年锌的推荐摄入量如表 2-4-7 所示。

表 2-4-7　我国儿童和青少年锌的膳食推荐摄入量

年龄（岁）		RNI（毫克/天）	UL（毫克/天）	年龄（岁）		RNI（毫克/天）	UL（毫克/天）
6~		12.0	25	7~		13.5	28
11~	男	18.0	37	14~18	男	19.0	42
	女	15.0	34		女	15.5	35

注：摘自《中国居民膳食营养素参考摄入量》（2000）。

（4）碘。碘缺乏在儿童期和青春期的主要表现为甲状腺肿大，尤其是青春期甲状腺发病率较高，需特别注意预防。儿童少年膳食碘 RNI：6~10 岁为 90 微克/天，11~13 岁为 120 微克/天，14~18 岁为 150 微克/天。含碘最高的食物是海产品，包括海带、紫菜、海鱼等。碘缺乏地区应坚持食用碘盐。碘摄入过多会对身体有害，引起高碘性甲状腺肿大，儿童少年每日摄入碘量如超过 800 微克，就有可能造成过量，对健康带来危害。

6. 维生素

（1）维生素 A。儿童维生素 A 缺乏的发生率远高于成人。维生素 A 的 RNI：6 岁为 600 微克当量/天；7~13 岁为 700 微克当量/天；14~18 岁，男性为 800 微克当量/天，女性为 700 微克当量/天。维生素 A 的 UL 为 2000 微克当量/天。与动物性食物来源的维生素 A 比较，植物性食物来源的胡萝卜素效价较低。

（2）维生素 B_1。精加工谷类，使儿童维生素 B_1 的缺乏成为目前的营养问题。我国儿童少年膳食维生素 B_1 的 RNI：6 岁为 0.7 毫克/天，7 岁为 0.9 毫克/天，11~13 岁为 1.2 毫克/天，14~18 岁，男性为 1.5 毫克/天，女性为 1.3 毫克/天。维生素 B_1 广泛存在于天然食物中，动物内脏如肝、心、肾、肉类、豆类和没有加工的粮谷类。

（3）维生素 B_2。儿童少年紧张的学习生活，使其易发生维生素 B_2 缺乏症。我国儿童少年膳食维生素 B_2 的 RNI：6 岁为 0.7 毫克/天，7~11 岁为 1.0 毫克/天，11~14 岁为 1.2 毫克/天；14~18 岁，男性为 1.5 毫克/天，女性为 1.2 毫克/天。富含维生素 B_2 的食物主要是奶类、蛋类、肝脏和谷类，蔬菜水果中含量较少。

（4）维生素 C。我国儿童少年膳食维生素 C 参考摄入量 6 岁为 70 毫克/天，7~11 岁为 80 毫克/天，11~14 岁为 90 毫克/天，14~18 岁为 100 毫克/天。新鲜的蔬菜、水果是维生素 C 良好的食物来源。

【能力训练】

1. 训练内容

分析学龄前儿童营养需求。

2. 训练参考

学龄儿童的营养需要：儿童青少年膳食蛋白质提供的能量应占膳食总能量的

12%~14%。儿童期脂肪适宜摄入量以占总能量的 25%~30% 为宜。饱和脂肪酸、单不饱和脂肪酸和多不饱和脂肪酸的比例应<1∶1∶1；n–6∶n–3 为 4~6∶1。

【练习任务】

记忆学龄前及学龄营养需求及膳食原则。

子项目二　学龄前及学龄营养配餐与指导

【学习目标】

能够根据膳食原则为学龄前儿童进行营养指导

能够根据膳食原则为学龄儿童进行营养指导

能够进行学龄前儿童和学龄儿童配餐

掌握儿童的营养特点

能够给出儿童配餐并给出营养指导

能够根据配餐要求定量加工菜肴

【知识内容】

一、儿童青少年膳食原则

《中国居民膳食指南》（2007）提出了学龄儿童等《特定人群膳食指南》，在一般人群膳食指南十条基础上，儿童青少年膳食强调以下内容：

1. 三餐定时定量，保证吃好早餐，避免盲目节食

让儿童青少年吃饱和吃好每日三餐，尤其是早餐，含量宜相当于全日量的 1/3。避免盲目节食，导致神经性厌食，发生营养不良、生长发育不良等。

2. 吃富含铁和维生素 C 的食物

少吃零食，饮用清淡饮料，控制食糖摄入。经常吃含铁丰富的食物，如肝脏、动物血、瘦肉、木耳等；多吃新鲜蔬菜和水果，摄取足量的维生素 C，预防缺铁性贫血的发生。

3. 每天进行充足的户外活动

经常参加体育锻炼，减少静态活动时间，防止超重和肥胖的发生，还可以预

防疾病的发生。可以选择有氧运动，如散步、快走、慢跑、打球、游泳、爬山、健身操等。

4. 不抽烟、不饮酒

儿童青少年抽烟会影响大脑机能、呼吸系统、心血管系统及产生肺癌等。饮酒会破坏肝脏功能，引起酒精性肝硬化。长期饮酒最终导致免疫功能下降。儿童、青少年养成不吸烟、不饮酒的好习惯，有益于身心健康成长。

二、配餐原则

1. 食物多样，谷类为主，粗细搭配

谷类食物是中国传统膳食的主体，是人体能量的主要来源，也是最经济的能源食物。随着经济的发展和生活的改善，人们倾向于食用更多的动物性食物和油脂。避免高能量、高脂肪和低碳水化合物膳食的弊端。人们应保持每天适量的谷类食物摄入，每天摄入 250~400 克为宜。

另外要注意粗细搭配，经常吃一些粗粮、杂粮和全谷类食物。每天最好能吃50~100 克。稻米、小麦不要研磨得太精，否则谷类表层所含维生素、矿物质等营养素和膳食纤维大部分会流失到糠麸之中。

2. 多吃蔬菜水果和薯类

蔬菜水果是维生素、矿物质、膳食纤维和植物化学物质的重要来源，水分多、能量低。薯类含有丰富的淀粉、膳食纤维以及多种维生素和矿物质。富含蔬菜、水果和薯类的膳食对保持身体健康，保持肠道正常功能，提高免疫力。推荐每天吃蔬菜 300~500 克，最好深色蔬菜约占一半，水果 200~400 克，并注意增加薯类的摄入。

3. 每天吃奶类、大豆或其制品

奶类营养成分齐全，组成比例适宜，容易消化吸收。奶类除含丰富的优质蛋白质和维生素外，含钙量较高，且利用率也很高，是膳食钙质的极好来源。大量的研究表明，儿童青少年饮奶有利于其生长发育、增加骨密度，从而推迟其成年后发生骨质疏松的年龄。建议每人每天饮奶 300 克或相当量的奶制品。

大豆含丰富的优质蛋白质、必需脂肪酸、B 族维生素、维生素 E 和膳食纤维等营养素，且含有磷脂、低聚糖，以及异黄酮、植物固醇等多种植物化学物质。大豆是重要的优质蛋白质来源。为提高农村居民的蛋白质摄入量及防止城市居民过多消费肉类带来的不利影响，应适当多吃大豆及其制品。建议每人每天摄入 30~50 克大豆或相当量的豆制品。

4. 常吃适量的鱼、禽、蛋和瘦肉

鱼、禽、蛋和瘦肉均属于动物性食物，是人类优质蛋白、脂类、脂溶性维生素、B 族维生素和矿物质的良好来源，是平衡膳食的重要组成部分。动物性食物

中蛋白质不仅含量高，而且氨基酸组成更适合人体需要，尤其富含赖氨酸和蛋氨酸，如与谷类或豆类食物搭配食用，可明显发挥蛋白质互补作用。

推荐每日摄入量：鱼虾类 50~100 克，畜禽肉类 50~75 克，蛋类 25~50 克。

5. 减少烹调油用量，吃清淡少盐膳食

脂肪是人体能量的重要来源之一，并可提供必需脂肪酸，有利于脂溶性维生素的消化吸收，但是脂肪摄入过多是引起肥胖、高血脂、动脉粥样硬化等多种慢性疾病的危险因素之一。从小养成清淡、低脂肪的饮食习惯至关重要。

膳食不要太油腻，不要太咸，不要摄食过多的动物性食物和油炸、烟熏、腌制食物。建议每人每天烹调油用量不超过 25 克或 30 克；食盐摄入量不超过 6 克，包括酱油、酱菜、酱中的食盐量。

6. 三餐分配要合理，零食要适当

合理安排一日三餐的时间及食量，进餐定时定量。早餐提供的能量应占全天总能量的 25%~30%，午餐应占 30%~40%，晚餐应占 30%~40%。一般情况下，早餐安排在 6：30~8：30，午餐在 11：30~13：30，晚餐在 18：00~20：00 进行为宜。要天天吃早餐并保证其营养充足，午餐要吃好，晚餐要适量。尽可能与家人共同进餐，并营造轻松愉快的就餐氛围。零食作为一日三餐之外的营养补充，可以合理选用，但来自零食的能量应计入全天能量摄入之中。

【知识链接】

什么是营养不良

"营养不足"和"营养过剩"都可造成营养不良，一些肥胖或者体重超重的青少年，因为饮食结构不均衡，过度摄入高热量食物的同时，蔬菜、水果的摄入量相对不足，人体所必需的维生素、膳食纤维、矿物质等的摄入量难以得到保障。青少年正处于身体发育阶段，对食品营养的要求较高，长此以往，容易直接导致营养不良、肥胖等疾病的发生，从而引起学习效率下降等不良状况的发生。

粮谷类，尤其是粗杂粮及薯类，建议小学生每天吃粗杂粮不少于 25 克、中学生每天不少于 50 克；新鲜蔬菜水果，其中一半以上应为深绿色、红色、橙黄色、紫色的蔬果，由于不同的蔬菜营养特点有所不同，所以应该在叶菜类、根茎类、瓜茄类、鲜豆类、菌藻类和水生类蔬菜中轮流选择食用不同种类的蔬菜；奶及奶制品，建议每天喝鲜奶至少 300 毫升，也可用 300 毫升酸奶或 45 克奶粉替换着喝；水产品（如鱼、虾等），建议每周至少吃 3 次，每次 150~200 克；蛋类，建议每天保证 1 个；大豆及其制品（如豆腐、豆腐干、千张、豆浆等），建议每天都能有豆制品，甚至可以替代一部分动物性食物；保证每天充足饮水 1200~1500 毫升为宜。另外，食物加工应多采用蒸、煮、炖、凉拌等低盐少油的烹调方式。

【能力训练】

训练一

1. 训练内容

分组为学龄前儿童配餐。

2. 训练参考

注意以下原则：

（1）谷类。面粉、大米是每日最基本的食物，每日 200~500 克可为孩子提供 55%~60% 的能量。高脂食品如炸土豆片，高糖和高油的风味小吃和点心应加以限制。

（2）动物性食物。鱼、禽、肉每日供给总量为 100~125 克，种类、品种可交替使用。

建议奶的每日供给量为 250~400 克，不要超过 600~700 克，在适宜奶量范围内可以是全脂奶。

（3）大豆及其制品。每日至少供给相当于 15~20 克大豆的制品，以提供 6~10 克的优质蛋白质。

（4）蔬菜和水果类。每日供给量为 150~200 克，可供选择的蔬菜包括椰菜、菜花、小白菜、芹菜、胡萝卜、黄瓜、西红柿、鲜豌豆、绿色和黄红色辣椒。可供选择的水果不限。

（5）烹调用油和食糖。应选用含有必需脂肪酸亚油酸和亚麻酸的油脂，如大豆油、低芥酸菜籽油等。每日人均约 20 克。

学龄前儿童每日可摄入 10~15 克蔗糖，或含蔗糖的饮料。

训练二

1. 训练内容

分组进行营养餐加工。

2. 训练要求

（1）所有设备使用后必须清洁干净，恢复至原先位置。

（2）实训室必须专人清洁，专人负责监督。（两个班一个负责清洁另一个负责监督）

（3）实训室任何器皿、设备、原辅料不允许私自带出实训室。

3. 训练参考

根据表 2-4-8 内容进行填写制作营养餐。

表 2-4-8 营养量化技能（儿童配餐）

营养量化技能（儿童配餐）

班级		组别	
组长		副组长	
成员			
设计题目			

<table>
<tr><td rowspan="30">设计方案</td><td colspan="5" align="center">营养套餐设计（一人份）</td></tr>
<tr><td>菜肴名称</td><td>原料</td><td>重量（克）</td><td>营养特点</td><td>烹调要点</td></tr>
<tr><td></td><td></td><td></td><td></td><td></td></tr>
<tr><td></td><td></td><td></td><td></td><td></td></tr>
<tr><td></td><td></td><td></td><td></td><td></td></tr>
<tr><td></td><td></td><td></td><td></td><td></td></tr>
<tr><td></td><td></td><td></td><td></td><td></td></tr>
<tr><td></td><td></td><td></td><td></td><td></td></tr>
<tr><td></td><td></td><td></td><td></td><td></td></tr>
</table>

	食物摄入比例										
种类	谷薯类	蔬菜	水果	畜禽肉	鱼虾类	蛋	奶	豆	油	盐	其他
摄入量											
推荐量											

成本核算（一人份）			
原料名称	单价	数量	总价
总计			

成员任务责任表			
序号	成员名称	成员工作任务	赋分（总分100分）
1			
2			
3			

营养评价（写背面）：
菜肴特点评价（写背面）：
总结（写背面）：
（实训中的优势、创意、亮点、问题等）
实训建议及意见（写背面）：
（对实训项目、实训室等的建议意见）

【练习任务】

调研零食的能量、营养素含量并写出调研报告，表示出适合儿童食用的零食产品。

项目五

老年人营养需求、配餐与评价

【内容提要】

老年人的营养素需求和成人相差不大，但是在矿物质、维生素以及烹调方案选择方面也具有一定的特点。中国营养学会按60岁、70岁及80岁将老年群体细分为三种推荐量。60岁及70岁段又分为轻体力与中等体力两大类，但三者的相差幅度不大。

合理营养是加强老年保健、延缓衰老进程、防治各种老年常见病，达到健康长寿和提高生命质量的必要条件。而营养不良或营养过剩、紊乱则有可能加速衰老的速度。老年人的营养需要与青壮年有共同点，也有其特殊性。

子项目一　老年人营养需求

【学习目标】

掌握老年人营养素需求

能够讲出老年人常见病和饮食之间的相关性

【知识内容】

一、老年人的生理特点

人体衰老是一个不可逆转的发展过程。随着年龄的增加，人体各种器官的生理功能都会有不同程度的减退。如何加强老年保健、延缓衰老，已成为医学界大力研究的课题。老年营养是极为重要的一部分，合理的营养有助于延缓衰老，而营养不良或营养过剩、紊乱则有可能加速衰老的进程。因此，根据老年人的生理代谢与营养需求，坚持合理膳食，对延年益寿，提高生活质量十分重要。

老年人的生理代谢特点如下：

1. 基础代谢降低

与中年人相比，老年人的基础代谢大约降低 15%~20%。合成代谢降低，分解代谢增高，使体内代谢失去平衡，引起细胞功能下降。

2. 机体成分改变

老年人随年龄增长，体内脂肪组织不断增加，脂肪外组织不断减少，突出表现：肌肉组织的重量减少而出现肌肉萎缩；身体水分减少。主要为细胞内液减少；骨组织矿物质减少，尤其是钙减少，出现骨密度降低，易发生不同程度的骨质疏松症及骨折。

3. 器官功能改变

主要是消化功能、心脏功能、脑功能、肾功能及肝代谢能力均随年龄增高而有不同程度的下降。

二、老年人营养素需求

1. 能量

60 岁以上的人在基础代谢方面下降，体力活动也相对减少。老年人能量推荐摄入量如表 2-5-1 所示。

表 2-5-1　老年人能量与蛋白质推荐摄入量

年龄	能量（千卡）		蛋白质（克）	
	男	女	男	女
60 岁以上轻体力活动	1900	1800	75	65
60 岁以上中等体力活动	2200	2000	75	65
70 岁以上轻体力活动	1900	1700	75	65
70 岁以上中等体力活动	2100	1900	75	65
80 岁以上	1900	1700	75	65

注：脂类占总能量的 25%，摘自 2000 年版《中国居民膳食营养素参考摄入量》。

对于老年人的个体而言，生活模式和生活质量不同，对能量的需要有较大的差异，如 60 岁的老年人，体力活动量并未减少，或退休后每日步行 0.5~1 小时，其每日能量的平均消耗会大于 1900 千卡。

60 岁以上的老年人，如果能够保持良好的心态，在医学认可的条件下进行适当的体力活动，或者能持之以恒地进行原有习惯的有氧运动，这将是非常有益的。老年人如果终日不出门，或只是坐着看电视、看书或是伏案工作，其膳食能量参考推荐值，就有可能高于实际需要。老年人的均衡营养与其生活模式也是分不开的，老年人参与其本人喜爱的、习惯采用的，或是身体能接受的运动项目，对健康极为有利。

2. 蛋白质

（1）蛋白质对老年人的重要性。由于体内细胞衰亡和体内各种代谢不可避免丢失的蛋白质，以及随肌体老化，体内分解代谢的加强，氮的负平衡就难以避免，若再加上蛋白质摄入量不足，组织器官蛋白质合成代谢与更新就会受到更大的影响。老年人还可因种种原因，使摄入的蛋白质的质和量较难满足要求，更加重了组织器官的衰老。

（2）蛋白质的推荐量。《摄入量》建议蛋白质的 RNI 男性为 75 克/天，女性为 65 克/天。如果能量主要从粮食提供，其蛋白质的含量只能达到推荐量的一半左右，如果除粮食外，主要以动物性食物，包括肉、蛋、奶类提供，那么动物脂肪在膳食中的比例就会偏高，所以要选择适宜的食物品种及数量。

（3）蛋白质的来源。除了瘦肉、鱼、蛋、奶等动物性食物可以提供较丰富的优质蛋白质外，大豆及其制品也是老年人最佳的选择之一。大豆中脂肪、卵磷脂、植物固醇以及大豆异黄酮对人体有利，尤其是女性。豆类及其制品可与适量鱼、肉类搭配烹调，因而强调老年人选择豆类是符合当前消费条件及均衡膳食要求的。

3. 脂类

建议老人脂肪占全日总能量为 25%左右，在全日食物中所有脂肪，包括食物内不可见脂肪和烹调用油等可见脂肪总计在 50 克之内。我国人民习惯于使用植物油作为烹调油，必需脂肪酸是可以从这些油料中达到要求的。就不饱和脂肪酸来说，主要有 n-3、n-6 及 n-9 三个类型，各自都有其生理的功能；而饱和脂肪酸却不宜多于总能量的 10%，这种脂肪酸在动植物油脂中存在，在动物油脂中较多，而且动物脂肪同时也含有胆固醇。动物的瘦肉中也含有脂肪，如猪肉在非常瘦的状态下也有 20%左右的动物脂肪，而这些脂肪是肉眼看不见的，故老年人食用畜肉宜应节制。在植物油中，尤其是人们常用菜籽油、玉米油、大豆油及花生油都含有多不饱和脂肪酸，各有长处，混合食用会比单独食用一种好处大。鱼类，尤以海洋鱼类含有多种脂类，合理加工后，鱼类也适用于老年人的脂肪需要，同时也可以提供优良的蛋白质。在正常条件下，脂类在总能量中也不宜少于 20%或高于 30%，每日食物中的胆固醇含量不宜多于 300 毫克。

4. 碳水化合物

碳水化合物是膳食能量的主要来源，宜占膳食总能量的 50%~60%，老年人的脂肪摄入量减少，相应地，碳水化合物的含量应适当增多。应选择复合碳水化合物的淀粉类为主食，且多选择粗杂粮，不宜多食用蔗糖等简单的糖类果糖易被吸收利用，宜多吃水果、蔬菜等富含膳食纤维的食物，增强肠蠕动，防止便秘。

【知识链接】

老年人一天要吃多少粗粮?

老年人容易发生便秘,糖脂代谢异常,患心血管疾病的危险性增加,适当多吃粗粮有利于健康。研究表明,每天食用85克或以上的全谷类食物可帮助控制体重,减少若干慢性疾病的患病风险。因此建议老年人每天最好能吃到100克(2两)粗粮或全谷类食物。

5. 矿物质

(1)钙。由于胃肠功能降低,肝肾功能衰退及老年人活化维生素D的功能下降,加上户外活动减少和缺乏日照,使皮下7-脱氢胆固醇转变为维生素D的来源减少。老年人对钙的吸收利用能力下降,钙的吸收率一般在20%左右。钙摄入不足使老年人出现钙的负平衡,体力活动的减少又可增加骨钙的流失,以致骨质疏松症较常见,尤其是女性老人。《摄入量》建议老年人钙的RNI为800~1000毫克/天,应以食物钙为主,牛奶及奶制品是最好的来源,其次为大豆及豆制品、深绿色叶菜、海带、虾皮等。钙的补充不宜过多,每日摄入钙的总量不应超过2克。

(2)铁。老年人对铁的吸收利用下降,造血功能减退,血红蛋白含量减少,易出现缺铁性贫血,其原因除铁的摄入量不足、吸收利用差外,还可能与蛋白质合成减少,维生素 B_{12}、维生素 B_6 及叶酸缺乏有关,故铁的摄入量应充足,其RNI为12毫克/天。应选择血红素铁含量高的食品(如动物的肝脏、瘦肉、牛肉等),同时还应多食用富含维生素C的蔬菜、水果,以利于铁的吸收。

6. 维生素

老年人由于体内代谢和免疫功能降低,需要充足的各种维生素以促进代谢,延缓衰老及增强抵抗力。中国营养学会为老年人推荐的微量营养素摄入量与50岁的成年人基本一致。

(1)维生素A。胡萝卜素是我国人民维生素A的主要来源,应注意多食用黄绿色蔬菜、水果。但种种原因老年人蔬菜摄入量常较少,如牙齿不好,摄入蔬菜的数量更有限,因而常易发生维生素A缺乏。我国老年人的RNI为800微克/天视黄醇当量。

(2)维生素D。老年人户外活动减少,由皮肤形成的维生素D量降低,而且肝肾转化为维生素D的活性形式的能力下降,易出现维生素D缺乏而影响钙、磷的吸收及骨骼矿化,出现骨质疏松症,故老年人维生素D的RNI为10微克/天,高于中年和青年人。

(3)维生素E。老年人每日膳食维生素E的RNI为30毫克/天,当多不饱和脂肪酸摄入量增加时,应相当的增加维生素E的摄入量,一般每摄入1克多不饱和脂肪酸应摄入 0.6 毫克的维生素 E。维生素 E 的摄入量不应超过 300 毫克/天。

（4）维生素 B_1。老年人对维生素 B_1 利用率降低，因此摄入量应达到 1.3 毫克/天。富含维生素 B_1 的食物有肉类、豆类及各种粗粮。

（5）维生素 B_2。维生素 B_2 的 RNI 与硫胺素相同，为 1.3 毫克/天。

（6）维生素 C。维生素 C 可促进胶原蛋白的合成，保持毛细血管的弹性，减少脆性，防止老年血管硬化，并可降低胆固醇，增强免疫力，抗氧化，因此老年人应摄入充足，其 RNI 为 130 毫克/天。

此外，维生素 B_{12}、叶酸、维生素 B_6 三种维生素对老年人也是非常重要的。同型半胱氨酸是蛋氨酸代谢的中间产物，同型半胱氨酸血症也是动脉粥样硬化的危险因素。因此，这三种 B 族维生素的及时补充，将有助于降低动脉硬化的危险因素。

7. 水和液体

老年人对水分的要求不低于中青年，有时还比其他年龄组要求高，因为老年人对失水与脱水的反应会迟钝于其他年龄组，而且水的代谢有助于其他物质代谢以及排泄代谢废物，目前老年人每日每千克体重应摄入 30 毫升的水。但在大量排汗、腹泻、发热等状态时还必须按情况增加。关键是老年人不应在感到口渴时才饮水，而应该带有节奏性地主动饮水，其中可包括不太浓的茶。

【能力训练】

1. 训练内容

老年人营养与普通成人的营养需求差别重点在哪里，为什么？

2. 训练参考

据专家对全国第三次营养调查结果分析，老年组每人每日能量平均摄入量为 2283 千卡，占推荐的每日营养素供给量的 116%。据对济南 287 名老年知识分子的调查结果，每人每日能量平均摄入量是推荐的膳食营养素供给量的 121%，脂肪摄入量占总能量的 34%，其中动物性脂肪达 40.2%，蛋白质摄入量为推荐的膳食营养素供给量的 110%，胆固醇摄入量每人每日平均高达 612 毫克，体重超重和肥胖者占 44.2%，高血脂者占 54%，冠心病患者为 34.5%。这是老年人群营养素摄入过量和不平衡的一个实例。我们对北京市中老年人群调查结果显示，老年前期和老年期妇女体重超重和肥胖率达 50%，膳食中脂肪摄入量占总能量 30% 以上。这些均说明城市中老年人能量摄入偏高。

建议我国老年人群能量摄入量以每日 1800~2000 千卡为宜；蛋白质摄入量每人每天 60~70 克/千克体重为宜，其中动物性和豆类来源占 1/3 以上，因为蛋白质摄入量过高会增加肾脏功能负担，对老年人是不利的。

肥胖是高血压、高血脂以及糖尿病等老年慢性疾病的危险因素，所以老年人膳食中脂肪摄入不能太高，应按中国营养学会建议脂肪摄入占总能量的 20%~

25%为宜，其中膳食中应提高单不饱和脂肪酸的含量，这对健康是有益的。另外对胆固醇摄入量应有所限制，世界卫生组织建议敏感人群中胆固醇摄入量应低于每人每日 200 毫克。

老年人由于消化吸收能力降低，户外活动减少，日照机会减少，皮肤合成维生素 D 的量也下降。所以应积极提倡老年人多吃奶类和豆类食品。奶类是钙的最好来源。在特殊情况下，可给以钙补充剂，但含量要有限制，并应在医生指导下进行。

老年人群贫血患病率较一般成年人明显增多，这可能与老年人对铁的吸收利用更差有关。我国居民膳食中血红素铁来源很少，必要时可用强化食品来解决。在给贫血者补铁时，应同时补充维生素 A，铁的吸收明显增加。

老年人群膳食中应有一定量膳食纤维。膳食纤维主要来源于全谷类及其制品、蔬菜、水果、麦麸、豆类、果胶等。世界卫生组织曾建议成人每人每日最低量为 27 克，最高量为 40 克，这是可溶性和不可溶性纤维的总和。近年来食品加工越来越精，膳食纤维丢失明显增加，使某些维生素、矿物质也大量丢失，因此老年人应重视多食用麦片、燕麦等食品。

我国居民传统喜食咸味菜肴，平均每人每日食盐摄入量是 13.9 克，这距离世界卫生组织建议的 6 克以下相差甚远。高钠是高血压的危险因素，老年人更应注意将膳食中食盐量逐步降低，使其最终达到每人每日 6 克以下。

1992 年全国营养调查显示，老年人膳食中抗氧化功能的维生素 A、维生素 E、维生素 C 及某些微量元素硒、锌等，均较青壮年略低。据报道，研究表明老年人机体达饱和的硒需要量为 100 微克，比我国标准每日膳食营养素供给量 50 微克高一倍。据专家报道，对 666 名老年人血锌测定结果为 14.7 微摩尔/升，明显低于青年人，给其中 41 名补充口服硫酸锌 1 个月后，各项免疫指标均明显提高。微量元素锌、铬对调节血糖代谢和加强胰岛素功能都起着重要作用。所以老年人膳食中应有足够的蔬菜、水果以保证抗氧化营养素的摄入。

近年来，心脑血管病、糖尿病、癌症在我国已跃居死亡前三位，死亡人数约占全部的 70%。同型半胱氨酸水平升高是血管疾病的危险。建议老年人群每人每日叶酸供应量应以 400 微克为宜，这比孕妇为预防胎儿神经管畸形每天需叶酸 300 微克又提高了。所以在老年人的膳食中保证有充分的 B 族维生素实属十分必要。

【练习任务】
查阅相关资料，说明为何老年人补钙不能补太多，如何选择？

子项目二　老年人营养配餐与指导

【学习目标】

掌握老年人营养素需求

能够给老年人配餐以及选择合理的烹调方案

能够进行老年人膳食指导

【知识内容】

一、老年人的膳食原则

老年人的膳食原则涵盖以下内容：

1. 饮食多样化

吃多种多样的食物才能利用食物营养素互补的作用，达到全面营养的目的。不要因为牙齿不好而减少或拒绝蔬菜、水果，可以把蔬菜切细、煮软，水果切细，以使其容易咀嚼和消化。

2. 主食多粗粮

主食中包括一定量的粗粮、杂粮。粗杂粮包括全麦面、玉米、小米、荞麦、燕麦等，比精粮含有更多的维生素、矿物质和膳食纤维。

3. 每天饮用牛奶或食用奶制品

牛奶及其制品是钙的最好食物来源，摄入充足的奶类有利于预防骨质疏松症和骨折，虽然豆浆在植物中含钙量较多，但远不及牛奶，因此不能以豆浆代替牛奶。

4. 食用大豆或其制品

大豆不但蛋白质丰富，对老年妇女尤其重要的是其丰富的生物活性物质大豆异黄酮和大豆皂甙，可抑制体内脂质过氧化，减少骨钙丢失，增加冠状动脉和脑血流量，预防和治疗心脑血管疾病和骨质疏松症。

5. 适量食用动物性食品

禽肉和鱼类脂肪含量较低较易消化，适于老年人食用。

【知识链接】

老年人为什么容易蛋白质不足？

老年人为什么容易蛋白质不足，一是年龄大了，担心心血管等慢性病风险，富含蛋白质的动物性食物摄入减少了。二是老年人多脾胃功能不好，也会影响蛋白质的吸收和利用。三是老年人自身蛋白质的合成能力下降，分解代谢增强，也会导致身体蛋白质的含量不足。四是一些慢性病如肺病、糖尿病等对蛋白质的消耗也比较大，这类老年人更需要特别补充。

所以，老年人平时一定要保证蛋白质食物的摄入，这样才能大大降低营养不足导致的慢性病风险。

哪些食物补充蛋白质最好呢？

补充蛋白质首选的就是鸡蛋，其在身体的利用率最高，如果没有心血管疾病，老年人可以每周吃 4~5 个鸡蛋，或者每天再增加一个鸡蛋清。

其次，牛奶的蛋白质利用率也比较高，老年人可以每天喝 300 毫升牛奶，如果平时肉类摄入不足，可以每天喝 500 毫升牛奶，弥补肉类摄入不足导致的蛋白质缺乏。

肉类也是补充优质蛋白质不可缺少的，如鱼肉、虾肉、鸡肉、猪瘦肉、牛肉等，每周可以吃 3~5 次以上，鱼肉为主。

在植物性蛋白中，豆腐富含优质蛋白质，也是不可缺少的，每周最好吃 4~5 次以上。谷类还要多吃些豆饭、豆沙包、八宝粥等，这样可以使蛋白质互补，提高谷类食物的蛋白质利用率，也是蛋白质的主要辅助来源。

6. 多吃蔬菜和水果

蔬菜是维生素 C 等几种维生素的重要来源，而且大量的膳食纤维可预防老年便秘，番茄中番茄红素对老年男性常见的前列腺疾病有一定的防治作用。

7. 饮食清淡、少盐

选择用油少的烹调方式，如蒸、煮、炖、焯，避免摄入过多的脂肪导致肥胖。少用各种含钠高的酱料，避免过多的钠摄入引起高血压。

就各种微量营养素来说，老年人与中年人并无差别，只是老年人因生理条件（牙齿、消化能力等）的限制，摄取食物的总量和种类会比中年人少，要达到中国营养学会推荐量，可能存在着一定的难度。强调要多吃蔬菜、水果和薯类，尽量多摄食绿色及红黄色蔬菜，以获得更多的微量元素。因为这类食物可以补充必要的微量营养素，如类胡萝卜素、维生素 C 和各种矿物质。即便是这类食物在烹调中维生素会大量丢失，但还能保留相当多的膳食纤维，以及各种天然抗氧化物，对预防慢性病和维持肠道健康状态是有利的。因为我国蔬菜品种极多，水果的供应四季不断，因而可以改善老年人的口味并增加食物的种类。

二、老年人十大健康饮食原则

1. 少量多餐，以点心补充营养

老年人由于咀嚼及吞咽能力都比较差，往往一餐吃不了多少东西，而且进食时间又拖得很长。为了让老年人每天都能摄取足够的热量及营养，营养师建议，不妨让老年人一天分 5~6 餐进食，在三次正餐之间另外准备一些简便的点心，像低脂牛奶泡饼干（或营养麦片）、低脂牛奶燕麦片、豆花、豆浆加蛋，也可以将切成小块的水果或水果泥拌酸奶食用。

2. 以豆制品取代部分动物蛋白质

老年人必须限制肉类的摄取量，一部分的蛋白质来源应该以豆类及豆制品（如豆腐、豆浆）取代。在老年人的饮食里，每餐正餐至少要包含 170 克质量好的蛋白质（如瘦肉、鱼肉、蛋、豆腐等），素食者要从豆类及各种坚果类（花生、核桃、杏仁、腰果等）食物中获取优质蛋白质。

3. 主食加入蔬菜一起烹调

为了方便老年人咀嚼，尽量挑选质地比较软的蔬菜，像西红柿、丝瓜、冬瓜、南瓜、茄子及绿叶菜的嫩叶等，切成小丁块或是刨成细丝后再烹调。如果老人家平常以稀饭或汤面作为主食，每次可以加入 1~2 种蔬菜一起煮，以确保他们每天至少吃到 500 克的蔬菜。

4. 每天吃 350 克水果

水果是常被老年人忽略的食物。一些质地软的水果，如香蕉、西瓜、水蜜桃、木瓜、芒果、猕猴桃等都很适合老年人食用。可以把水果切成薄片或是以汤匙刮成水果泥食用。如果要打成果汁，必须注意控制分量，打汁时可以加水稀释。

5. 补充维生素 B

维生素 B 与老人易罹患的心血管疾病、肾脏病、白内障、脑部功能退化（认知、记忆力）及精神健康等都有相当密切的关联。无论生病、服药或是手术过后，都会造成维生素 B 大量流失，因此对于患病的老年人来说，需要特别注意补充维生素 B。

没有精加工的谷类及坚果中都含有丰富的维生素 B，所以在为老年人准备三餐时，不妨加一些糙米、胚芽等和白米一起煮成稀饭，或者也可以将少量坚果放进搅拌机里打碎成粉，加到燕麦里一起煮成燕麦粥。

6. 限制油脂摄取量

老年人摄取油脂要以植物油为主，避免肥肉、动物油脂（猪油、牛油），而且也要少用油炸的方式烹调食物。另外，甜点糕饼类的油脂含量也很高，尽量少让老人家吃这一类的高脂肪零食。最好是多元不饱和脂肪（如玉米油、葵花油）和单元不饱和脂肪（如橄榄油、花生油）轮换吃，这样比较能均衡摄取各种脂肪酸。

7. 少加盐、味精、酱油，善用其他调味方法

味觉不敏感的老年人吃东西时常觉得索然无味，食物一端上来就猛加盐，很容易吃进过量的钠，埋下高血压的隐患。可以多利用一些具有浓烈味道的蔬菜，

例如用香菜、香菇、洋葱来炒蛋或是煮汤、煮粥。利用白醋、水果醋、柠檬汁、橙汁或是菠萝等各种果酸味，也可以变化食物的味道。一些中药材，尤其像气味浓厚的当归、肉桂、五香、八角或者香甜的枸杞、红枣等取代盐或酱油，丰富的味道有助于勾起老年人的食欲。

8. 少吃辛辣食物

虽然辛辣香料能引起食欲，但是老年人吃多了这类食物，容易造成体内水分、电解质不平衡，出现口干舌燥、火气大、睡不好等症状，所以少吃为宜。

9. 白天多补充水分

因为担心尿失禁或是夜间频繁跑厕所，不少老年人整天很少喝水。其实应该鼓励老人在白天多喝白开水，也可泡一些花草茶（尽量不放糖）变化口味，但是要少喝含糖饮料。晚餐之后，减少摄取水分，这样就可以避免夜间上厕所、影响睡眠了。

10. 每天服用一颗复合维生素补剂

老年人的个体差异很大，加上又长期服药，所以每个人需要额外补充的营养素也大不相同。让老年人每天服用一颗复合维生素补剂是最基本且安全的强化营养方法，尤其可以补充老年人特别需要的维生素 B、抗氧化维生素 C 及维生素 E、维持骨质的钙、增强免疫力的锌等。不要擅自服用高剂量的单一补充剂，尤其是脂溶性的维生素 A、维生素 D、维生素 E 等，吃得过多会累积在体内，甚至引发毒性。

【能力训练】

1. 训练内容

为老年人设计一日食谱，计算食谱中各种食物的搭配数量。

2. 训练参考

写出食物营养特点，务必对老年人有一定的针对性（参考表 2-5-2）。

【练习任务】

老年人营养补充剂应该如何选择，老年人适合服用哪些营养补充剂，什么样的老年人更加需要额外补充营养？

表2-5-2　训练参考范例

时间	名称	种类	食物的摄入量(克)	食物中的蛋白质		食物中的脂肪		食物中的糖类		总能量(千卡)
				摄入量(克)	产生的能量(千卡)	摄入量(克)	产生的能量(千卡)	摄入量(克)	产生的能量(千卡)	
早餐	小米粥	小米	50	4.85	19.4	0.7	6.3	39	156	
	花卷	标准粉	40	2.64	0.66	1.04	9.36	20.96	83.84	588.65
	咸鸭蛋	咸鸭蛋	40	4.92	19.68	4.92	44.28	2.52	10.08	
	肉丝炒韭菜	猪肉丝	35	3.32	13.28	20.93	188.37	0.32	1.28	
		韭菜	120	2.88	11.52	0.6	5.4	4.8	19.2	
	烙春饼	标准粉	70	4.62	18.48	1.82	16.38	36.68	146.72	
	香菇烩小白菜	香菇	10	1.3	5.2	0.18	1.62	5.4	21.6	
		小白菜	200	2.2	8.8	0.2	1.8	4	16	
午餐	葱爆羊肉	大葱	25	0.25	1	0.08	0.72	1.5	6	722.78
		羊肉	50	5.55	22.2	14.4	129.6	0.25	1	
	红豆小米粥	红豆	20	0.96	3.84	0.72	6.48	11.02	44.08	
		小米	50	4.85	19.4	0.55	4.95	39	156	
	下午水果	香蕉	60	0.72	2.88	0.36	1.44	12	48	
晚餐	米饭	大米	100	2.6	10.4	0.3	2.7	25.6	102.4	
	葱椒带鱼	带鱼	80	12.72	50.88	2.72	24.48	1.2	4.8	
		大葱	10	0.1	0.4	0.03	0.27	0.6	2.4	586.65
		花椒	10	2.57	10.28	0.71	6.37	3.51	14.04	
	海带冬瓜汤	海带	80	6.56	26.24	0.08	0.72	45.6	182.4	
		冬瓜	30	0.12	0.48	—	—	0.6	2.4	
		猪肉	25	2.38	9.52	14.95	134.55	0.23	0.92	
三大能源物质产生的能量在一天中所占的比例				13.5%		23.5%		63.7%		
早餐、中餐、晚餐三餐摄入的能量分别占一天总能量的比例				31%		38%		31%		

子项目三　老年人营养餐加工

【学习目标】

掌握老年人的营养特点

能够给老年人配餐并给出营养指导

能够根据配餐要求定量加工菜肴

【知识内容】

一、老年人基本配餐原则

1. 食物要全面

保持多样化，不要偏食，五谷杂粮、畜禽蛋乳、水陆菜蔬、干鲜果品、鱼贝虾蟹、山珍海味等都要吃。不要因为有高血压、冠心病，就"谈荤色变"，患这两种病的老人，瘦肉、牛奶可以吃，豆类更宜多吃。否则会因营养不良而身体消瘦，抵抗力减退，反而对身体健康不利。

2. 饮食宜清淡

由于老年人味觉减退，因此特别喜欢吃味浓油腻和油炸的食物，但这类食物不易消化，应该节制。中医认为，过食肥甘厚味，容易助湿生痰，甚至化热为毒，所以应以"清淡饮食"为主。以谷为养，果菜为充，肉类益之，既可满足各种营养素的供应，又可保持大便通畅。但清淡不等于吃素。

3. 饮食有节

老年人胃肠道适应能力较差，应避免暴饮暴食。暴饮暴食会使运化功能失常，气血郁滞，食物腐败，从而引起腹胀、泄泻、嗳气等症状，甚至因发生急性胃扩张或诱发心肌梗死而死亡。曾有一高龄老人，当他152岁时，因饮食过度而死，他的尸体曾被著名的解剖生理学家哈维氏所解剖，发现他的各器官的衰老现象还不明显，如不暴食还不致死亡。

4. 饭菜宜软烂

老年人因牙齿磨损、松动或脱落，咀嚼能力降低，各种消化酶分泌减少，消化能力差，因此应该把食物切碎煮烂，肉可以做成肉糜，蔬菜宜用嫩叶。烹调多采用焖、炖、蒸、汆等方法，少用煎炸油腻食品及刺激性调味品。同时还要注意荤素搭配，干稀相得，色香味俱好，以增进食欲，促进消化。

5. 要少食多餐

老年人肝脏合成糖元的能力降低，糖元储备较少，对低血糖耐受力较差，容易感到饥饿和头晕。因此，在睡前、起床后或两餐间老年人可适当吃少许食物作为点心。一般每日可安排五餐，每餐的量不宜太多，餐间不吃零食，特别是甜食，以免影响食欲，导致消化功能紊乱。

6. 温度要适宜

由于老年人唾液分泌减少，口腔黏膜抵抗力下降，所以，不宜吃过热的食物，据认为进食过热饮食，是引起食道癌的原因之一。相反，进过冷饮食，容易损伤胃气，所谓"生冷伤脾，硬物难化"是有道理的。

7. 食物要新鲜

对于已腐败、变质的鱼肉食品，已腐烂的水果，酸败的油脂，霉变的花生、谷豆，隔夜的剩饭菜等，都不宜食用，以免引起食物中毒或诱发癌症。

8. 要多吃果菜

老年人多吃新鲜水果和蔬菜，以保证维生素和矿物质的供给。其中果胶和纤维素有促进胃肠蠕动的作用，它可防止粪便在肠内滞留，对预防便秘和肠道肿瘤的发生都有很重要的作用。同时，老年人吃海带、紫菜等海生植物食品，对防止动脉硬化，减少脑血管疾病发生意外有一定的作用。

9. 水分要充足

给老年人常做些汤、羹、菜泥之类的菜吃，既补充了水分，又有利于消化。随着年龄的增加，人体各种器官的生理功能都会有不同程度的减退，尤其是消化和代谢功能，直接影响人体的营养状况，如牙齿脱落、消化液分泌减少、胃肠道蠕动缓慢等，使机体营养成分吸收利用下降。如何加强老年保健、延缓衰老进程、防治各种老年常见病，达到健康长寿和提高生命质量的目的，已成为医学界大力研究的重要课题。老年营养是极为重要的一部分，合理的营养有助于延缓衰老，而营养不良或营养过剩、紊乱则有可能加速衰老的进程。因此，从营养学的角度探讨衰老的机制和生理变化，研究老年期的营养需要及合理膳食十分重要。

二、老年人其他配餐要点

应以低热量、低糖类、低脂肪、充足的蛋白质和维生素，以及适当的无机盐类为原则。

要清淡、易咀嚼、易消化。老年人心肾功能逐渐衰退，所吃食物必须清淡，少油腻，不甜不咸，烹调要口轻少油，多用蒸、煮、烩、炖的方法做菜。老年人不宜吃刺激性很强的食物，如辣椒等，也不宜吃生冷食品。老年人的膳食还应该容易咀嚼和消化。

老年人的饮食应该营养均衡。老年人的营养要均衡，不可以偏废，不宜挑食。食物的种类应该要多样化。荤素要搭配、粗粮细粮要搭配、主食和副食要搭配、干稀也要搭配。

许多老年人为糖尿病患者或糖耐量不正常者，不要使用含糖类的调料剂。对于糖尿病患者要限制主食，多加蔬菜。

每天都为老人准备早点水果例如苹果、香蕉等。晚点牛奶：200~250毫升。

中医药膳食疗以"科学烹饪，药膳养生"的宗旨采用我国独特的饮食烹调技术和现代科学方法制作而成的具有一定色、香、味、形的美味食品，让老人们既能在享受美食的同时还起到了养生保健、治病防病的目的。

【知识链接】

暖身补血姜枣汤：生姜切片，红枣洗净；如果喜欢还可以放些芸豆；以上食材一同放进砂锅里，加红糖一起煮沸1个小时即可。老年人、女士必备的营养保健汤，尤其是风寒感冒头痛、胃寒胃痛、经期腹痛等都可以来喝哦。

【能力训练】

1. 训练内容

分组进行老年人营养餐加工。

2. 训练参考

(1) 所有设备使用后必须清洁干净，恢复至原来位置。

(2) 实训室必须专人清洁，专人负责监督（两个班，一个班负责清洁，另一个班负责监督）。

(3) 实训室的任何器皿、设备、原辅料不允许私自带出实训室，完成表2-5-3。

表 2-5-3 营养量化技能（老年人配餐）

营养量化技能（老年人配餐）			
班级		组别	
组长		副组长	
成员			
设计题目			

设计方案

营养套餐设计（一人份）

菜肴名称	原料	重量（克）	营养特点	烹调要点

食物摄入比例

种类	谷薯类	蔬菜	水果	畜禽肉	鱼虾类	蛋	奶	豆	油	盐	其他
摄入量											
推荐量											

成本核算（一人份）

原料名称	单价	数量	总价
总计			

成员任务责任表

序号	成员名称	成员工作任务	赋分（总分 100 分）
1			
2			
3			

营养评价（写背面）：
菜肴特点评价（写背面）：
总结（写背面）：
（实训中的优势、创意、亮点、问题等）
实训建议及意见（写背面）：
（对实训项目、实训室等的建议意见）

【练习任务】

在老年人主食方案中，粥是不是越烂越好，对老年人什么样的粥才是好粥？

项目六

特殊工作环境营养需求、配餐与评价

【内容提要】
　　特殊工作性质和工作环境会带来特殊的营养需求，例如我们出汗，汗水会带走部分无机盐，比如钠就会流失，这是非常容易理解的，我们还见过猴子互相在毛发中寻找盐粒补充盐分。但是一些更加特殊的工作性质带来的影响，大家就未必知道了，比如一个正要考试的学生、一个脑力工作者、一个锅炉工人或者一个运动员。我们能够针对特殊工种环境的特殊需求进行营养分析，是一个非常重要的能力。

子项目一　特殊工作环境营养需求

【学习目标】
了解特殊工种环境特点
掌握特殊工作环境人群营养素需求
能够分析不同工作环境的营养需求差别原因

【知识内容】

一、脑力劳动者的营养需求

1. 能量
　　脑细胞对能量物质的供应失调非常敏感，人脑的重量虽然只占人体体重的2%左右，但大脑消耗的能量却占全身消耗能量的20%。人体消耗的能量主要由膳食中的糖、脂肪和蛋白质提供，人脑在利用能源物质方面主要依靠血液中的葡萄糖。脑力劳动者每日能量需要量一般为2400千卡，但要注意控制能量的供给，不能过量摄取，防止身体发胖。

2. 蛋白质

蛋白质是构成大脑的重要物质，也是大脑智力活动与功能的物质基础。蛋白质参与神经冲动的传导，神经递质也是由蛋白质的分解产物氨基酸或其衍生物所构成的。瘦肉、鱼、蛋、乳以及大豆和豆制品中含有优质蛋白质，优质蛋白质宜占全日蛋白质总量的 1/3 以上，而在动物性蛋白质中，鱼与肉也应保持1：1 的比例。

3. 脂肪

脂类在大脑和神经组织的构造与功能方面具有重要意义。不饱和脂肪酸、磷脂、胆固醇等脂类是构成细胞膜的基本成分。DHA 等是健脑的重要物质，磷脂代谢后分解出胆碱，后者是合成乙酰胆碱（神经递质）的重要原料。脂类可以促进脑细胞发育和神经髓鞘的形成，并保证其维持良好的功能。膳食中脂肪适宜的供热比为 20%~30%。

4. 碳水化合物

大脑新陈代谢十分旺盛，在进行脑力活动时，脑细胞需要大量的氧气。虽然人脑重量不过 1.4 千克，但却是全身需氧量最多的器官，所需能量都要由碳水化合物来供给，脑本身并不能储备更多的能源。当脑力活动紧张时所需的糖量和耗氧量都相应增加。

5. 维生素

维生素是提高智力活动的重要营养素之一，如维生素 C 能保护生物膜，是保护脑功能的重要物质。B 族维生素尤其是维生素 B_1 参与碳水化合物代谢，产生能量，供给大脑，保证神经系统的正常功能。缺乏维生素 B_1 可出现神经衰弱综合征及全身乏力、思维迟钝、记忆力减退等症状。维生素 B_2 的不足可引起视力疲劳，影响夜间视力，并可影响铁的吸收。烟酸缺乏可引起忧郁、焦虑、记忆力减退，严重者可发生精神错乱或痴呆。维生素 A 能维护眼睛和上皮组织的健康，增强肌体抗感染、抗肿瘤的能力。维生素 E 能维持脑细胞活力，抵抗过氧化物对脑神经细胞的毒害，并能预防脑细胞衰退及脑力疲劳。维生素 B_6、维生素 B_{12} 和叶酸等都与脑功能的健全有一定的关系。

6. 矿物质

矿物质和微量元素在脑中含量的变化可以影响脑和神经系统的功能。钙、镁、钠、钾等协同维持神经肌肉的兴奋性，钙能保证脑力旺盛、工作持久、头脑冷静，并提高人的判断力。钙和其他碱性元素在一起，能维持体液的酸碱平衡，避免因饮食不当而形成酸性体质，防止疲倦。

缺钙使神经、肌肉的兴奋性失调，人就会情绪不稳定，注意力难以集中，脑力工作不易持久。磷是脑力活动中的重要元素之一，参与生物氧化、能量代谢和物质代谢。它是构成卵磷脂、脑磷脂等活性物质的重要成分，对维护大脑和神经细胞的结构与功能起着十分重要的作用。

【知识链接】

大枣的好处

一日吃三枣，终生不显老。枣虽然营养好，但不好消化，特殊人群要节制：龋齿者忌食红枣，因为红枣中富含糖类，糖对牙齿不利，食用枣，会使龋齿加重；食积和哮喘者忌多吃红枣，因红枣甘温，多食则生痰，助热，难消化；儿童各个器官较弱，枣进食过多，易伤脾。

二、运动员的营养需要

1. 能量

运动的热能代谢主要取决于运动强度、频度和持续时间三要素，同时也受运动员的体重、年龄、营养状况、训练水平、精神状态及训练时投入程度等因素的影响。多数运动项目的运动员全天所需总热量为 3500~4400 千卡，按体重则为50~60 千卡/千克，有的运动项目如乒乓球等能量消耗较少。生热营养素中，糖类最容易氧化，脂肪和蛋白质代谢产生较多酸性物质，对运动成绩不利。通常运动员饮食中蛋白质、脂肪及糖类的比例应适当，其重量比为 1：1：4 为宜，缺氧运动项目如登山运动员食物脂肪比例应减少，比例调整为 1：0.7~0.8：4。运动员饮食中生热营养素的比例也可以按占总能量的比例，以蛋白质 15%、脂肪 30%、糖类 55%为宜。

2. 碳水化合物

当运动员体内有足够的碳水化合物和脂肪作为能源时，蛋白质几乎不被动用。随着运动负荷的增强，对碳水化合物的利用增加；当运动强度达最大氧摄取量时，全部能量来自碳水化合物。随着运动强度的增加和时间的延长，对脂肪的利用也逐渐增加。运动中的能量主要来自脂肪和糖类，糖类容易消化、耗氧少，代谢产物为水和二氧化碳，不增加体内的酸度。

为维持正常血糖水平，应给予碳水化合物占总热能 50%~60%的膳食。缺氧运动为 65%~70%。有报告指出，用富含碳水化合物的小体积高能食品作为赛前或赛中能量补充，是提高运动成绩的一种合理、有效办法。饮食糖类不可过多，因食物体积大，在饭后 2~5 小时即有饥饿感，糖类摄入过高也可使血脂增高。

3. 脂肪

脂肪发热量高、体积小，符合运动员浓缩饮食的要求。但膳食中脂肪比例过高，对运动反而不利。故膳食运动员脂肪供热占总热能的 30%为宜，缺氧运动如登山运动可占 20%~25%，冬季项目和游泳可增加到 35%。注意摄入脂肪酸的比例，控制胆固醇的摄入。

4. 蛋白质

运动时肌体蛋白质的合成与分解代谢增加，如运动器官肥大、酶活性提高、激素调节活跃。大运动量训练时，尿氮及硫的排出量显著增加，并有负氮平衡，血红蛋白、血清蛋白含量降低。蛋白质摄入不宜过多，蛋白质过多可以使肌体失水，增加肝肾负担，酸性产物增多，对运动产生不利影响。大运动量训练初期，体内红细胞破坏较多，可发生运动性贫血；提高蛋白质摄入量达 2 克/千克，可预防运动性贫血的发生。蛋白质需要量与运动项目、生理状况、运动量有关。中等强度运动时蛋白质需要量为 2.5~3.0 克/千克，速度和力量项目为 2.4~2.5 克/千克，但蛋白质终究不是运动员主要能源，故不宜过多摄入。

5. 维生素

运动时体内物质代谢加强，对维生素的需要量增加。运动员的维生素需要量较一般成人要高 1 倍。维生素早期缺乏表现为运动能量下降、疲劳和免疫功能降低，如果体内长期处于维生素饱和状态，可使肌体对维生素的缺乏更为敏感。如果膳食中蔬菜水果供给充足，不必另外补充维生素制剂，可以仅在冬末春初蔬菜水果供应不足时，或是加大运动量训练时，适当补充维生素制剂，防止缺乏症。

6. 矿物质和水

饮食中矿物质的含量对于维持水盐平衡、防止体液偏酸或减少运动性疲劳均有好处。大运动量时特别是高温环境下训练，汗钾排出明显增加，钾的正常需要量为 3 克/天，补充钾盐可多食用蔬菜、水果、牛肉、鱼等；运动员在常温下训练时，氯化钠的需要量为 15 克/天，但在高温训练时应根据汗量补充，通常为 20~25 克/天，可以多食用咸菜、菜汤等，或饮用含电解质的饮料；大运动量时每日应补充钙 1.4~1.5 克，磷 3~4.5 克，镁 8 毫克，铁 20~25 毫克。由于长时间的运动，运动员的失水量增加，为此，运动员除应在运动中适量多次饮用合适饮料外，还可在赛前 0.5~1 小时约饮 500 毫克饮料，赛后 2 小时内应优先分次补充液体，恢复水、电解质平衡，促进废物排除，以利体力恢复。

三、不同运动的营养需求

举重、投掷、短跑、跳高、跳远、跳水、武术、柔道和摔跤等项目要求较大的力量和神经系统的协调性，并且要在极短时间产生爆发力。这类运动缺氧严重，氧债大，含氮物质代谢加强。食物中蛋白质供给量应达到每千克体重 2 克以上，其中优质蛋白应占 50%。食物中蔬菜和水果要充足，以满足运动员对维生素和矿物质的需要。

力量性运动的运动员体内含氮物的代谢速度较快，且由于力量性训练（举重、投掷、摔跤、柔道等）使肌肉对蛋白质的需求大大增加，因此要特别注意蛋白质的供给量，蛋白质的发热量要占总发热量的 15%。速度性运动项目的运动员要注意饮食中碳水化合物、蛋白质及磷的供给。耐力性项目的运动员（马拉松、竞走、自行车、长距离游泳、滑雪等）除了要保证足够的能量储备外，还要增加维生素的摄取，而灵敏性项目的运动员应摄取足够的磷及维生素。

1. 田径运动员的营养需求

田径运动包括 40 多个项目，这些运动项目对运动员肌体的要求有很大的不同。例如短跑运动员不仅要速度快，而且要具备较高的灵敏性。撑竿跳则既要求速度，又要有力量，还得有很好的灵敏性，所以各个项目对营养的要求也不尽相同。

短跑运动员的饮食必须含有丰富的蛋白质和碳水化合物，同时还要有足够的磷。跳远、撑竿跳、跳高项目的运动员的饮食与此类似。投掷运动员所摄入的蛋白质、糖和脂肪的量要高于短跑等运动员。马拉松、长跑、竞走等项目的运动员的饮食必须含有较高的糖、维生素 B_1、维生素 C 和铁、钾、钠、钙、镁等元素，适当摄入脂肪和蛋白质。这些项目的运动员运动时能量消耗大，体内必须保持充足的糖元储备，对心血管和呼吸系统要求较高，血红蛋白应维持在较高水平上。

2. 体操、技巧运动员的营养需求

此类项目要求运动员动作复杂而多样化，并要具有较强的灵活性、协调性和良好的速度，对神经系统的协调性要求较高，同时由于技术的要求，运动员还必须控制体重，因此对饮食的要求是体积小、发热量高，且脂肪摄入不宜太多，蛋白质、维生素 B_1、维生素 C、磷、钙的供给量应特别充足，蛋白质的发热量应占总发热量的 15% 左右，维生素 C 每日 150~200 毫克，维生素 B_1 不少于每日 4 毫克。

3. 冰雪项目运动员的营养需求

因为长时间在寒冷地区进行运动，蛋白质和脂肪消耗较多，所以必须摄取足够的糖和脂肪来予以补充，同时要摄取一定的维生素 B_1、磷及氯化钠。

4. 举重、摔跤、柔道运动员的营养需求

因为进行举重、摔跤、柔道运动时消耗的能量较多，饮食的产热量也必须较高，所以运动员对碳水化合物、蛋白质和脂肪均有较高的需求，同时还要注意钾、钠、钙等元素的补充。这些项目的运动员如果在训练初期，饮食中应增加动物蛋白质的数量，以增加肌肉质量和力量。如果运动员在控制体重期间，则主要应减少碳水化合物和脂肪的摄入，而蛋白质数量不应减少，还应增加蔬菜和水果的摄取量。

5. 游泳运动员的营养需求

因为游泳运动是在水中进行的，所以肌体散热较多，短时间游泳要求运动员具备速度、力量和灵敏性，长距离游泳要有较好的耐力。因此，除供给必需的碳水化合物和蛋白质以外，还要有足够的脂肪和维生素 B_1、维生素 C 以及磷等。

6. 球类运动员的营养需求

因为球类运动对运动员的身体要求较全面，对力量、速度、耐力、灵敏性等素质均有较高的要求，所以在食物中，碳水化合物、蛋白质、维生素 B_1、维生素 C、磷等一定要充足。足球运动员的消耗要多于其他球类项目，所以摄取的食物发热量也要相应增多。球类训练或比赛的间歇期，要给运动员增加一些含电解质及维生素丰富的饮料。

7. 登山运动员的营养需求

登山运动是一种在高山气候条件下进行的负担较重的运动，由于大气压力和氧分压较低，运动员在低压环境下新陈代谢发生了重大的变化，对脂肪和蛋白质代谢具有一定影响，维生素 C 及磷的消耗也大大增加。登山运动员的饮食要以含碳水化合物的食物为主，辅以适量蛋白质。因为脂肪代谢时耗氧较多，所以一定要减少其摄取量。维生素，尤其是维生素 C 的供给一定要充足。

8. 射击、射箭、击剑运动员的营养需求

因为这些运动对视觉要求较高，在饮食中要求有保护视力的营养物质，维生素 A 是形成视紫红质的必需原料，又对眼结膜和角膜上皮有保护作用，所以对射击、射箭、击剑等项目一定要增加维生素 A 的供给。

9. 棋类运动员的营养需求

棋类运动员是以脑力劳动为主的一项运动。人脑在利用能源物质方面完全依靠血糖供给能量。当血糖降低时，脑的耗氧量就会下降，随之会产生一系列不适感，因此棋类运动员一定要满足对糖的需要。棋类运动员还对蛋白质、卵磷脂、维生素 B_1、维生素 B_2 提出了特殊的要求，因而供给也要充足。

【能力训练】

1. 训练内容

针对不同工作环境分析对象的营养需求特点。请分析一个临近考试的高中生的营养特点。

2. 训练参考

高考生吃什么补脑？高考学生吃什么补品？这类问题都强调的是补充大脑营养，从营养学角度讲，食补也就是选择高考营养早餐之类的健脑食品，对青少年的身体发育还是有作用的，但食补要讲"度"，过量的话，反而会加大身体肠胃负担，适得其反。

高考期间，时间紧张，天气炎热，脑力消耗大，大脑活动与膳食关系也十分密切，考试期间的饮食应该怎么样设计呢？就是在平衡膳食基础上，进行调整，使之适应需求。例如增加健脑、益脑食物。下面对考生饮食进行分析：

（1）不要突然改变平时饮食习惯。长期的饮食习惯对人体消化已经有了一定的影响，如果突然改变，容易产生食欲下降，甚至是腹泻等症状，影响健康。平时主要吃什么，在考试期间还是应该吃什么，太大的变化反而引起不适应。

（2）不要轻信营养补品，特别是健脑补品的广告。我们不否认营养产品、保健品对大脑的帮助，例如 DHA 就是健脑益脑的，但是要考虑时间、人群等综合因素。考试期间吃几次 DHA 对考生几乎没有帮助，高剂量的 DHA 反而会因为较高的不饱和度增加激发癌症的可能性。

（3）饮食还是要从日常食物入手。这里可以综合一下普通人的营养需求，进行分析。

（4）如果吃得太饱，则可能导致血液集中于消化器官，从而导致大脑供血下降，造成应激能力、脑力下降。吃得太多也容易导致血黏度上升，造成昏昏欲睡的感觉，可能会影响考试。

（5）考试时候吃冷饮容易导致肠胃不适。高糖饮料不解渴还导致食欲下降，还会因为更多汗水导致矿物质成分流失快。因为考试时不能上厕所的，因此要减少水的摄入量，喝一些解渴的饮料最好，例如喝些绿豆汤、酸梅汤等。注意补充盐分和钙质有利于减少考生的紧张情绪。

（6）考试时候要注意膳食安全。夏天食物容易变质，一定要吃新鲜食物，严格预防出现食物中毒。

【练习任务】
到教师办公室对教师工作进行调查，根据反馈给出建议。

子项目二　特殊工作环境营养配餐与评价

【学习目标】
了解特殊工作人群营养素需求
能够针对不同工作环境人群进行营养分析
能够针对不同的营养需求进行配餐

【知识内容】

一、脑力劳动者的膳食原则

1. 饮食原则

（1）营养平衡。根据年龄、性别、生理需要、活动消耗来确定每日摄取营养的标准。如果消耗多而摄入少会出现消瘦、营养不良、贫血等，相反会引起肥胖。营养平衡还包括各种营养素的比例恰当。一般认为蛋白质、脂肪、糖类的比例为蛋白质占 15%，脂肪占 25%，糖类占 60%。要注意食物的多样性，粮豆薯类、动物性食物、蔬菜水果及食用油的摄入要均衡，采用平衡膳食。

（2）粗细搭配。膳食中应提倡粗细搭配，应多吃一些粗杂粮和富有膳食纤维的食物，但粗杂粮不是越多越好，应占每日粮食的 1/3 或 1/4，如每日摄取 400克粮食，粗杂粮摄取 100~150 克比较适宜，并且在三餐均衡地食用，防止膳食纤维对微量元素吸收造成影响。

（3）"四少"原则。严格限制高脂肪、高胆固醇及高糖类的食物，并限制钠盐的摄入量。避免摄入过量脂肪和胆固醇，是预防冠心病的措施之一；糖的过多摄入容易造成肥胖；钠的摄入量与高血压发病率成正比，因此中国营养学会建议每人每日盐食用量以不超过 6 克为宜。

（4）合理用餐。每日总热量的分配以早餐占 30%、午餐占 40%、晚餐占 30%为宜。切忌暴饮暴食，应控制饮食，避免超重或消瘦。

（5）合理食补。为延缓衰老过程，尤其是大脑的衰老过程，可选用一些性味平和、常食有益，具有增强肌体免疫力或抗衰老作用的食物或药膳。

2. 常吃健脑食物

（1）鱼类。蛋白质含量高达 15%~20%，与肉类相近，但是所含脂肪酸多为人体不能合成的必需脂肪酸，饱和脂肪酸含量较低，而且肉类纤维细、含水分多，容易消化吸收。此外，鱼肉中的钙、碘、锌含量也比肉类多，所含硫胺素、核黄素比较多，是补脑的理想食品。

（2）鸡蛋。鸡蛋是优质蛋白质食品之一。除富含优质蛋白质外，蛋黄中含有卵磷脂和丰富的钙、磷及维生素 A、维生素 D 和 B 族维生素，非常适合脑力劳动者食用。每日若能吃 1~2 个鸡蛋，再配合肉、鱼及大豆制品，对摄取优质蛋白质是很有益的。

（3）黄豆。黄豆含有高达 35%以上的优质蛋白质，同时，黄豆还含有营养价值极高的脂类，其中卵磷脂占 1.6%，这是构成神经组织和脑代谢的重要物质。此外，黄豆中硫胺素、钙、磷、铁、B 族维生素的含量也很丰富，对脑有良好的补益作用。

（4）蔬果类。蔬菜水果是获取钾、钙、镁、铁、核黄素、维生素 C、胡萝卜素的重要来源，尤以绿叶蔬菜和橙黄色菜果含量较多。蔬菜水果还含有丰富的膳食纤维和植物化学物，对维持心血管健康，增强抗病能力非常有益。

（5）坚果。花生米、核桃仁、松子、芝麻、葵花籽等都含有丰富的蛋白质、必需脂肪酸、卵磷脂、维生素和矿物质，具有较强的健脑功能，可供选择搭配食用。

（6）葱和蒜。常食葱和蒜能降低血脂、血糖及血压，甚至还可以补脑。人的大脑活动所需能量是因葡萄糖所提供的，而葡萄糖的代谢离不开维生素 B_1 的作用，否则，葡萄糖就无法分解为大脑供能；相反，会使糖代谢产生的酸性物质堆积在大脑内，影响大脑的正常功能。研究发现，只要把蒜和少许的维生素 B_1 放在一起，即可产生一种叫作"蒜胺"的物质，而蒜胺可增强维生素 B_1 的作用。葱里含有一种称为"前列腺素 A"的成分，若经常食用，积累的"前列腺素 A"就会起到舒张微血管，促进血液循环的作用，有助于防止血压升高。国外研究结果表明：多食葱和蒜会使大脑保持灵活，甚至更为活跃。

3. 脑力劳动者容易出现的几种健康问题

（1）视力减弱。持续用电脑过久，视力则易受损，宜多吃一些动物肝肾、海鱼、乳制品等富含维生素 A 的食物，以及红枣、胡萝卜、小白菜等富含胡萝卜素的食物，促进眼睛视网膜上视感细胞与视锥细胞的感光物质视紫红质与视紫蓝质的合成，有益于保护视力。多饮茶对恢复和防止视力减退也有效，且能降低电脑荧光屏辐射的危害。

（2）缺钙。当长期在办公室工作日晒机会减少时，应多吃含维生素 D 丰富的食物，如鱼、鸡肝、蛋黄等，缓解因日晒减少，体内维生素 D 不足而造成的缺钙症状。

情绪波动，浮躁不安，宜吃富含钙质的食物。钙参与神经递质的释放和神经冲动的传导，具有安定情绪的效用。含钙丰富的食物有奶制品、虾皮、肉骨头汤、芝麻酱、豆制品等。

（3）心理压力过大。心理压力沉重会消耗体内的维生素 C，应多吃富含维生素 C 的食物，如菠菜等绿叶菜、菜花、青椒、柑橘、猕猴桃等。

（4）饮酒伤肝。连续过量饮酒能损伤肝细胞，干扰肝脏的正常代谢，进而可致酒精性肝炎及肝硬化。过量饮酒影响脂肪代谢，乙醇减慢脂肪酸氧化，可能有利于膳食脂质的储存，肝脏脂肪合成增多，使血清中甘油三酯含量增高，发生甘油三酯血症的可能性增大，脂肪堆积在肝脏易引起脂肪肝。要注意多吃防止酒醉的食物，如鱼、瘦肉、奶制品等，这些高蛋白食物既可防酒醉，又能补充营养。也可在饮酒之前喝一杯牛奶，牛奶可在胃壁形成一层保护膜，能减轻酒醉的程度。牛肉、鸡、鱼以及其他动物性食品和大豆制品中，含大量蛋氨酸和胆碱，对保肝有利。碱性食物，如醋拌的凉菜、青菜及水果等，对保护肝脏也有益。

（5）熬夜伤神。熬夜容易出现疲劳、免疫力下降、头痛、黑眼圈、眼袋、皮肤干燥、黑斑、青春痘等，长期熬夜会慢慢地出现失眠、健忘、易怒、焦虑不安等神经、精神症状。经常熬夜要按时进餐，而且要保证晚餐均衡营养。多补充一些含维生素 C 或含有胶原蛋白的食物，利于皮肤恢复弹性和光泽。鱼类、豆类有补脑健脑功能，也应纳入晚餐食谱。熬夜过程中要注意补水，可以喝枸杞、大枣茶或菊花茶，既补水又去火。熬夜要吃易于消化、热量适中、具有丰富维生素、矿物质和蛋白质的食物，如动物性食物、蔬菜、水果、坚果等。忌吃完就呼呼入睡，也不可吃得过饱，否则易打瞌睡，影响继续工作，且对胃肠消化功能有损害。

（6）身心疲惫。适当多吃一些能恢复精力和体力的食物，如花生、腰果、杏仁、胡桃等，它们含有丰富的 B 族维生素和维生素 E、蛋白质、不饱和脂肪酸以及钙、铁等，或酌情选食一些富含蛋白质和适量热能的可保护或强化肝肾功能的食物，如芝麻、草莓、蛤蜊、瘦肉等。它们有助于脑力劳动者消除心理疲劳，恢复精力和体力。

【知识链接】

饮食与美容

油性皮肤者，饮食宜选用具有凉性、平性食物，如冬瓜、丝瓜、白萝卜、胡萝卜、竹笋、大白菜、小白菜、卷心菜、莲藕、黄花菜、西瓜、柚子、椰子、银鱼、鸡肉、兔子肉等。少吃辛辣、温热性及油脂多的食物，如奶油、奶酪、奶油制品、蜜饯、肥猪肉、羊肉、狗肉、花生、核桃、桂圆肉、荔枝、核桃仁、巧克力、可可、咖喱粉等。

中性、干性皮肤者，宜多食豆类，如黑豆、黄豆、赤小豆，蔬菜、水果、海藻类等碱性食品。少吃鸟兽类、鱼贝类酸性食品，如狗肉、鱼、虾、蟹等。选用具有活血化瘀及补阴类中药，如桃花、桃仁、当归、莲花、玫瑰花、红花及枸杞子、玉竹、女贞子、旱莲草、百合、桑寄生、桑葚等。

二、运动员的膳食原则

合理安排运动员膳食中蛋白质、碳水化合物和脂肪在食物中的比例。以热量的摄取为例，一般蛋白质占总热量的 15%，脂肪占总热量的 30%左右、碳水化合物占总热量的 55%左右较为适宜。蛋白质的摄取也应根据不同运动条件，合理安排动物蛋白、植物蛋白的摄入。水、碳水化合物、脂肪等其他营养素的摄取也应如此。

1. 注意热量的平衡

由于运动员在训练或比赛中消耗能量较多，只有及时给予补充，才能满足他们的正常需要和保护充沛的运动能力及必要的能量储备。然而过多的热量可导致脂肪增多、身体发胖、运动能力降低。运动员的饮食安排一定要合理，要因人、因项目而异。

2. 合理的饮食制度

饮食制度包括饮食质量、饮食分配和进食时间。进食时间要与训练和比赛相适应。最好在进餐 2.5 小时以后再进行训练或比赛，否则影响胃肠部的消化和吸收。饭后立即剧烈运动还会因胃肠震动及牵扯肠系膜而引起腹痛和不适感。训练或比赛后也应休息 40 分钟后再进餐，否则也会因进入胃肠血液的减少，胃液分泌不足而影响消化吸收功能，长此下去还会引起慢性胃肠疾病。

3. 热能来源合理

运动员的热能来源应以碳水化合物为主，脂肪要少。对大多数运动项目的运动员来说，蛋白质、脂肪、碳水化合物的比例应为 1：1：4；耐力项目的比例则应为 1：1：7，一定要做到高碳水化合物低脂肪。

4. 合理配餐与烹调

正确选择食物是保证饮食质量的关键。运动员对各种营养素的需要由运动项目的强度和身体条件来决定。蛋白质摄取不足可引起运动性贫血，这在赛前强化期尤需注意。赛前的调整期要增加碳水化合物的摄取，比赛当日碳水化合物应为主要食物。选择食物要讲究营养，应选那些有营养、易消化、符合运动员需要的食物，主食不宜过于精细，品种要多样化，米、面应合理搭配，充分发挥食物的互补作用。副食选择要注意营养搭配。烹调时应尽量保持食物的营养成分，还要注意改进色、香、味，以增进运动员的食欲。

5. 高热能饮食

这一原则的确定，是为了减轻运动员的肠胃负担，力争在体积较小、重量较轻的食品中获得身体消耗所需求的热能，一般每天食物总量不宜超过 2500 克。

6. 充足的维生素

维生素缺乏会造成肌体活动能力减弱、抵抗力降低，运动能力也随之下降。运动时代谢旺盛、激素水平增高、排汗增加，对维生素的需要量也因项目不同而不同。一般来说，耐力项目对维生素 B_1、维生素 C 的需要量较大。如果蔬菜水果供应充足，则无须另外补充维生素。

7. 饮食多样化

饮食多样化有助于避免偏食、挑食的不良饮食习惯，获取充足的营养素。运动员的膳食应由粮食、杂豆、薯类，肉、鱼、蛋、乳，蔬菜、水果，坚果、食用油组成。

8. 少食多餐

少食多餐是为了减轻运动员的肠胃负担，为了适应高强度运动的要求，也是为了及时补充各种体内因运动而耗费的营养。

9. 注意酸碱平衡

饮食的酸碱搭配不仅与运动员的健康有密切关系，而且也直接影响到运动后体力的恢复。一般来说，白面、玉米等谷类食物以及花生、核桃、肉类、蛋类、糖及酒类，含磷、硫、氯等元素较多，在人体内被氧化后，会产生酸根，使体液偏酸。蔬菜、大豆、水果、海带、牛奶等含钾、钠、钙、镁等元素，在人体内氧化后则生成碱性氧化物，会中和体内酸性物质。如果酸性食物食用过多，会使血液呈酸性，增加体内钙、镁的消耗，易引起疲劳，而且还会使血液的黏滞度增高，这对运动是极为不利的。因此运动员饮食要求酸碱相对平衡，酸碱食物要合理搭配。

10. 其他注意事项

运动员应吃易消化的食物，饭后不能立即运动，运动后不能立即进食，也不要吃了便睡。这样对肠胃不利，还影响消化吸收，易感染疾病。此外不要挑食、不要狼吞虎咽、不要汤泡饭、运动中不要大量喝水、饭后不要马上洗澡、临睡前不要进食等。烟酒应该予以禁止。

11. 运动员的途中饮料

长时间运动，如马拉松、公路自行车、长距离竞走、滑雪、游泳及划船等，运动中能量消耗多，长时间比赛训练中多采用途中饮料，足球、篮球、排球、冰球等比赛间歇或换人时也需要供给途中饮料。途中饮料目的是补充水分、能量、矿物质、维生素，通常途中饮料包括葡萄糖、蔗糖、矿物质、天然果汁和维生素 C，也有加胶原、麦草芽油、天冬氨酸等。为提高比赛耐力，可用咖啡因、人参、三七、灵芝、五味子等。途中饮料主要补充水和电解质，糖是为稳定血糖，不是补充能量，用 0.25%~5.0% 的葡萄糖液即可预防低血糖的发生，含糖不能过高，否则刺激咽喉。

途中饮料温度不宜过低，通常为 13~20 摄氏度，补充的原则是少量多次，每次 100~150 毫升为宜。

三、高温环境下作业人员的膳食营养

高温作业分为三种类型：高温、强热辐射作业，如炼钢、炼铁等；高温、高湿作业，如纺织、造纸等；夏季露天作业，如建筑等。高温作业人员热量消耗大，出汗多，身体的生理代谢往往发生一些改变，如唾液和胃液分泌减少，胃酸浓度降低等。由于汗液的大量蒸发，体内钾、钠、钙等矿物质以及水溶性维生素也随着汗液排出。高温作业人员有时一日内随汗丢失的氯化钠可达 20~30 克，超过了人体一日摄入量的 2~3 倍。如果不及时补充所排出的水分和氯化钠，将会引起水盐代谢紊乱，出现一系列病理现象。

高温作业人员每人每天至少应补充水分 5000 毫升左右，补充食盐 15~25 克以上（食物中含的盐在内）。补充的方法是可以经常喝点盐开水，每 500 克水中加食盐 1 克左右为宜。还可以喝盐茶水、咸绿豆汤、咸菜汤和含盐汽水等。这样既可消暑解渴，又能及时补充必需的食盐。饮水原则是多次少量，每次饮 200~400 毫升为宜，不要喝得过多过快，这样可减少汗液排出，有利于增加饮食。

为了保护高温作业人员的身体健康，饮食原则是高热量、高蛋白、高维生素的平衡膳食，总热量应较一般工人高出 15% 左右，即中等体力劳动者每日 3300~3500 千卡，重体力劳动者每日 4000~4500 千卡。在每日的膳食中应有一定比例的优质蛋白质，补充 B 族维生素、维生素 C 等水溶性维生素及维生素 A 等，要多摄取钠、钾、钙、镁及铁、锌等矿物质，高温作业人员要尽可能多吃一些新鲜蔬菜和瓜果，可以预防微量营养素的缺乏。合理安排进餐时间。三餐安排在起床后、下班后的 1~2 小时，以及上班前的 1 小时。在烹饪方面要变换花样，选择有辛辣味的调味品，以增进食欲。

四、低温环境下作业人员的膳食营养

低温作业包括长期在气温低于 10 摄氏度以下环境生活工作，如极地、高寒地区，或长期在局部低温环境工作，如制冷业、冷库的人员。

在低温环境中，体热散失加速，基础代谢率增高，能量的消耗大大增多。另外，低温对人体内分泌的影响也是很明显的。如甲状腺素的分泌增加，使物质的氧化过程加速，肌体的散热和产热的能力都明显增强，所以，低温条件下的饮食应注意以下几方面：

1. 供给充足热能

一般来说，低温条件下作业的人员除了摄食普通的谷物类、动植物蛋白质类以及动植物油脂外，还应选用其他一些高热能的食物，如坚果、食糖、蜂蜜、巧克力、葡萄酒类、啤酒等高热量的食物。每日能量的供给为 4000 千卡左右，蛋白质供能为 15%，脂肪供能为 35%，糖类供能为 50%。

2. 补充足量的维生素

低温条件下人员抵抗力降低，应激能量差，需要增加维生素 C、维生素 A、维生素 B_2 等。维生素 C 可提高肌体对低温的耐受能力，缺乏时容易出现齿龈出血甚至皮下出血、瘀点瘀斑等；维生素 A 能提高肌体的应激能力，缺乏时可出现夜盲、皮肤干燥、角膜软化等；维生素 B_2 缺乏时，常常出现口舌、口角炎等，所以，在低温环境下应该特别注意进食新鲜蔬菜、水果、蛋、奶、肝等食物。

3. 平衡膳食

谷物类食物对低温环境下的人员较为重要，每日的摄入量应不低于 450~700克，以米、面为主，适当地辅以豆类、菌菇类等食品。脂肪的摄入量应高于常温下的作业人员，动物脂肪与植物脂肪应搭配食用。蛋白质主要以优质蛋白质为主，至少在 50% 以上。研究发现，蛋氨酸对提供肌体的抗寒能力起着明显的作用，所以应注意食用贝类、蟹类等水产品、鸡鸭猪羊等禽畜类食品。另外，大豆类食物也是富含蛋氨酸的食物。

4. 每餐应吃饱

因为空腹时，人对寒冷较为敏感，容易被寒冷所伤。饱食时，体内产热增多，肌体的耐寒能力增强，所以三餐要吃饱，适量补充间食。

五、高压、低压环境下作业人员的膳食营养

1. 高压环境下作业人员的饮食

在高压环境中，会使人感到胸闷、气短和肌体压迫感，如潜水作业是在水下高压环境中进行，这对人体营养代谢有特殊的影响。饮食应能提供充足的热量、丰富的蛋白质、碳水化合物、适量的脂肪以及充足的矿物质和维生素，维生素 A、维生素 D 提高肌体对气压变化的适应能力，维生素 E 可以促进脂肪的吸收，防止体重减轻。除粮食外，应当选择肉类、鱼类、蛋类、乳类和新鲜蔬菜水果等富含蛋白质和维生素的食品。潜水作业期间不要给予易产气的食物，如豆类、萝卜、韭菜、芹菜、黄豆芽、汽水、啤酒等。合理安排潜水前后的饮食。潜水前 2 小时内严禁过分饱食，防止造成消化道的负担，引起不适，而且在寒冷和体位多变的情况下，可能刺激胃肠，产生种种不良影响。

潜水之后尤其在低水温的水中潜水后，应给予热的饮料或汤，使之驱寒。严禁饮酒，由于酒能麻醉中枢神经，使潜水员判断力减退，反应变迟钝，并引起动作失调。

2. 低压环境下作业人员的饮食

在高空或在高原地区的工作人员长期处于低气压的环境中，由于长期缺氧，引起肌体生理机能、心血管机能发生改变。为提高肌体对低压和高原环境的耐受力，每日应供给充足的能量，每天热量的供给不应少于 4000 千卡。长期在高原工作的人，应供给优质蛋白质，包括动物蛋白质和植物蛋白质，以增强抗病能力。供给充足的新鲜蔬菜和水果，以补充维生素和矿物质。维生素 C 可以预防高原病，维生素 A 和维生素 D 可以提高肌体的适应能力，还应适当补充 B 族维生素。低压环境下作业人员应适当减少食盐的摄入，有助于预防急性高山反应。初到高原的工作人员宜少量多餐，特别是晚餐不宜过饱，食物应易消化，且营养丰富。高原工作人员的饮食中要少油、禁酒。

六、接触有害物质作业人员的膳食营养

接触铅作业的工种有冶金、印刷、蓄电池、颜料、汽车驾驶及维修等；接触汞作业的工种有冶金、仪表、化工、电工器材、轻工业、原子能工业等；接触含镉化合物作业的工种有电镀、电池、冶炼、颜料、农药、电器元件、核工业等；

接触无机磷及磷化合物的工种有磷矿开采与冶炼、军工生产、火柴与电石生产、农药生产与使用等。

这些接触有害物质作业人员的膳食中要提供充足的蛋白质，因为蛋白质可以和铅、汞等结合形成不溶性化合物排出体外；必须严格控制脂肪摄入，减少有害物质在脂肪组织中的蓄积；提供充足的碳水化合物，抑制铅的吸收和保护肝脏；提供含锌丰富的食物，如海产品、瘦肉等，以提高食欲，加强体内的物质代谢，保护生物膜，增强抵抗力；供给充足的维生素，增加维生素 A、维生素 D 及钙的摄入，保护上皮组织，防止骨质疏松，减轻镉的伤害。

【能力训练】

1. 训练内容

通过上节课内容继续分析针对考生的营养需求特点，我们应该如何进行配餐？

2. 训练参考

饮食两高一低，保证碳水化合物，保证足量优质蛋白质，适当减少脂肪。

（1）合理营养。保证主食的供给，米、面等主食含有非常丰富的碳水化合物，这种营养物质在人体内氧化以后可以产生供给大脑用的能量。因为学生大脑需要的能量，来源于脑血管里的血糖，而血糖就是由碳水化合物转化而来，所以高考生每天应该保证 350~500 克的粮食。不应只吃大米和白面，还应该注意一些粗杂粮的摄入，因为粗杂粮里面含有非常丰富的 B 族维生素和矿物质。

蔬菜和水果。蔬菜在膳食中占有非常重要的地位，考生每天应吃到 400~500克，尤其是时鲜的绿叶蔬菜。因为蔬菜当中含有各种各样的维生素、矿物质以及膳食纤维，可以保证孩子思维更加敏锐，头脑更加清晰，分析问题的能力有所提高，学习效率也会比较好。

奶类、豆类、水产类、肉类等。它们是补充优质蛋白类的食物，可以保证孩子有充沛的精力和耐力来应付体力和脑力的巨大消耗。

（2）搭配均衡。①要注意营养的均衡，保证孩子各种营养的充分摄入。②饭菜要注重色、香、味，尽量刺激孩子的食欲。结合季节特点，尽量做得清淡可口。也可让孩子在饭前喝一小碗不太浓的鲜鸡汤、鲜鱼汤或去油的骨头汤等，因汤内含有氮的浸出物，可以刺激胃液分泌，增加食欲。③在保障卫生的前提下，可以适当地吃一些凉拌菜，调节一下口味。④天热的时候，应该注意给孩子吃一些清热解暑的食物，如苦瓜、山药、水芹菜、菊花菜、冬瓜汤、绿豆汤以及清淡的绿叶蔬菜汤等。

（3）增强记忆。孩子学习压力大，家长可以通过饮食调节来增加孩子的记忆力，让孩子多摄入含卵磷脂丰富的食物。鸡蛋黄、鸭蛋黄和鹌鹑蛋的蛋黄，含有丰富的卵磷脂；大豆类食品，比如豆腐、豆浆及其制品，也是含有丰富卵磷脂的食品。此外，含铁丰富的食物也有助于记忆力的提高，因铁是人体中血红蛋白的主要成分，血红蛋白是氧的载体，铁充足提供的时候可以给大脑提供更多的氧，所以，在高考期间，应适当多选用一些鱼类、蛋类、豆类制品、核桃、芝麻、花生、肝、黑木耳等。

还要注意的一点是饮食卫生，不要买马路边或小摊上的食物吃，这些地方的食品，卫生条件不能保证，若是因此患上胃肠道疾病，影响了学习就得不偿失了。

（4）参考菜单。下面两份菜单能量为 2600~2700 千卡，蛋白质在 110 克左右，脂肪为 70~80 克，可算是主副搭配、动植物搭配、荤素搭配均合理。维生素、矿物质充足，基本符合高考学生的营养需求。

菜单一

早餐：牛奶 1 瓶冲核桃粉 15 克、白糖 10 克

鸡蛋 1 只，拌黄瓜条 100 克

小馒头 70 克（相当于主食 50 克）

小米粥 50 克（黄玉米 20 克、大米 30 克）

中餐：米饭 150 克

红烧鲫鱼 150 克，蒜泥生菜 150 克

胡萝卜 50 克、冬瓜 50 克、排骨 80 克做汤

晚餐：米饭 125 克

青椒 100 克、炒香干丝 40 克、五香牛肉 150 克炒成青椒牛肉丝

鲜香菇 20 克、青菜 80 克做汤

夜点心：黑芝麻粉 15 克冲豆浆 250 克、白糖 10 克，面包或饼干适量

菜单二

早餐：地瓜 50 克（可换成山药、胡萝卜、南瓜）、米 30 克做稀饭

咸蛋 1 只，鲜肉包 100 克，蒜泥西兰花 80 克

中餐：米饭 150 克

虾仁豆腐（虾仁 80 克、豆腐 150 克），炒绿叶蔬菜 150 克

菜心小肉圆汤（菜心 80 克、瘦猪肉 50 克）

晚餐：赤豆米饭 125 克（大米 100 克、赤豆或绿豆 30 克），鲜菌菇炖鸡块（鲜菌菇 100 克、鸡块 150 克），炒时菜 150 克，黑鱼汤（鱼 50 克）

夜点心：牛奶 220 克冲麦片 30 克，加小点心适量

【练习任务】

针对脑力劳动者的健康问题提出相应的饮食调整措施。

☞ （任）（务）（三）｜ 疾病患者的饮食指导与配餐

项目一

呼吸系统疾病营养与配餐

【内容提要】

呼吸系统疾病在我国占内科疾病的 1/4，并且呈上升趋势。由于科技的快速发展，在人们开始享受现代生活的同时，生存环境恶化的速度几乎与科技发展同步。空气、食物、水源、住房等的污染，吸烟人群的增加是呼吸系统疾病高发的根本原因，许多呼吸系统疾病呈慢性进程，阻塞性肺病、职业性肺病严重地损害着肺功能，致残率和死亡率均高。

呼吸系统的生理功能为通气和换气。人体生命活动消耗的能量来自细胞的新陈代谢，细胞在新陈代谢过程中不断消耗 O_2，并产生 CO_2。呼吸的重要意义就是排除过多的 CO_2，不断补充 O_2，使生命活动正常进行。通气和换气主要在气管、支气管及肺完成，同时必须有呼吸肌、呼吸中枢、心血管、神经系统、内分泌系统的共同参与。

呼吸系统功能的正常与营养物质在细胞内的代谢、转化有密切关系，机体的营养状态直接影响着呼吸系统各个环节的能量和营养物质供给、作功效率、组织修复、防御能力和抗疲劳能力。

【学习目标】

掌握营养不良对呼吸系统影响

能够针对呼吸系统疾病进行营养指导

能够针对吸烟者进行营养指导

【知识内容】

一、营养不良对呼吸系统结构和功能的影响

慢性呼吸系统疾病常伴不同程度的营养不良，营养不良可导致呼吸结构和功能不全，呼吸通气调节反射减弱，以及肺免疫防御功能减弱，并影响肺组织损伤的修复和肺表面活性物质合成。

1. 对呼吸肌结构和功能的影响

呼吸肌足够的收缩力和耐力是保证正常通气必需的条件。人的呼吸肌群主要由膈肌、肋间肌和腹肌组成，肌纤维的成分与骨骼肌一样，有慢收缩抗疲劳的红肌纤维和快速收缩的白肌纤维，后者又可分为快收缩耐疲劳肌纤维和快收缩快疲劳肌纤维。营养不良主要是影响白肌纤维，因其在呼吸运动中肌纤维分解比红肌纤维快。呼吸肌中对通气功能发挥作用最大的是膈肌，因消耗作功最多、消耗最大。

营养不良导致呼吸肌（尤其膈肌）萎缩和呼吸肌力减弱，并最终发展为呼吸肌疲劳和呼吸肌衰竭。呼吸系统疾病对呼吸肌的影响包括两方面：一方面使呼吸肌负荷增加，如慢性阻塞性肺病等引起气道阻力增加或弥漫性间质性肺病等引起肺顺应性降低；另一方面使呼吸肌缺氧，呼吸道疾病导致急慢性低氧血症，如急性呼吸窘迫综合征、严重肺炎等、慢性阻塞性肺疾病、支气管哮喘、特发性肺纤维化等。

2. 呼吸通气调节反射减弱

营养不良引起中枢性（中枢神经驱动不足）和周围性（呼吸肌力不足）呼吸肌疲劳和衰竭，对缺氧的反应能力下降，难以迅速调节呼吸以适应机体对氧的需求，导致缺氧和二氧化碳潴留的进一步加重。因此，充足的能量和全面的营养支持对保持呼吸通气调节至关重要。

3. 肺结构改变

营养不良影响肺发育和肺功能的完善，低体重新生儿在产后第 5 周与正常体重新生儿相比，肺功能较差，第 1 秒用力呼气肺活量（FEV1）与出生时体重呈正相关。机体蛋白质和能量摄入不足导致肺抗氧化酶形成减少和对氧自由基抑制和清除作用减弱，加重有害物质（如烟雾等）对肺组织的损伤。

4. 肺免疫防御功能减弱

营养不良者全身和呼吸道免疫防御功能减弱，以细胞性免疫降低最明显。呼吸道感染发生率增高，蛋白质—能量营养不良者肺泡灌洗液中巨噬细胞吞噬功能减弱，且数量减少，下呼吸道革兰阴性菌黏附和寄殖增加，呼吸道黏液纤毛清除功能减弱，导致呼吸道感染的发生。营养不良使肺表面活性物质减少，易发生黏膜修复不良、肺萎缩、肺不张等，影响疾病的预后。

二、慢性支气管炎

1. 慢性支气管炎饮食调养原则

（1）足量蛋白质。膳食中供给足量的蛋白质，有利于支气管组织的修复，增强呼吸道的抵抗力，提高肌体免疫力，减少反复感染的机会。蛋白质的供给量为1.2~1.5 克/千克体重，应以动物性食物蛋白质与大豆蛋白为主。

（2）增加液体摄入量。大量饮水有利于体液稀释，保持气管通畅，每日饮水量 2000 毫升。适当限制乳类和乳制品，因乳类与乳制品易使痰液变稠，感染加重。但在不用乳制品时应注意多摄取含钙丰富的食物。

（3）足量的维生素。充足的维生素可增强肌体免疫力，减轻呼吸道的感染症状，促进支气管黏膜修复。每日摄取维生素 A 为 1000~1500 微克，维生素 C 为 100~200 毫克。

（4）饮食宜忌。膳食中应选用易于消化吸收的食物，采用少量多餐的进食方式，每日可用 6 餐。吞咽或咀嚼困难时，应给予软食或流食。宜食用萝卜、刀豆、蘑菇、冬瓜、丝瓜等蔬菜。水果如梨、枇杷、荸荠、藕等可适量吃，有助于清肺热。忌烟酒及一切刺激性食物，如姜、葱、花椒、桂皮、辣椒及油腻、煎炸等食物。如为喘息型老慢支，还要忌食海腥类食物。当服用茶碱类药物时，应避免饮用咖啡、茶、可可等饮料，以免加重对胃肠黏膜的刺激。

2. 食疗方

（1）莱菔子粥。莱菔子 25 克，粳米 100 克。将粳米淘净，莱菔子炒熟后磨成粉末。粳米、莱菔子粉放入锅内，加水适量，用大火烧沸后转用文火煮至米烂成粥。每日 2 次，早餐、晚餐食用。体弱者食用时用量要减半。

（2）白果枸杞粥。白果 10 克，枸杞子 50 克，粳米 100 克。将白果、枸杞子和粳米洗净，共同放入锅内，待粳米煮熟后即可。每日 1 次，晨服。适用于咳嗽较轻者。

（3）大蒜炒肉。大蒜头 10 个，猪瘦肉 100 克，精盐、味精各适量。将大蒜切成薄片，猪瘦肉切片，按常法炒菜，炒熟后加精盐、味精调味即可。

（4）海蜇萝卜。海蜇 120 克，白萝卜 60 克。将海蜇洗去盐味，白萝卜切成细丝，两者混合，加水 600 毫升，煎至 300 毫升即可服用。

（5）芝麻糖浆。黑芝麻 250 克，蜂蜜、生姜、冰糖各 120 克。将黑芝麻炒熟，晾凉，生姜捣烂，去渣取汁，蜂蜜蒸熟，冰糖捣碎蒸溶后与蜂蜜混合调匀。将黑芝麻与生姜汁拌匀，再炒，晾凉，再拌入蜂蜜冰糖，装瓶备用。每次 25 克，每日 2 次。

三、肺气肿

1. 肺气肿的饮食调养原则

（1）适宜的脂肪和碳水化合物。适量的碳水化合物和脂肪能够维持正常人体的新陈代谢，能够耐受缺氧，所以糖和脂肪不要过分限制。轻度肺气肿每日的总热量可与正常人相近，约 2000 千卡；中度肺气肿时，可适当降低能量，为 1600~2000 千卡；重度肺气肿时，要限制总热量，为 1000~1200 千卡。因为过高的热量会增加心肺功能代谢，使呼吸加快。

（2）足量的维生素和矿物质。膳食中给予足量的维生素 A 和维生素 C，有利于肺泡上皮细胞的修复。患者应常吃富含镁的食物，因为镁作为体内多种酶的辅助因子，可激活腺苷环化酶，此酶能促使三磷酸腺苷生成环磷酸腺苷从而阻止生物活性物质的释放，解除支气管平滑肌痉挛，缓解支气管哮喘。镁还可以舒张由于缺氧引起痉挛的毛细血管和小动脉，改善微循环，降低心脏负担，减轻肺瘀血，间接地改善呼吸功能，促使支气管哮喘的康复。富含镁的食物有荞麦、黄豆、绿豆、蚕豆、芹菜、苋菜、菠菜、荠菜、黄花菜和牛奶等。

（3）饮食宜忌。肺气肿患者适宜温和、细软的饮食，适宜用煮、炖、蒸、焖、熬等方法，这些方法不产生刺激性烟雾，同时有湿化空气的作用，有利于呼吸道。避免食用刺激性食物，如辣椒、花椒、大葱、大蒜、生姜等。肺气肿患者饮酒可使血气成分失常，酸碱平衡紊乱，引起肾上腺皮质功能降低，皮质激素分泌减少，诱发哮喘，所以，肺气肿患者要戒酒。

烹调时要保持环境的清洁，避免产生刺激性烟雾，以防引起刺激性咳嗽和哮喘，加重肺气肿。

2. 食疗方

（1）柚子炖鸡。柚子 1 个，公鸡 1 只，葱、姜、盐、味精各适量。将柚子去皮留肉，公鸡宰杀后去毛、去内脏，洗净。将柚子肉放入鸡腹内，然后将鸡放入搪瓷锅内，加葱、姜、盐、清水适量。再将搪瓷锅放入盛水的锅内，隔水炖熟即可。当菜肴食用。

（2）白果冰糖燕窝。白果 15 克，燕窝 10 克，冰糖少许。将燕窝毛除去，装入搪瓷碗内。白果洗净，切成薄片。将冰糖敲碎，备用。将白果放入盛燕窝的搪瓷碗内，用大火隔水炖熟。留燕窝、白果、汤汁。冰糖放入锅内，加清水适量，用文火熬化，再用纱布滤清，然后将冰糖汁倒入燕窝内即可。每日 2 次，早晚服用。

（3）百合杏仁粥。百合 30 克，南杏仁 20 克，糯米 60 克。将百合、南杏仁、糯米洗净，放入锅内，加适量水，煮成粥即可，早晚食用。

【能力训练】

1. 分组讨论
如何针对吸烟者的特殊营养需求，进行吸烟者膳食指导？
2. 训练参考材料
吸烟对健康的危害（见图 3-1-1、图 3-1-2）

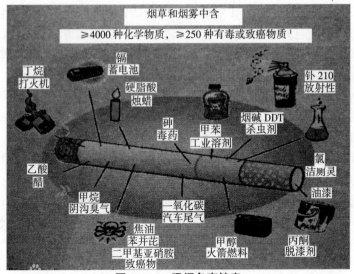

图 3-1-1　吸烟危害健康

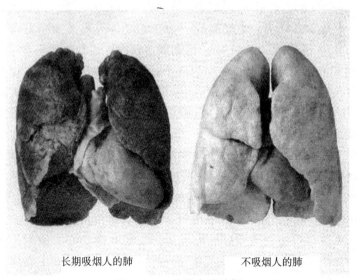

长期吸烟人的肺　　　　　　　　不吸烟人的肺

图 3-1-2　吸烟者的肺部

（1）致癌作用。吸烟是肺癌的重要致病因素之一，特别是鳞状上皮细胞癌和小细胞未分化癌。吸烟者患肺癌的危险性是不吸烟者的 13 倍，如果每日吸烟在 35 支以上，则其危险性比不吸烟者高 45 倍。吸烟者肺癌死亡率比不吸烟者高 10~13 倍。肺癌死亡人数中约 85% 由吸烟造成。吸烟者如同时接触化学性致癌物质（如石棉、镍、铀和砷等）则发生肺癌的危险性将更高。烟叶烟雾中的多环芳香碳氢化合物，需经多环芳香碳氢化合物羟化酶代谢作用后才具有细胞毒和诱发突变作用，在吸烟者体内该羟化酶浓度较不吸烟者为高。吸烟可降低自然杀伤细胞的活性，从而削弱机体对肿瘤细胞生长的监视、杀伤和清除功能，这就进一步解释了吸烟是多种癌症发生的高危因素。吸烟者喉癌发病率较不吸烟者高十几倍。膀胱癌发病率增加 3 倍，这可能与烟雾中的 β-萘胺有关。此外，吸烟与唇癌、舌癌、口腔癌、食道癌、胃癌、结肠癌、胰腺癌、肾癌和子宫颈癌的发生都有一定关系。临床研究和动物实验表明，烟雾中的致癌物质还能通过胎盘影响胎儿，致使其子代的癌症发病率显著增高。

（2）对心、脑血管的影响。吸烟是许多心、脑血管疾病的主要危险因素，吸烟者的冠心病、高血压病、脑血管病及周围血管病的发病率均明显升高。统计资料表明，冠心病和高血压病患者中 75%有吸烟史。冠心病发病率吸烟者较不吸烟者高 3.5 倍，冠心病病死率前者较后者高 6 倍，心肌梗死发病率前者较后者高 2~6 倍，病理解剖也发现，冠状动脉粥样硬化病变前者较后者广泛而严重。高血压、高胆固醇及吸烟三项俱备者冠心病发病率增加 9~12 倍。心血管疾病死亡人数中的 30%~40%由吸烟引起，死亡率的增长与吸烟量成正比。烟雾中的尼古丁和一氧化碳是公认的引起冠状动脉粥样硬化的主要有害因素，但其确切机理尚未完全明了。多数学者认为，血脂变化、血小板功能及血液流变异常起着重要作用。高密度脂蛋白胆固醇（HDL-C）可刺激血管内皮细胞前列环素（PGI2）的生成，PGI2 是最有效的血管扩张和抑制血小板聚集的物质。吸烟可损伤血管内皮细胞，并引起血清 HDL-C 降低，胆固醇升高，PGI2 水平降低，从而引起周围血管及冠状动脉收缩、管壁变厚、管腔狭窄和血流减慢，造成心肌缺氧。尼古丁又可促使血小板聚集。烟雾中的一氧化碳与血红蛋白结合形成碳氧血红蛋白，影响红细胞的携氧能力，造成组织缺氧，从而诱发冠状动脉痉挛。由于组织缺氧，造成代偿性红细胞增多症，使血黏滞度增高。此外，吸烟可使血浆纤维蛋白原水平增加，导致凝血系统功能紊乱；吸烟还可影响花生四烯酸的代谢，使 PGI2 生成减少，血栓素 A2 相对增加，从而使血管收缩，血小板聚集性增加。以上这些都可能促进冠心病的发生和发展。由于心肌缺氧，使心肌应激性增强，心室颤动阈值下降，所以有冠心病的吸烟者更易发生心律不齐，发生猝死的危险性增高。

据报告，吸烟者发生中风的危险是不吸烟者的 2~3.5 倍；如果吸烟和高血压同时存在，中风的危险性就会升高近 20 倍。此外，吸烟者易患闭塞性动脉硬化症和闭塞性血栓性动脉炎。吸烟可引起慢性阻塞性肺病（简称 COPD），最终导致肺源性心脏病。

（3）吸烟对食物摄入和营养素吸收的直接影响。吸烟可引起味觉功能障碍和食欲减退。长期吸烟的人，舌表面的味蕾（味蕾主管味觉，可使人感觉到食物的滋味）会逐渐被破坏掉，从而产生味觉缺失，表现为进食时感觉不到食物的滋味，鲜香饭菜，食之无味，就不能有效地刺激大脑中的食欲中枢，于是产生了食欲减退，从而减少了营养的摄入。戒烟是治疗本病的根本方法。味蕾非常容易再生，戒烟后，味蕾迅速再生，味觉就会恢复正常，又能感觉到食物的香味了。

吸烟会引起反流性食管炎，影响食物摄入。吸烟可作用于迷走神经降低食管下括约肌的张力，易造成反流性食管炎。产生烧心感和反酸，甚至造成吞咽困难，影响食物摄入。患有此病的人非常痛苦，戒烟可明显减轻病情，消除痛苦。其他因吸烟引起的疾病，也会影响营养的摄取。

吸烟可直接破坏营养素。吸烟可阻碍人体对维生素C的吸收，烟草中的尼古丁对维生素C还有破坏作用，吸一支烟可以破坏25~100毫克的维生素C。因此，吸烟者容易缺乏维生素C。研究表明，吸烟者需要补充很多的营养素，特别是对维生素A、维生素C、维生素E、硒等抗氧化营养素的补充。

吸烟能引起慢性胃炎和消化性溃疡病，影响食物消化与吸收。吸烟可引起胃酸分泌增加，一般比不吸烟者增加91.5%，并能抑制胰腺分泌碳酸氢钠，致使十二指肠酸负荷增加，诱发溃疡，表现为胃胀痛、不想吃饭、消瘦。香烟中的尼古丁还能作用于迷走神经系统，使胃肠的功能活动紊乱。

吸烟会引起营养不良，饮食不平衡又会加重吸烟的危害。经过多年研究还发现：空腹吸烟会刺激胃壁，使胃酸分泌过多、血管收缩而导致胃溃疡；吸烟使血液运输氧气能力降低，末梢血管营养缺乏，因此导致皮肤粗糙、衰老、皱纹增多、面色晦暗，甚至会出现手足麻痹、肩酸颈痛等也与吸烟有关。

【练习任务】
为吸烟者搭配3~5种健康小食，并说明其特点。

【知识链接】
吸烟者营养补充
补充维生素烟气中的某些化合物，可以使维生素A、B族维生素、维生素C、维生素E等的活性大为降低，并使体内的这些维生素得到大量的消耗。因此，吸烟者宜多吃一些富含这些维生素的食物，如牛奶、胡萝卜、花生、玉米面、豆芽、白菜、植物油等，这样既可补充由于吸烟所引起的维生素缺乏，又可增强人体的自身免疫功能。

经常喝茶。因为烟气中含有的一些化合物可以导致动脉内膜增厚，胃酸分泌量显著减少及血糖增高等症，而茶叶中所特有的儿茶素等可有效地防止胆固醇在血管壁上沉积，增加胃肠蠕动及降低血、尿糖等。吸烟者宜经常喝茶，以降低吸烟所带来的这些病症的发作；同时，茶能利尿、解毒，还可使烟中的一些有毒物随尿液排出，减少其在体内的停留时间。

吸烟者可以适当补充含铁丰富的食物，如动物肝脏、肉、海带、豆类。

项目二

心脑血管疾病营养与配餐

【内容提要】

心脑血管疾病包括心脏病、高血压、高脂血症等。其病因主要是动脉硬化。动脉硬化即动脉血管内壁有脂肪、胆固醇等沉积，并伴随着纤维组织的形成与钙化等病变。

由于长时间饮食习惯问题，饮食中脂类过多，醇类过多，同时又没有合理的运动促进脂类醇类的代谢，导致体内脂类、醇类物质逐渐增多，掺杂在血液中，使毛细血管堵塞，随着时间的推移，脂类、醇类物质容易和体内游离的矿物质离子结合，形成血栓。血栓容易在血管的拐角处，或者瓶颈处堆积、钙化。同时血栓越来越多，使血管直径缩小。同时，心脏为了保持足够的供血量，会增加血压，造成高血压疾病。如果血压过高，可能导致血管崩裂，于是产生血性心脑血管疾病。如果由于堵塞供血不足，即为缺血性心脑血管疾病。

子项目一　高血压营养指导

【学习目标】

了解高血压病因病理

了解高血压的基本治疗

能够针对高血压患者进行营养指导

能够针对高血压患者进行配餐

【知识内容】

高血压是一种常见的以体循环动脉血压增高为主的临床综合征。

正常人的血压在不同生理情况下可有一定的波动，而且其收缩压往往随年龄而增高。过去临床认为，在安静休息时，如血压经常超过 190/120 毫米汞柱，即为血压升高，至于判定是否为高血压，则以舒张压的增高为主要依据，而收缩压则应参考病人的年龄而定。最近我国已接受世界卫生组织的标准，并规定收缩压等于或高于 21 千帕，舒张压等于或高于 13 千帕（95 毫米汞柱），二者有一项经核实者即可确认为高血压，如≤19/12 千帕（≤140/90 毫米汞柱）者为正常，介于正常和高血压之间者称为"临界高血压"，对于过去虽有高血压史，但长期（3个月以上）未经治疗，此次血压正常者，不列为高血压；如一般服药治疗，而此次血压正常者，则仍列为高血压。

【知识链接】

高血压患者在夏秋交替之季，应注意保持合理的膳食结构，控制食量，少吃油腻。可适当多吃一些润燥、降压的食物，比如蔬菜、水果，可以多吃一些冬瓜、萝卜、胡萝卜、西红柿、茄子、土豆、藕、洋葱、绿叶蔬菜、海带、香菇、木耳及猕猴桃、柚子、山楂、苹果、香蕉、梨、柑橘等，这些食物含有丰富的钾离子，可以对抗钠离子对血压升高的作用，同时也起到补中益气、生津润燥的作用。另外，可选择一些既有丰富营养，又有降压作用的食物，如山药、莲子、银耳、百合等。肉类则适当多吃鱼虾等水产品以及鸡鸭等禽类（白肉），少吃猪牛羊肉等红肉。

一、高血压病的营养膳食因素

1. 钠

血压随膳食中盐的增加会不断增加，24 小时尿钠每增加 100 毫摩尔/天（2300 毫克钠），收缩压增加 3~6 毫米汞柱，舒张压增加 0~3 毫米汞柱。一些干预研究证实，钠摄入量每降低 100 毫摩尔函数，高血压者的收缩压下降 5.8 毫米汞柱，舒张压下降 2.5 毫米汞柱；血压正常者，收缩压和舒张压各下降 2.3/1.4 毫米汞柱。

家族性高血压和老年性高血压对盐敏感性较正常人高。过多摄入钠引起血压升高的可能机理：血液内的钠增多，保留水分也多，血容量加大，心脏负担加重，高流量血液对血管壁的压力加大，易损伤血管内膜；过多钠使血管内皮细胞内水分增加，引起血管壁肿胀，管腔变小，血流阻力加大；过多钠可改变血压昼高夜低的规律，是使老年高血压发生脑卒中的危险因素。

2. 肥胖

成年人体重增加是导致高血压的一个重要危险因素。随着体重的增加，出现高血压的趋势也增加，尤以 20~40 岁开始增加体重者危险性最大。一般来说，超重使发生高血压的危险性增加 2~6 倍。当患高血压者体重下降后，其血压也常随之下降。对患有中度高血压的人来说，降低体重常是降低血压的一种有效的治疗方式。约 3/4 的高血压病人肥胖，而其中一半以上有胰岛素抵抗。通过降低血压，脑卒中危险性降低 40%，冠心病危险性降低 14%~30%。减肥治疗是治疗高血压的最重要的非药物途径。

3. 酒精

过量饮酒与血压升高和较高的高血压流行程度相关联。每天饮酒 3~5 杯以上的男子和每天饮酒 2~3 杯的女子尤其处于较高的危险之中，而低于上述饮酒量者则不会增加危险性。据推测，酒精在低剂量时是血管扩张剂，而在剂量较高时则为血管收缩剂。

4. 钾

钾通过直接的扩血管作用，以及尿钠排出作用而降低血压。

5. 钙

钙摄入量低可以增强高盐膳食对血压的作用，如钙可促进尿钠排出作用，这就解释了为什么对盐敏感的高血压病人对钙降低血压的作用较为明显。对盐敏感的高血压病人可以是失钙状态，从而引起继发性甲状旁腺功能亢进。钙补充可以通过纠正钙缺乏和与之相关的甲状旁腺功能亢进，从而降低了血压。

6. 镁

膳食镁与血压呈负相关。素食者通常摄入的镁和膳食纤维含量高，其血压比非素食者低，镁对血压作用的生理解释：镁降低血管弹性和收缩力，这可能是由于降低了细胞内的钙。

7. 脂类

（1）总脂肪摄入量与饱和脂肪酸。饱和脂肪酸和血压呈正相关，将总脂肪摄入量从占总能量的 38%~40% 降至 20%~25%，或将多不饱和脂肪酸与饱和脂肪酸的比值从 0.2 增加到 1.0，能降低血压。

（2）多不饱和脂肪酸 n-3 和 n-6 的多不饱和脂肪酸有调节血压的作用。在高血压实验模型中，亚油酸（n-6 长链多不饱和脂肪酸）和鱼油（富含 EPA 和 DHA，两者都是 n-3 脂肪酸），都能减少血管紧张肽原酶依赖性高血压的发生。

（3）单不饱和脂肪酸。单不饱和脂肪酸（MUFA）高的膳食可降低血压。

（4）胆固醇膳食。胆固醇与血压有显著的正相关。

8. 蛋白质

膳食蛋白质可以影响血压的根本机制尚不清楚。有人提出特殊氨基酸，如精氨酸、酪氨酸、色氨酸、蛋氨酸和谷氨酸是影响神经介质或影响血压的激素因子。因此有人推测大豆蛋白能降低血压是因大豆富含精氨酸，它是一种潜在的血管抑制剂，也是血管抑制剂一氧化氮的前体。

一组接近绝经期的妇女，补充大豆蛋白质 6 周，舒张压有明显降低，但是其他营养素，包括钙、镁和钾的摄入量在大豆蛋白质组也有所增加，降低可能并非大豆蛋白的单一作用。

9. 膳食纤维

膳食纤维能减少脂肪吸收，减轻体重，间接辅助降压。干预研究发现，平均补充 14 克膳食纤维，收缩压和舒张压降低约 1.6/2.0 毫米汞柱。在一些研究中，以可溶性和不溶性膳食纤维混合物作为来源，仅可溶性膳食纤维影响胃肠道功能，并间接地影响胰岛素代谢，这可能是膳食纤维降低血压的机制。

二、高血压病的防治

高血压的非药物治疗包括改善生活方式，消除不利于心理和身体健康的行为和习惯，达到减少高血压以及其他心血管病的发病危险。有许多试验证明了非药物治疗途径具有引人注目的效果。

1. 减体重

过重者减体重和避免肥胖是防治高血压的关键策略。减肥目标是适度体重减轻，即减轻 10%也许甚至 5%的体重，足以控制或改善大多数肥胖症的并发症。减轻 10%已成为大多数治疗方案的目标。

由于难以维持体重减轻，故有主张将减轻体重的目标转为体重控制，从控制饮食和体育锻炼两方面着手，尽力使能量摄入与能量消耗维持平衡，以全面健康为前提达到可能的最佳体重。

要改变长期的不良饮食习惯，要多吃水果、蔬菜、粗粮、杂粮等谷类制品以增加碳水化合物的摄入量，要少吃肥肉和荤油、油炸食品、糖果、甜点和含糖饮料以降低脂肪和单糖、果糖的摄入量。

要改变不良进食行为，如放慢吃饭的速度，要细嚼慢咽、不狼吞虎咽。采购食物时注意选购上述提倡多吃的食物。在家中少吃或不吃高能量零食，如巧克力、炸薯片、甜点等。

近年儿童超重现象较为普遍，城市中发生率高达 20%以上。儿童期肥胖者及至成人时仍肥胖者比例较高，患心、脑血管疾病的危险性相应增加，故控制体重应从早期开始。

2. 合理膳食

（1）减少钠盐。中国居民膳食指南提出每人每日食盐用量不超过 6 克为宜。我国居民食盐摄入量过高，平均值是世界卫生组织建议的两倍以上，我国膳食中的钠 80%来自烹饪时的调味品和含盐高的腌制品，包括食盐、酱油、味精、咸菜、咸鱼、咸肉、酱菜等。因此，限盐首先要减少烹调用调料，少食各种腌制品。由于生活方式和膳食习惯的改变，要特别注意隐藏在加工食品中的食盐，如罐头、快餐食品、方便食品和各种熟食品。食品工业在食品加工过程中应减少食盐用量，包括那些日常的食品，如面包、挂面等。应逐渐完善食品标签政策，加工食品应在包装上标明钠盐含量，使人们能够选择低盐食品。应从幼年起就养成吃少盐膳食的习惯。

（2）减少膳食脂肪、补充适量优质蛋白质。有流行病学资料显示，即使不减少膳食中的钠和不减体重，如能将膳食脂肪控制在占总能量的 25% 以下，P/S 比值维持在 1，连续 40 天可使收缩压和舒张压下降 12%，女性下降 5%。鱼类特别是海产鱼所含不饱和脂肪酸有降低血脂和防止血栓的作用。肥肉和荤油为高能量和高脂肪食物，摄入过多往往会引起肥胖，并是某些慢性病的危险因素，应当少吃。中国人绝大多数以食猪肉为主，而猪肉蛋白质含量较低，脂肪含量较高，因此，应调整以猪肉为主的肉食结构，提倡多吃鱼、鸡、兔、牛肉，在营养学上有重要意义。大豆蛋白对血浆胆固醇水平有显著的降低作用，应多加食用。

（3）注意补充钾和钙。大部分食物都含有钾，但蔬菜和水果是钾的最好来源。含钾丰富的食物还有麸皮、赤豆、杏干、蚕豆、扁豆、冬菇、竹笋、紫菜等。奶和奶制品是钙的主要来源，其含钙量丰富，吸收率也高。发酵的酸奶更有利于钙的吸收。奶还是低钠食品，对降低血压亦有好处。奶制品还能降低血小板凝集和胰岛素抵抗。

（4）限制饮酒过量。饮酒会增加患高血压卒中等危险，而且饮酒可增加服用降压药物的抗性，故提倡高血压患者应戒酒。

3. 其他

（1）增加体力活动。有规律的有氧运动可以预防高血压的发生，规律的运动可降低高血压病人的收缩压 5~15 毫米汞柱，舒张压 5~10 毫米汞柱。

要根据自己的身体状况，决定运动种类、强度、频度和持续的运动时间。可选择步行、慢跑、太极拳、门球、气功、舞蹈等项目。运动强度须因人而异，一般来说，50%~70% 最大心率范围运动是安全的。计算最大心率可用 220 减去年龄。中等强度的运动可用 180 减去年龄，或 60%~80% 的最大心率的运动量。低等强度的运动为 40%~60% 的最大心率运动量。

运动频度一般要求每周 3~5 次，每次持续 20~60 分钟。

（2）减轻精神压力，保持心理平衡。精神压力对血压升高起十分重要的作用。流行病学研究显示，精神紧张、压力大的职业人群血压水平较高。

【能力训练】

1. 训练内容

讨论并设计高血压病人食疗配方。

2. 训练参考

（1）芹菜粥。芹菜连根 120 克，粳米 25 克。将芹菜洗净，切成 2 厘米长的段，粳米淘净。芹菜、粳米放入锅内，加水适量，用武火烧沸后转用文火煮至米烂成粥，再加少许精盐和味精，搅匀即可。每日服 2 次。

（2）绿豆、海带各 100 克，粳米适量。将海带切碎与其他 2 味同煮成粥。当晚餐食用。

（3）生花生米浸泡醋中，5 日后食用。每日早晨吃 10~15 粒。具有降血压、止血及降低胆固醇等作用。

（4）白糖、醋浸泡大蒜瓣若干达 1 个月以上，每日吃 6 瓣，并饮糖醋汁 20 毫升，连服 1 个月。适用于顽固性高血压。

（5）胡萝卜汁，每日约需 1000 毫升，分次饮服。有明显的降血压作用。

【练习任务】
高血压病人合理膳食原则是什么？

子项目二　高血脂症营养指导

【学习目标】
了解高血脂症病因病理
了解高血脂症的基本治疗
能够针对高血脂症患者进行营养指导
能够针对高血脂症患者进行配餐

【知识内容】
血脂是指人的血里面有一些脂肪，这些脂肪主要是胆固醇、甘油三酯这两种，另外还有一种类脂，这里类脂包括磷脂、糖脂还有固醇类，这些总称为血脂。

临床上最常用的血脂指标是胆固醇和甘油三酯，这两项指标高就叫高血脂。另外血脂在血里是不能单独存在的，必须跟一个蛋白质结合起来，结合蛋白叫脂蛋白。脂蛋白是一种特殊的蛋白，跟胆固醇、甘油三酯或其他的磷脂结合在一起，在血液里流动，高血脂症包括两个部分，一个是胆固醇跟甘油三酯高，还有脂蛋白高，有高胆固醇血症、高甘油三酯血症，这方面患者很多。

【知识链接】

大量临床实践证明，没有感觉并不能证明没有疾病，特别是对于高血脂症，常常是在血液生化检验时才被发现，有的甚至已经非常严重时才被发现。据有关资料统计，定期检查、早期诊断和早期治疗，全世界每年至少减少 600 多万的死亡人数。

还有人认为年轻体壮，更是对高血脂症不屑一顾，殊不知这是在用自己的生命作赌注。年轻时得了高血脂症，可能确实没有什么明显的不适感觉，但高血脂症对心脑血管的损伤作用是随时间发展而渐进的，一旦到了中老年，等严重后果显现出来就为时已晚了。

所以，要高度重视高血脂症对健康的危害，定期检查、提早预防才是减少罹患心脑血管疾病的明智选择。

一、膳食营养因素对血脂代谢的影响

1. 膳食脂肪和脂肪酸

（1）饱和脂肪酸（SFA）。SFA 可以显著升高血浆 TC 和 LDL-C 的水平，但是不同长度碳链的 SFA 对血脂的作用不同。碳原子少于 12、大于或等于 18 的饱和脂肪酸对血清 TC 无影响，而含 12~16 个碳原子的饱和脂肪酸，如月桂酸（C12：0）、肉豆蔻酸（C14：0）、软脂酸（即棕榈酸，C16：0）可明显升高男性和女性的血清 TC、LDL-C 水平，含 18 个碳的硬脂酸（C18：0）不升高血清 TC、LDL-C。最近美国膳食推荐量建议，SFA 应占 7%~8% 总能量。中国营养学会推荐 SFA < 10% 总能量。

（2）单不饱和脂肪酸（MUFA）。单不饱和脂肪酸有降低血清 TC 和 LDL-C 水平的作用，同时可升高血清 HDL-C。膳食中单不饱和脂肪酸主要是油酸（C18：1），橄榄油中油酸含量达 84%，地中海地区人群血清 TC 水平低，心血管疾病发病率较低，可能与其膳食中橄榄油摄入量高有关。花生油、玉米油、芝麻油中油酸的含量也很丰富，分别为 56%、49%、45%，茶油中油酸含量达 80% 左右。美国在膳食推荐量中建议，MUFA 应增加到 13%~15% 总能量。

（3）多不饱和脂肪酸（PUFA）。PUFA 包括 n-6 的亚油酸和 n-3 的 α-亚麻酸以及长链的 EPA 和 DHA。研究表明，用亚油酸和亚麻酸替代膳食中饱和脂肪酸，可使血清中 TC、LDL-C 水平显著降低，并且不会升高 TG。临床研究表明低 SFA、高 PUFA（占总能量 16%~20.7%）的膳食使血浆胆固醇降低 17.6%~20.0%

（与基础水平相比），更重要的是胆固醇的降低与心血管疾病发病率降低（降低16%~34%）有关。

（4）反式脂肪酸（TFA）。反式脂肪酸是在氢化油脂中产生的，如人造黄油。典型的西餐含反式脂肪酸15克/天，美国膳食中含8克/天，我国传统的膳食中反式脂肪酸的含量较低。研究表明，反式脂肪酸或氢化油与天然油的不饱和脂肪酸相比有增加血浆胆固醇的作用，而与饱和脂肪酸相比能降低胆固醇。

2. 膳食碳水化合物及其构成

进食大量糖类，使糖代谢加强，细胞内 ATP 增加，使脂肪合成增加。过多摄入碳水化合物，特别是能量密度高、缺乏纤维素的双糖或单糖类，可使血清 VLDL-C、TG、TC、LDL-C 水平升高。高碳水化合物还可使血清 HDL-C 下降，膳食碳水化合物摄入量占总能量的百分比与血清 HDL-C 水平负相关。我国膳食中碳水化合物的含量较高，人群中高甘油三酯血症较为常见。

膳食纤维有调节血脂的作用，可降低血清 TC、LDLD-C 水平。可溶性膳食纤维比不溶性膳食纤维的作用更强，前者主要存在于大麦、燕麦、豆类、水果中。

3. 微量元素

水质的硬度与钙、镁、锌等含量有关。镁对心血管系统有保护作用，具有降低胆固醇、降低冠状动脉张力、增加冠状动脉血流量等作用。

铬是葡萄糖耐量因子的组成成分，是葡萄糖和脂质代谢的必需微量元素。缺铬可使血清 TC 增高，并使 HDL-C 下降。补充铬后，使血清 HDL-C 升高，TC 和 TG 水平降低，血清铬与 HDL-C 水平呈明显正相关。

4. 维生素

目前认为对血脂代谢有影响的维生素主要是维生素 C 和维生素 E。

维生素 C 对血脂的影响可能通过以下机制实现的：促进胆固醇降解、转变为胆汁酸，从而降低血清 TC 水平；增加脂蛋白脂酶活性，加速血清 VLDL-C、TG 降解。维生素 C 在体内参加胶原的合成，使血管韧性增加，脆性降低，可防止血管出血。同时维生素 C 还具有抗氧化作用，防止脂质的过氧化反应。

维生素 E 是脂溶性抗氧化剂，可抑制细胞膜脂类的过氧化反应，增加 LDL-C 的抗氧化能力，减少 Ox-LDL（氧化型 LDL-C）的产生。维生素 E 能影响参与胆固醇分解代谢的酶的活性，有利于胆固醇的转运和排泄，对血脂水平起调节作用。

【知识链接】
夏季如何吃？

有人认为既然要进行饮食控制，便选择只吃清淡的，避免油腻和脂肪的摄入，特别是进入夏季之后，觉得天热容易上火，更是清淡有加，绝不沾荤腥。其实，这是错误的。脂肪是人体的主要组成部分，是储存能量的"能量库"。

特别是夏季高温季节，人体代谢速度加快，消耗增加，如果能量不足就会使胃肠道活力变差，会导致食欲不振，降低抗病能力。所以，适当保证蛋白质和脂肪的摄入，保障健康体质是非常必要的，即使是夏季，高脂血的人每天脂肪摄入量也不应少于10克。

二、高血脂症的饮食治疗原则

调整饮食和改善生活方式是各种高脂血症治疗的基础，尤其对原发性高脂血症患者，更应首先选择饮食治疗。即使在进行药物降脂治疗时，饮食疗法也要同时进行。饮食疗法能使血浆胆固醇降低，提高降脂药物的疗效，还具有改善糖耐量、恢复胰岛功能，减轻体重等多方面作用。

1. Ⅰ型高脂蛋白血症

严格限制饮食中的脂肪摄入量，要求从每天饮食摄入的脂肪量控制在20~35克，包括烹调油和食物中所含有的脂肪。由于脂肪的摄入受限，必需脂肪酸和脂溶性维生素的摄入减少，在治疗过程中，要注意补充。

2. Ⅱa型高脂蛋白血症

（1）严格限制饮食中的胆固醇摄入，每天胆固醇的摄入量控制在300毫克以内。

（2）减少饮食中脂肪的摄入量，增加多不饱和脂肪酸的摄入量。

（3）适当补充维生素A和维生素E。

3. Ⅱb、Ⅲ型高脂蛋白血症

（1）限制总能量，减少内源性甘油三酯的生成，适当限制脂肪和碳水化合物的摄入。

（2）限制总能量的摄入，降低体重，尽可能使患者的体重维持在标准体重。

（3）限制碳水化合物的摄入特别是单、双糖的摄入，碳水化合物约占总能量的50%~60%。

（4）限制脂肪的摄入，每天脂肪的摄入量控制在总能量的20%。

（5）限制胆固醇的摄入，每天胆固醇的摄入量控制在300毫克以下。

（6）适当提高蛋白质的摄入量，可占总能量的20%左右。

4. Ⅳ型高脂蛋白血症

（1）限制总能量的摄入，降低体重。

（2）限制碳水化合物的摄入，碳水化合物约占总能量的50%~60%。

（3）适当限制脂肪的摄入，每天脂肪的摄入量控制在总能量的30%以内。

（4）适当限制胆固醇的摄入，每天胆固醇的摄入量控制在300~500毫克。

（5）不必限制蛋白质的摄入量。

5. V 型高脂蛋白血症

（1）限制总能量的摄入，维持标准体重。

（2）限制脂肪的摄入，每天脂肪的摄入量控制在总能量的 20% 以内。

（3）限制碳水化合物的摄入，碳水化合物约占总能量的 50%~60%。

（4）适当限制胆固醇的摄入，每天胆固醇的摄入量控制在 300~500 毫克。

（5）适当提高蛋白质的摄入量，可占总能量的 20% 左右。

【能力训练】

1. 训练内容

根据本课学习内容，我们应该如何调整高脂血症膳食组成和安排呢（分组讨论）？

2. 训练参考

血脂的来源有两个方面，一个是你吃进去的，有人觉得好像不吃肉就一定血脂不高，这个概念是不对的。我们吃的东西包括淀粉、脂肪、蛋白质，如果过量了，都可以转化。

热量过多了，就是我们说的米饭、馒头、淀粉吃得过多了，都可以转化为脂肪。所以胆固醇跟甘油三酯都有两部分，一部分是外面吃进来的，这部分不是我们胆固醇增高的主要部分，还有一大部分是自身生产的，体内自己能生产的，我们叫内源性胆固醇、内源性甘油三酯。这部分不同，可以从肝脏、从小肠生成胆固醇，比外界的原料东西多了，生成就多了，外界的原料不够，也照样生成。有的人说我从来不吃肉，为什么胆固醇还高或者甘油三酯也高，主要是自身内在的生成比较多。在日常生活当中，不等于我不吃就一定没有高脂血症，这点病人一定要清楚。但是少吃或者合理地饮食会减少高胆固醇和甘油三酯的发生，因为原料少，总会有好处。控制饮食不是绝对的，控制饮食以后就一定能治疗，也不是这样的。光不吃肉就能够降血脂是不正确的，大量吃饭，吃米饭，吃馒头，吃淀粉一样会有高脂血症。

（1）食物多样、谷类为主。粗细搭配，粗粮中可适量增加玉米、莜面、燕麦等成分，少食单糖、蔗糖和甜食。多食新鲜蔬菜及瓜果类，保证每天摄入 400~500 克，以提供充足的维生素、矿物质和膳食纤维。

（2）多吃蔬菜、水果和薯类。多吃蔬菜与各种水果，注意增加深色或绿色蔬菜比例，大蒜和洋葱有降低血清 TC，提高 HDL-C 的作用，可能与其含有硫化物有关。香菇和木耳含有多糖类物质，也有降低血清 TC 及防止动脉粥样硬化的作用。

（3）常吃奶类、豆类或其制品。奶类除含丰富的优质蛋白质和维生素外，含钙量较高，且利用率也很高，是天然钙质的极好来源，高血脂患者奶类以低脂或脱脂奶为宜。豆类是我国的传统食品，含丰富的蛋白质、不饱和脂肪酸、钙及维

生素 B_1、维生素 B_2、烟酸等，且大豆及其制品还有降胆固醇的作用。

（4）经常吃适量鱼、禽、蛋、瘦肉，少吃肥肉和荤油。脂肪摄入量占总能量应≤30%。制备低脂肪膳食可用蒸、煮、拌等少油的烹调方法；肉汤类应在冷却后除去上面的脂肪层；不吃肥肉、剔除鸡皮；选用低脂或脱脂奶制品；少用动物脂肪，限量食用植物油；多吃水产品尤其是深海鱼，争取每周食用 2 次或以上，以增加 n–3 多不饱和脂肪酸 EPA、DHA 摄入量。n–3 多不饱和脂肪酸能明显降低血甘油三酯、降低血浆胆固醇、增加高密度脂蛋白、抗血小板凝集。

轻度血浆 TC 升高者，膳食胆固醇摄入量<300 毫克/天。血浆胆固醇中度和重度升高者，饮食中胆固醇摄入量<200 毫克/天。禁食肥肉、动物内脏、人造黄油、奶油点心等。

（5）保持能量摄入，并增加运动，防治超重和肥胖。

（6）吃清淡少盐的膳食，多喝茶。

【练习任务】

设计一个高血脂病人的午餐，并对食物特色进行介绍。

子项目三　冠状动脉硬化性心脏病及脑卒中营养指导

【学习目标】

了解冠心病、脑卒中的病因病理

了解冠心病、脑卒中的基本治疗

能够针对冠心病、脑卒中患者进行营养指导

能够针对冠心病、脑卒中患者进行配餐

【知识内容】

心血管疾病的危险因素包括吸烟、总胆固醇（TC）和低密度脂蛋白胆固醇（LDL–C）水平升高、超重和肥胖、高血压、糖尿病、久坐少动的生活方式、高密度脂蛋白胆固醇（HDL–C）水平降低、甘油三酯（TG）升高、载脂蛋白（a）水平增加等。其中许多可以通过膳食和生活方式来调控，膳食营养因素无论是在冠心病的发病和防治方面都具有重要作用。

一、冠心病的临床类型

由于冠状动脉病变的部位、范围和程度不同，冠心病有不同的临床特点，一般可分为以下几种类型：

1. 隐匿型

此型患者无临床症状，但有心肌缺血的心电图改变或有放射性核素心肌显像改变。此型亦称无症状性冠心病。

2. 心绞痛

是冠状动脉供血不足、心肌急剧的暂时的缺血与缺氧所引起的临床综合征。患者有阵发性的胸骨后压榨样疼痛，可放射至心前区与左上肢，常发生于劳动或情绪激动时，持续数分钟，休息或用硝酸酯制剂后缓解。本病多见于男性，多数病人在40岁以上，劳累、情绪激动、饱食、受寒、阴雨天气等为常见的诱因。

3. 心肌梗死

此型病情危重，为冠状动脉阻塞、心肌急性缺血性坏死所引起。患者有剧烈而持久的胸骨后疼痛、发热和进行性心电图变化，可发生心律失常、休克或心力衰竭。

4. 缺血性心肌病

长期心肌缺血所导致的心肌逐渐纤维化，表现为心脏增大、心力衰竭和（或）心律失常。

5. 猝死

突发心脏骤停而死亡，多为心脏局部发生电生理紊乱或起搏、传导功能发生障碍，引起严重心律失常所致。

二、冠心病的预防

1. 一级预防

防止动脉粥样硬化，预防冠心病要注意以下事项：①平衡膳食；②控制和治疗高血压、高脂蛋白血症及糖尿病；③生活规律化，避免精神紧张、进行适当的体育锻炼。

2. 二级预防

确诊冠心病后，应尽量保持心态平和，避免情绪激动。需戒烟酒，防止过饱餐并进行适当的体力活动，可选择适合于自己，易于坚持的有氧耐力运动，如购物、散步、打太极拳等，不宜进行无氧剧烈运动，如短跑、长距离骑车、长距离游泳等，也不宜参加体育竞技比赛，要注意保暖，避免寒冷刺激。

三、冠心病的营养治疗

1. 能量

能量摄入要达到并维持理想体重或适宜体重，防止肥胖。

2. 脂肪

减少脂肪的摄入，脂肪占总能量的 25% 以下。限制饱和脂肪酸（S），适当增加多不饱和脂肪酸（P），使每日 P/S 值达到 1~1.5。减少胆固醇的摄入，每日胆固醇摄入量限制在 300 毫克以下。

3. 碳水化合物

占总能量的 50%~60%。主食除米面外，多吃各类杂粮，其营养丰富并含有较多的膳食纤维。也可用土豆、山药、藕、芋艿、荸荠等根茎类食物，代替部分主食，这样可避免主食过于单调。限制蔗糖和果糖的摄入。

4. 蛋白质

摄入适量的蛋白质，每日 1.0 克/千克左右，约占总能量的 15%。每日可饮脱脂牛奶 250 毫升左右，并可吃 1 个鸡蛋白。每周可吃 2~3 个整鸡蛋。鱼类肉质细嫩，易于消化吸收，含有丰富的多不饱和脂肪酸，可每周吃 2~3 次，每次 200 克左右，烹饪方法以清炖和清蒸为主。黄豆及其制品含植物固醇较多，有利于胆酸的排出，可减少胆固醇的合成。

5. 维生素和矿物质

供给充足的维生素和矿物质，膳食纤维每日摄入 20~25 克为宜。

另外还要注意禁烟和禁酒。

四、心肌梗死的营养治疗

1. 急性期

应完全卧床休息，开始给予流食，如米汤、藕粉、去油肉汤、菜汁等，少量多餐，每日总能量约 3347 千焦（800 千卡），尽量避免胀气或带刺激性的食物如豆浆、牛奶、浓茶和咖啡等。病情好转后可选用半流食，如粥、面条、馄饨、面片汤、肉末、碎菜等，仍应少量多餐，每日能量约 5020 千焦（1200 千卡），注意保持大便通畅，逐渐过渡到软食。注意水和电解质平衡，食物中水的含量应与饮水及输液量一并考虑，以适应心脏的负荷能力；如伴有高血压或心力衰竭，应限制钠盐；镁对缺血性心肌病有良好的保护作用，含镁较丰富的食物有：有色蔬菜、小米、面粉、肉、海产品等；避免低钾血症出现，增加含钾丰富的食物。

2. 恢复期

应防止复发，其膳食原则同冠心病。

五、心力衰竭

减轻心脏负荷，控制总能量，最好稍低于理想体重。蛋白质的特殊动力作用可能增加心脏额外的能量要求，蛋白质的摄入宜每日 0.8 克/千克；脂肪在胃内停留时间长，影响消化，建议每日不超过 60 克；其余的能量由复合碳水化合物供给，少用甜食。

减轻钠、水潴留。限制钠盐，根据充血性心力衰竭的轻、中、重的程度，分别给予每日限钠 1500 毫克、1000 毫克或 500 毫克膳食；液体每日限制摄入量为 1000~1500 毫升。

其他电解质的平衡，应注意钾、钙、镁等的平衡调整。

维生素应充足，包括 B 族维生素与维生素 C 等。

为减少胃肠胀气，诱发心力衰竭，应少食多餐。

【知识链接】
冠心病饮食推崇"5色"

寒冬是养生、进补的最佳时节，但对于冠心病患者来说，千万不能盲目进补，一定要科学、合理安排饮食，讲究"五色"饮食，可预防冠心病急性发作。

第一，红色。每天可以饮少量红葡萄酒，但不能过量，以 50~100 毫升为宜。还可适当补充瘦猪肉、牛肉等红色肉类，属于热性食物的羊肉和狗肉，产热量尤其大，能够御寒。

第二，黄色。主要是指黄色蔬菜。如胡萝卜、甘薯、浅色西红柿。这几种黄色蔬菜富含胡萝卜素，有助于减轻动脉硬化。

第三，黑色。黑木耳是冠心病人的首选菜肴。每天 5~10 克，因为黑木耳中含有大量维生素，对降低血黏度、血胆固醇有良好效果。

第四，白色。如燕麦粉、燕麦片。能有效降低血甘油三酯、胆固醇。还要多喝牛奶，因为牛奶中含有大量的蛋白质、钙、铁等多种人体需要的物质，能抑制胆固醇的含量，有助于防止冠心病进一步发展。

第五，绿色。指绿叶蔬菜。如菠菜、韭菜、芹菜等，这些蔬菜都含有丰富的维生素和纤维素，可降低人体对胆固醇的吸收。尤其是芹菜，对冠心病伴高血压病人具有降低血压、镇静安神的作用。

六、脑卒中营养防治

近年来，国际上对于脑卒中已不仅仅注重个体预防，而是把目标转向社区人群，强调群体预防。以社区人群为基础的脑卒中、冠心病干预研究正在受到世界卫生组织和多数发达国家的普遍重视。脑卒中的多数危险因素与人们的社会行为及生活方式有关，如高血压病的发生常常和食盐摄入量偏高相一致；超重或肥胖常由缺乏运动及不合理膳食引起；吸烟和酗酒是一种不良行为；血脂过高与膳食脂肪摄入过多有关；因此通过对社区广大群众的参与和对脑卒中危险因素的认识，改变不健康行为与不良生活方式，普遍提高自我保健意识和能力，则收效明显。

【能力训练】

1. 训练内容

讨论、总结和归纳心脑血管疾病危险因素的干预与控制。

2. 训练参考

（1）限制盐摄入量。盐摄入量较高的地区，高血压患病率也高。临床试验表明，限制高血压病人的盐摄入量，可明显降低一部分人的血压。据 WHO 资料，人群中每日食盐平均减少 5 克，则舒张压平均下降 0.532 千帕（4 毫米汞柱），在限盐的同时增加膳食钾的量，降低钠/钾比值，使<2~3，食盐每日以 3~5 克为宜，是预防高血压的重要措施之一。

（2）劝阻吸烟和限制饮酒。为预防心脑血管疾病，最好不抽烟、不饮酒、冠状动脉和主动脉硬化症在吸烟者比非吸烟者严重广泛，且病变的程度与吸烟量有密切关系。有酗酒习惯的人要戒酒，或减少饮酒量，每天饮酒量不宜超过一两白酒，以防血清脂蛋白增多。

（3）加强体育锻炼。经常性参加适当的体育活动对控制体重、增强心血管的功能、减轻体重均有极大好处。

（4）膳食预防。合理膳食是防治心脑血管疾病的关键。根据 WHO 专家委员会的推荐，宜采用预防性食谱，预防性食谱的基本原则为：①避免体重过重，如有超重，应减少能量摄入及增加能量消耗。②使碳水化合物和"天然形成"的糖类的摄入，占总能量摄入量的 48%。③控制精制糖或经过加工的糖类的摄入，使仅占总能量摄入量的 10%。④控制总脂肪摄入量，使占总能量的 30%。⑤控制饱和脂肪酸摄入量，使占总能量的 10%，使多不饱和脂肪酸和单不饱和脂肪酸平衡，各占总能量摄入量的 10%。⑥控制胆固醇的摄入至每天 300 毫克。⑦控制盐的摄入至每天 5 克，以减少钠的摄入。

【练习任务】

探讨高血压、冠心病、脑卒中的关系和营养预防。

子项目四　高血脂并高血压患者营养餐加工

【学习目标】

掌握高血脂、高血压等心脑血管疾病患者的营养特点

能够给心脑血管疾病人群配餐并给出营养指导

能够根据配餐要求定量加工菜肴

【知识内容】

缺血性卒中和冠心病在老年患者中常合并存在：32%的冠心病患者合并卒中，56%的卒中患者合并冠心病。

研究发现，卒中和冠心病具有共同的危险因素，包括高血压、糖尿病、吸烟、肥胖、体力活动少、饮酒等。中国是卒中大国，复发性卒中的发病率位于世界之首——研究显示，中国北京的人群中，男女复发性卒中，高于世界其他国家。因此卒中患者应该在治疗时，既预防卒中复发，又要降低心脑血管事件的风险，实现心脑"双重保护"。

由此可见，要预防心脑血管疾病的发生要做到以下两点：

第一，抗动脉粥样硬化。人们已经发现，动脉粥样硬化是导致卒中和冠心病发生的"元凶"，动脉管壁内的粥样硬化斑块会逐渐发展成血栓。如果血栓不稳定而从血管壁脱落，就可能被血流带走并停留于循环的某一部位，特别是血管分叉处，从而引起循环阻塞。另外，逐渐增大的血栓本身也可引起动脉栓塞。

第二，积极干预高血压。高血压是卒中最主要的独立危险因素，据统计，70%~80%卒中病人都有高血压或高血压病史。血压每升高 20/10 毫米汞柱，心血管疾病发病的危险性增加一倍；血压降低 10/5 毫米汞柱，则大血管病变降低34%。要想减少卒中和心血管疾病发生，均要以降压治疗为基础。

临床研究证实，65~74 岁的老年人，在接受高血压治疗后，脑卒中发生率及死亡率均减少 25%。2007 年《欧洲高血压指南》指出，对于卒中患者，降压治疗能显著降低卒中复发，同时也降低心脏事件的风险。

通过综合应用心脑血管疾病营养配餐学习，更加定性、定量地了解搭配的数量和方法。

1. 心脑血管病患者配餐原则

（1）限制总热量。患者应控制体重在标准体重范围内，肥胖者应节食减肥。控制总热量，饮食要定时定量，少食多餐，吃饭不宜过饱，每餐八分饱，因为饱餐后可使高血压病患者的血管舒张，调节功能降低，从而引起血压的显著波动。临床观察表明多数患者的血压常随体重减轻而下降。

（2）适量蛋白质。高血压病人每日蛋白质的摄入量不要过多，因为蛋白质的代谢产物有升压作用，应以每日 1 克/千克体重为宜，其中植物性蛋白质应占50%，每周吃 2~3 次鱼类蛋白质，可改善血管弹性和通透性，增加尿钠排出，降低血压。

（3）限制脂肪的摄入。膳食中限制动物性脂肪的摄入，多采用植物油，它们含有较多维生素 E 和亚油酸，对心血管有益，可增加血管弹性，防止血管破裂等。限制高胆固醇食物，每日胆固醇含量在 300 毫克以下。

（4）提倡吃复合糖类。如谷类等含植物纤维较多，可促进肠道蠕动，有利于胆固醇排泄。少食葡萄糖、蔗糖等单、双糖类，以防血脂升高。

（5）充足维生素和矿物质。大量维生素 C 可使胆固醇氧化为胆酸排出体外。多吃含钾、钙丰富而低钠的食品，如土豆、芋头、茄子、海带、冬瓜等。钾盐能促进胆固醇的排泄，增加血管弹性，有利尿降压作用，有利于改善心肌收缩能力。钙对心血管有保护和降压作用，含钙丰富的食物有乳类、绿叶菜、海产品等。镁盐可通过舒张血管达降压作用，含镁丰富的食物有绿叶菜、小米、豆类等。

（6）限制食盐摄入。吃盐越多，高血压发病率越高，每日食盐的摄入量在 5 克以下，有助于降低血压，减少体内的钠水潴留。

（7）食物的宜与忌。膳食中多吃降压食物，如芹菜、胡萝卜、番茄、黄瓜、木耳、海带、香蕉等。多吃降脂食物，如山楂、香菇、大蒜、洋葱、海鱼、绿豆等。而所有过咸食物、酒、浓茶、咖啡等要忌食。

【知识链接】

九种有效预防心脑血管疾病的食品

玉米。玉米中的不饱和脂肪酸，特别是亚油酸的含量高达 60% 以上，可以减少胆固醇在血管中的沉积，从而软化动脉血管。

西红柿。含维生素芦丁，它可提高机体氧化能力，消除自由基等体内垃圾，保护血管弹性，有预防血栓形成的作用。

苹果。苹果富含多糖果酸及类黄酮、钾及维生素 E 和 C 等营养成分，可使积蓄体内的脂肪分解，对推迟和预防动脉粥样硬化发作有明显作用。

海带。海带中含有丰富的岩藻多糖、昆布素，这类物质均有类似肝素的活性，既能防止血栓又能降胆固醇、脂蛋白。

茶叶。含有茶多酚，能提高机体抗氧化能力，降低血脂，缓解血液高凝状态，增强红细胞弹性，缓解或延缓动脉粥样硬化。

大蒜。含挥发性辣素，可消除积存在血管中的脂肪，有明显降脂作用。

洋葱。含有一种能使血管扩张的前列腺 A，它能舒张血管，降低血液黏度，减少血管的压力，同时洋葱还含有二烯丙基二硫化物和含硫氨基酸，可增强纤维蛋白溶解的活性，具有降血脂，抗动脉硬化的功能。

茄子。含丰富的维生素 P，可软化血管，还可增强血管的弹性，对防止小血管出血有一定作用。

三七。可以促进血液循环，降低血中胆固醇以及三酸甘油酯。

2. 具体注意事项

（1）以素食为主，宜多食豆类及其制品，不仅蛋白质含量多且质量高。豆油中不饱和脂肪酸多，还含有卵磷脂，有利于胆固醇的运转。

（2）少量多餐，以易于消化和清淡的食物为主，且以早、中餐为主，避免晚餐过饱。

（3）适量饮用茶水，可以利尿，且其中茶碱鞣酸可以吸附脂肪及具收敛作用，减少脂肪的吸收。

（4）以豆类或含硫氨基酸高的蛋白质为主，使其占总热量 15% 左右，以降低血压和减少脑卒中发生的机会。

（5）蔬菜、水果是维生素、无机盐和纤维素的良好来源，还有利于降低体重。

（6）预防心脑血管疾病，应从儿童期就注意合理膳食。

【能力训练】

1. 训练内容

分组进行高血脂并高血压患者营养餐加工。

（1）所有设备使用后必须清洁干净，恢复至原先位置。

（2）实训室必须专人清洁，专人负责监督（两个班，一个负责清洁，另一个负责监督）。

（3）实训室任何器皿、设备、原辅料不允许私自带出实训室。

分组完成任务并填写表 3-2-1。

表3-2-1 营养量化技能（高血脂并高血压患者配餐）

营养量化技能（高血脂并高血压配餐）				
班级		组别		
组长		副组长		
成员				
设计题目				

设计方案

营养套餐设计（一人份）				
菜肴名称	原料	重量（克）	营养特点	烹调要点

食物摄入比例											
种类	谷薯类	蔬菜	水果	畜禽肉	鱼虾类	蛋	奶	豆	油	盐	其他
摄入量											
推荐量											

成本核算（一人份）			
原料名称	单价	数量	总价
总计			

成员任务责任表			
序号	成员名称	成员工作任务	赋分（总分100分）
1			
2			
3			

营养评价（写背面）：
菜肴特点评价（写背面）：
总结（写背面）：
（实训中的优势、创意、亮点、问题等）
实训建议及意见（写背面）：
（对实训项目、实训室等的建议意见）

2. 训练参考

（1）配餐基本要点。①避免体重过重，如有超重，应减少能量摄入及增加能量消耗。②使碳水化合物和"天然形成"的糖类的摄入，占总能量摄入量的48%。③控制精制糖或经过加工的糖类的摄入，使仅占总能量摄入量的10%。④控制总脂肪摄入量，使占总能量的30%。⑤控制饱和脂肪酸摄入量，使占总能量的10%，使多不饱和脂肪酸和单不饱和脂肪酸平衡，各占总能量摄入量的10%。⑥控制胆固醇的摄入至每天300毫克。⑦控制盐的摄入至每天5克，以减少钠的摄入。

（2）带量食谱举例。

早饭：二米粥1碗（大米50克、小米50克）；牛奶1杯（200毫升）；拌黄瓜1盘（黄瓜50克、麻油25克）。

晚饭：馒头或者米饭（面粉或者大米100克）；番茄炒圆白菜（番茄50克、圆白菜100克）；清炖鸡块（鸡块100克）。

午饭：清蒸鱼块50克；肉片鲜蘑油白菜（瘦肉25克、鲜蘑100克、小油白菜100克）；番茄蛋汤；米饭100克。

全日烹饪油30克，盐6克。

【练习任务】

品尝自己加工的食物，探讨食物口味上存在的问题和改善方法。

项目三

泌尿系统营养与配餐

【内容提要】

肾脏是人体的主要排泄器官之一。体内的各种代谢产物、剩余的水和电解质以及某些有害物质大部分都由肾脏排出。它对调节和维持人体水、电解质、酸碱平衡等人体的内环境稳定起了主要作用。肾脏疾病的发病率占人口的1%以上，且患者大都是儿童及青壮年，是危害人类健康造成死亡的主要原因之一。

肾脏疾病与营养因素关系密切。近二十年来在饮食治疗上有很大进展，在配合医疗上起到了一定的疗效作用。使许多病人的病得到了缓解，延长了生命。

肾脏疾病常引起糖、蛋白质、脂肪、电解质和维生素的代谢紊乱，病人中营养不良较常见，其发生率占30%~60%。营养不良直接影响着肾功能的恢复、并发症的发生和预后。准确评价病人的营养和代谢状况，是调整营养治疗方案的重要依据。

子项目一　肾病病人的营养问题及肾小球疾病的营养指导

【学习目标】

掌握肾脏病人营养治疗的重点

能够针对肾脏病人进行营养指导

【知识内容】

一、肾脏病人的营养问题

1. 肾脏病人营养评价常用方法和指标

肾脏病人的营养评价包括膳食调查、身体测量指标和实验室检查，对各项指标进行综合性分析应结合肾脏疾病的特点，才能较准确地反映肾脏疾病患者的营养状况。膳食调查主要包括以下内容：

（1）饮食习惯、饮食嗜好有助于患者配合和坚持营养治疗，正确选择食物，纠正错误的饮食习惯和嗜好。

（2）食物摄入量和种类是膳食调查中较难准确调查的一项，患者"量"的概念不一致，患者陈述的量往往高于实际摄入量，特别是副食的量更难准确，直接影响氮平衡计算的准确性。如有直观参照物（如食物模型），可提高准确性。膳食调查用24小时回顾法和记账法较准确。

（3）入水量对于准确记录肾脏病人的出入水量十分重要。肾功能不全的患者肾脏保留和排泄水的功能存在障碍，摄入水量过多或不足均可加重肾功能的损伤。计算入水量应包括饮水、食物加工时加入的水量、静脉输注液体。应熟练掌握谷类制品含水量（如米饭、馒头、烙饼、切面、挂面、粥等）、各类蔬菜平均含水量等。

（4）食欲是否伴有恶心、呕吐等。尿常规是肾脏疾病诊断的重要依据，应注意观察以下项目：①昼夜排尿规律。正常排尿应是昼尿多、渗透压低、夜尿少、渗透压增加。当肾功能下降时，此规律紊乱，夜尿增多、渗透压低、昼尿少、渗透压增加。这是肾脏尿浓缩功能下降的表现，夜尿增多是肾功能衰竭较早出现的症状，也是治疗过程中观察治疗效果和肾衰恶化的敏感指标。②24小时尿量及比重，正常24小时排尿在2000~2500毫升，持续每天排尿<400毫升，称作少尿，持续每天排尿<50毫升，称作无尿。应注意分别记录昼夜尿量。正常尿比重是1.001~1.020。③尿显微镜检查红细胞数、管型类型等对诊断肾脏病变部位的诊断有帮助。

1）尿蛋白。正常肾小球滤液中蛋白质，主要是白蛋白，在肾小管基本全部吸收，24小时尿液中蛋白质定量检测应<100毫克，如>150毫克，即称作蛋白尿。24小时尿蛋白>3克，称作大量蛋白尿。

2）肾功能。①血清尿素氮（BUN）。尿素是蛋白质代谢的终产物，主要受食物蛋白质摄入量的影响，也受蛋白质代谢率的影响。尿素通过肾小球滤过排泄，肾小管吸收部分尿素。正常值是70~180毫克/升（2.5~6.4微摩尔/升）。②血清肌酐（Ser）。血肌酐是肌肉的主要成分，是肌酸的代谢产物，肾功能正常时，体内每天肌酐产出率是恒定的，并且90%由肾小球滤过。所以，用此来评估肾功能。正常值是5~15毫克/升（44~104微摩尔/升）。③内生肌酐清除率（Cer）。反映肾小球滤过率，干扰因素少。正常值是80~100毫升/分钟。

2. 肾脏病人营养治疗应注意的几个重点问题

肾脏病的营养治疗以患者的营养状况、肾功能为依据，结合患者的饮食习惯、喜好制定顺应性的饮食治疗方案。在治疗过程中，应监测肾功能的变化，即时调整营养治疗方案。营养治疗应重点注意以下几个问题：

（1）能量。肾脏病患者营养不良发生率较高，供给充足的能量才能保证蛋白质和其他营养素的充分利用。肾脏病患者由于易发生多种代谢紊乱，胃肠道消化吸收功能也受到影响，肾脏病患者的能量供应标准应同时适合营养不良和保护肾功能的需要。供应量一般按 125.5~146.4 千焦/（千卡·天）［30~35 千卡/（千克·天）］。

（2）蛋白质。肾功能不全时，蛋白质代谢产物排泄有障碍，血尿素积聚。为了降低血尿素的生成，减轻肾脏负担，主张用低蛋白饮食治疗，高蛋白饮食可引起肾小球高灌注、高滤过、高压力，更加重了肾小球血管的硬化，减少滤过面积可促进肾功能的恶化。

根据肾功能不全时蛋白质和氨基酸代谢的特点，血液中必需氨基酸浓度下降，非必需氨基酸水平升高。所以，营养治疗应尽量减少植物蛋白质，供给优质蛋白质如牛奶、鸡蛋、瘦猪肉、鱼、虾、鸡肉等，亦可以选择大豆蛋白。

（3）水。肾脏通过对尿的浓缩功能来调整尿的渗透压，使代谢产物顺利排泄。当代谢产物在体内积聚时，必须强制性增加尿量才可保持内环境的正常。正常人每天进水量应是 2000~2500 毫升，基本可排出同等量的尿液。肾脏病患者排尿能力下降，不恰当使用利尿剂，强制性排尿，可造成低钠血症和酸碱平衡失调。肾脏病人的进水量应控制在前一日尿量加 500~800 毫升，即为全天应摄入的水量。如发生多尿和夜尿增多，及伴随其他症状，要警惕低钠血症和肾功能的进一步的恶化。

（4）钠。每天从肠道吸收的氯化钠量约 4400 毫克，从肾脏排泄 2300~3200 毫克，从粪便排出不足 10 毫克。肾脏功能正常情况下，对钠摄入量的变化有较强的调节能力。血钠水平只反映血钠和水的比例，不能代表身体内钠的总量。当血钠>150 毫摩尔/升时，称作高钠血症，<130 毫摩尔/升时，称作低钠血症，<120 毫摩尔/升可发生低渗性昏迷。

钠的供给量应根据肾功能、浮肿程度、血压和血钠水平而定，一般控制在 3.5 克/天（含酱油、咸菜），如伴呕吐、腹泻用利尿剂和透析者，盐的摄入量应放宽。

肾小球滤过率下降时，血压对氯化钠的敏感性增加，过多的钠可使血压升高，增加血容量，加重心肾负担，使肾脏功能恶化。极低的钠摄入量的危险性不亚于高钠。当每天钠摄入量<50 毫摩尔时，可发生严重并发症，使心血管功能储备降低，无法弥补每天必须丢失的钠，还可激活肾素—血管紧张素系统，加速心肾功能的衰竭。所以，每天的氯化钠摄入量至少 1 克。

（5）钾。成人每天从食物中摄入钾 2400~4000 毫克，每天排出 280~360 毫克，90%从肾脏排出，肾脏是维持血钾平衡的主要器官。当肾功能不全，肾小球滤过率下降时，如<10毫升/分钟，则无法维持血钾的正常。同时，对摄入的钾量十分敏感，在少尿期如突然增加钾的摄入量，可因高钾血症而死亡。

高钾血症和少尿。每日钾摄入量应低于1.5~2.3克，限食水果和果汁、蔬菜和菜汁类。

低血钾和多尿。每日尿量>1000毫升和用利尿剂者，钾的摄入量可正常（1.8~5.6克/天）。

每日尿量>1500毫升，应监测血钾，及时补充钾。

注意鉴别高钾血症和低钾血症，以免贻误治疗。

无盐酱油含钾较高，长期低蛋白膳食、晚期肾功能衰竭和少尿期患者应慎用，防高钾血症的发生。应严密监测血钾。

（6）钙、磷。患肾小球疾病时由于滤过率的下降（<50毫升/分钟），磷的滤过和排泄减少，血磷升高，血钙下降，诱发骨质疏松。应给予高钙低磷膳食。

（7）维生素。注意补充水溶性维生素。

二、肾小球肾炎

1. 急性肾小球肾炎和慢性肾小球肾炎

急性肾小球肾炎是由感染后变态反应引起的两侧肾脏弥漫性肾小球损害为主的疾病，可发生于任何年龄，而以儿童为多见，多数有溶血性链球菌感染史。

慢性肾小球肾炎是由多种原因引起的一组肾小球疾病，而以免疫炎症为主，可原发或继发于其他疾病。本病病程长，尿常规检查有程度不等的蛋白尿、血尿和管型尿，早期肾功能可正常，但大多数患者有不同程度肾功能减退。本病可发生在不同年龄，以中青年为多，男女发病率之比为2：1。

2. 饮食治疗

饮食治疗的目的首先在于减轻肾脏负担，消除或减轻临床症状。肾小球肾炎分型多，临床表现交叉复杂，故饮食治疗的原则主要应根据病人蛋白尿的程度及肾功能来确定，此外也要兼顾病人的浮肿、高血压等情况综合考虑。

（1）急性肾小球肾炎的饮食治疗。一般注意以下事项：

1）起病3~6天，因肾小球滤过率下降，会产生一过性氮质潴留，因此需采用限制蛋白质的饮食。可多食水果、蔬菜、点心等，减少鱼、肉、蛋类的摄入，米、面等主食可不加限制。

2）如尿素氮超过60毫克，每日饮食中蛋白质供给量以0.5克/千克计算或采用牛奶、鸡蛋等高生物价优质蛋白以减少非必需氨基酸的摄入量。国外有认为每日食用羊奶0.5~1.0千克，不但含有高生物价优质蛋白，且具有利尿消肿的作用，目前此疗法并未被广泛采纳。如病情好转，适当增加蛋白质的供给量，血尿素氮正常后蛋白质可不限制。

3）有浮肿及高血压症的病人应根据其程度的不同在基本饮食中限制食盐用量；不食用一切含盐食品如酱菜、咸菜、榨菜、乳腐、咸蛋等和其他罐头制品，并根据浮肿程度的不同，分别采用少盐、无盐或少钠饮食。

4）注意病人浮肿及尿量，浮肿严重者应限制摄入水分，严格记录出入液量。每日摄入水量以不显性失水量加尿量计算。

5）急性期有持续少尿，严重氮质血症者若发生高钾血症，要避免含钾量高的食物。

6）充分供给各种富含维生素的食物，特别是 B 族维生素及维生素 C 的食物，饮食中应多采用水果、蔬菜。

（2）慢性肾小球肾炎的饮食治疗。慢性肾小球肾炎在病程的整个阶段临床表现不尽相同，饮食处理应根据各期表现决定。

1）无症状蛋白尿或血尿，尿蛋白丧失不多（1~2 克/天）。可给一般饮食，略限盐。但如尿蛋白丧失较多，或血浆蛋白低下，如无氮质血症，可适当增加饮食中的蛋白质量，除按每日 1 克/千克正常需要量供给外，尚需考虑增加尿中所失去的蛋白质量，长期高蛋白质负荷会加重肾脏负担，加速肾功能恶化。

2）慢性肾小球肾炎急性发作，可按急性肾炎饮食治疗原则，有肾病综合征者参考该节饮食治疗。

3）慢性肾炎高血压型患者肾功能多数有中度损害，为了控制血压，应限制盐的摄入，给予少盐饮食，严重者短期给予无盐饮食，由于多进钠盐不但可增高血压，且还可加重肾脏损害，因此即使血压恢复正常，也以淡食为宜，以避免肾功能进一步恶化，蛋白质量亦宜适当控制。

4）肾功能减退者，则应适当限制蛋白质的进食量，每日摄入总量（包括主食所含蛋白质）<30~40 克，多采用牛奶、鸡蛋等高生物价优质蛋白质，并可适当调剂鱼、肉、鸡等动物性蛋白质以增进食欲。当病人肾功能明显减退时，不要过分限制钠盐，以免血容量不足加重肾功能减退乃至出现氮质血症。

【知识链接】

四大生活方式最伤肾

如今，人们越来越注重营养与健康，但肾病发病率为何依然居高不下？这是由多种因素共同造成的，人们的生活方式与肾脏健康关系密切。专家也表示，现代人有四大伤肾的生活方式。

1. 吃海鲜、喝啤酒

吃大量的高蛋白饮食，如大鱼大肉等，会产生过多的尿酸和尿素氮等代谢废物，加重肾脏排泄负担。而大量饮酒容易导致高尿酸血症，这些习惯同时可引起高血脂等代谢疾病，引发肾脏疾病。夏天，很多人喜欢边吃海鲜边喝啤酒，这种方式曾被肾内科医生称为"最伤肾的吃法"。

2. 熬夜、吃得咸、不喝水

长期熬夜、工作压力大、爱喝浓茶和咖啡，很容易出现肾功能问题。而饮食习惯偏咸，会导致血压升高，肾脏血液不能维持正常流量，从而诱发肾病。如果长时间不喝水，尿量就会减少，尿液中携带的废物和毒素的浓度就会增加，容易引发肾结石、肾积水等。

3. 乱服药物、用药过多

长期使用肾毒性药物容易导致肾小管间质损害。这些药物包括含有马兜铃酸成分的中草药，如关木通、广防己、青木香等，还有非甾体类抗炎药、抗生素等，如去痛片、扑热息痛等，容易引起肾损害。

4. 经常憋尿

尿液在膀胱里时间长了会繁殖细菌，细菌经输尿管逆行到肾，导致尿路感染和肾盂肾炎。一旦反复发作，能引发慢性感染，不易治愈。

三、肾病综合征

肾病综合征是由一组由多种原因包括慢性肾炎引起的临床症群，临床表现为大量蛋白尿、严重水肿、低蛋白血症和高脂血症。

1. 发病机理

肾小球滤过膜由毛细血管内皮细胞层、基底膜和肾球囊脏层上皮细胞层组成。此滤过膜对蛋白质过滤起屏障作用。肾病综合征时，此屏障作用受损，蛋白质滤出增加，因而出现蛋白尿。尿中大量丧失蛋白质使血浆蛋白降低，血液胶体渗透压下降，改变了毛细血管内与组织间液体交换的平衡，水潴留在组织间隙内形成水肿。由于有效血容量减少，促进肾素、血管紧张素、醛固酮系统分泌增加，引起水钠潴留，另外因肾血流量减少使肾小球滤过率下降也促使水肿发生。

2. 临床表现

主要表现为大量持久的蛋白尿、水肿、高脂血症等，血容量不足者血尿素氮常有轻度升高，此乃因肾小球滤过率降低而肾小管重吸收相对正常所致。因原发病变不同，肾出现综合征可合并成肾功能不全。

3. 饮食治疗

肾病综合征的饮食必须针对患者具有大量蛋白尿、水肿、低蛋白血症和高脂血症的特点。

（1）除出现肾功能衰竭及氮质血症者外，血浆蛋白低于正常者，一般应给予高蛋白质饮食，每日供给量以 1.5~2.0 克/千克计算，除供给患者正常需要量外，还要弥补尿蛋白的泄失。如一旦出现肾功能衰竭或氮质血症应采用限制蛋白质的饮食，可参阅肾功能衰竭中饮食治疗的有关章节。

（2）不同程度的水肿患者，应给予少盐、无盐或少钠饮食。在服用大剂量激素（强的松）治疗时，易于使钠盐滞留而引起水肿，亦应适当限制食盐的进食量。①少盐饮食。每日饮食中摄入盐量不超过 2~3 克（1 克食盐的含钠量为 400 毫克），不再另食其他含盐食物。②无盐饮食。每日饮食中在烹调时不再加盐或用其他含盐食物，一般常加糖醋以增进口味，但食物内的含钠量应不超过 1000 毫克。③少钠饮食。一天饮食中除在烹调时不再加食盐或其他含盐食物外，还要计算食物内的含钠量不超过 250~500 毫克。食物含钠量可参阅表 3-3-1。

患者长期食用少盐饮食后，往往喜食红烧食物，可按当地酱油含盐浓度，用酱油代盐，适量调节。一般酱油 4~5 毫升中约有 1 克的盐量。每 100 克食物含钠量（毫克）见表 3-3-1。

表 3-3-1 常见食物钠含量表

单位：毫克

食物	钠	食物	钠	食物	钠	食物	钠
西瓜	2.6	丝瓜	19	藻儿菜	44	芹菜	120
花生	5.0	芋头	19	红枣	44	紫菜头	130
白葡萄	8.1	猪肝	20	黄豆芽	47	干香菌	130
倭瓜	8.2	对虾	20	牛奶	51	葡萄干	133
龙须菜	8.4	菜瓜	20	香椿	53	高粱	140
甜柿椒	9.4	藕粉	21	大白菜	55	生菜	140
西葫芦	9.5	牛肝	22	生菜（团菜）	57	白萝卜	140
桃	9.8	菜花	22	稻米（次）	58	绿苋菜	160
鸭梨	10	荸荠	22	北豆腐	59	油菜	170
柠檬	10	橘子	23	可可	59	洋白菜	170
蒜子	10	核桃	23	心里美萝卜	59	胡萝卜	170
番茄	10	杏	24	精白面	60	菠菜	200
牛肉	11	大葱	25	青甜瓜	61	甘蓝菜	200
猪肉	11	黄瓜	26	杏干	62	红苋菜	220
南瓜	11	茄子	26	萝卜	68	空心菜	240
鸡	12	苤蓝	27	梅	69	香菜	260
紫葡萄	12	黄金瓜	28	鸡蛋	73	萝卜缨	260
柿子	13	杏仁	29	金花菜	73	干酸枣	260
鲜香菇	13	冬菇	31	稻米（高）	78	蒿子杆	270
苹果	14	白薯	31	小白菜	80	黄豆	310
珍珠笋	14	藕	32	嘎嘎菜	81	雪里蕻（咸）	360
冬瓜	14	紫菜苔	33	鸭蛋	82	紫菜	670
莴笋	14	土豆	34	盖菜	83	松花蛋	740
菠萝	14	慈姑	34	扁豆	84	五香芥菜头	3340

续表

食物	钠	食物	钠	食物	钠	食物	钠
山药	15	豇豆	36	塌棵菜	100	稀酱油	3880
角瓜	16	韭菜	36	黄玉米	110		
豌豆	18	鲜蚕豆	36	小米（细）	120		
绿豆芽	19	黄花菜	43	南豆腐	120		

（3）严重浮肿者应限制水分并严格记录出入液量。

（4）严重高脂血症患者要限制脂肪的摄入量，应采用少油低胆固醇饮食，但高脂血症由低蛋白血症引起，进食高蛋白质饮食补足时，脂类摄入量亦增加，因此对于脂类食物的限制可适当掌握，不必过严。食物含胆固醇量可参阅表3-3-2。

表3-3-2　每100克食物含胆固醇毫克数

食物名称	胆固醇	食物名称	胆固醇	食物名称	胆固醇	食物名称	胆固醇
蛋白	0	鲫鱼	93	猪肚	150~159	蟹黄	466
海参	0	鲢鱼	97	螺肉	161	鱼肝油	500
奶酪	11	带鱼	97	猪肉松	163	鸭肝	515
酸牛奶	12	火腿	100	奶油	168	虾米	608
牛奶	13~24	牛舌	102	蛋糕	172	鸭蛋	634
海蜇皮	16~24	干酪	104~140	羊肉（肥）	173	松花蛋	649
脱脂奶粉	28	全脂奶粉	104	牛肉松	178	鸡蛋	450~680
羊奶	34	排骨	105	青蛤	180	小虾米	738
炼乳	39	鸡油（炼）	107	鸭肫	180	咸鸭蛋	742
冰淇淋（1杯）	51	猪肉（肥）	107~126	鳗鱼	186	虾籽	896
牛奶冰棍（1支）	53	鸽	110	猪肠	150	蟹籽	985
麻蛤	55	羊肉（炼）	110	牛肚	150	鸭蛋黄	1522
鸭油（炼）	55	猪舌	116	牛肉（肥）	194	鸡蛋黄	1705~2000
小肚	58	黄鳝	117	鸡肫	229	羊脑	2099
鸡	60~90	鸡	60~117	牛肺	234	牛脑	2300~2670
蒜肠	61	鲳鱼	120	河蟹	235	猪脑	3100
牛肉（瘦）	63~106	广东香肠	123~150	鱼松	240	鹌鹑蛋	3640
羊肉（瘦）	65~100	羊肚	124	牛肝	257~376		
大腊肠	72	牛心	125~145	鱿鱼	265		
猪肉（瘦）	77	梭鱼	128	墨鱼	275		
甲鱼	77	沙丁鱼	130	黄油	227~295		
大黄鱼	79~98	羊心	140	猪肺	314		
鸭	80~101	羊舌	143	羊肝	323		
草鱼	81	鸡血	149	羊肾	354		
鲤鱼	83	对虾	150	猪肝	368~420		
兔肉	65~83	青虾	158	牛肾	400		

续表

食物名称	胆固醇	食物名称	胆固醇	食物名称	胆固醇	食物名称	胆固醇
猪油（炼）	85~110	猪心	158	猪肾	380~405		
鲑鱼	86			鸡肝	429		
比目鱼	87			蚬	454		
牛油（炼）	89			鲫鱼籽	460		
青鱼	90						

（5）按照食欲，每日应供给足够的热量，以保证蛋白质的充分利用（210~252 千焦/千克，按我国人民的饮食习惯，一般食欲难以达到此热量）。

（6）根据营养不良情况，可酌情给予水解蛋白，复方氨基苯等，同时佐以富含各种维生素的食物以增强对疾病的抵抗能力。

【能力训练】

1. 训练内容

讨论并总结一套或者几套肾病综合征的饮食。

2. 训练参考

（1）钠盐摄入。许多肾病综合征患者每日尿钠排量不到 10 毫摩尔，将饮食中的钠含量控制到如此低的剂量极难达到，对这些患者，限盐只能减少水肿形成的速度而不能使之消失。从可行性出发，应要求所有患者每日摄入钠量不超过 50 毫摩尔。

（2）蛋白质摄入。过去主张高蛋白饮食以代偿从尿中丢失的蛋白质，但近年来发现它可增加肾小球对大分子物质的通透性并使肾血流量及肾小球滤过率增加，从而加重蛋白尿，而血浆蛋白水平并未提高。有关低蛋白饮食结果的报道不一致，虽有报道它可纠正肾小球毛细血管的高压状态，减轻蛋白尿，并使血清白蛋白升高，但其他学者并未证实它可减少蛋白尿。目前较为一致的看法是不宜给予高蛋白质饮食，至于给予多少蛋白质较为合适，尚无定论，所供给的蛋白质应以优质蛋白为主。

（3）脂肪摄入。对于有高脂血症者，国外学者主张每日摄入胆固醇的总量应低于 200 毫克，脂肪占总热量的 30% 以下，多不饱和脂肪酸钠占总热量的 10%，近年来有报道蔬菜、豆类食物加必需氨基酸的降脂作用较上述方案效果更显著，且可使尿蛋白减少。该方案的远期疗效、患者的耐受性和依从性尚待进一步研究。

（4）微量元素补充。由尿中丢失的铜、铁、锌等元素，可于正常饮食中补充。

（5）食疗方。病人严重食欲不振，可能与胃肠道水肿有关，影响正常摄入，而不能进行饮食治疗，可考虑配合健脾利湿、开胃中药治疗。

1）淮麦粳米粥。

配方：淮山药 100 克、小麦 100 克、粳米 50 克。

制作方法：淮山药（鲜）切小丁 250 克。若无鲜淮山药就将干淮山药用碎粉机打成 100 目粉末。将小麦、粳米洗净，按常规煮粥方法，将麦米煮开花后，把干淮山药粉 100 克用水调稀，慢慢倒入粥锅内，边倒边顺一方向搅匀，再煮 5 分钟即可。若用鲜淮山药时，将山药丁、麦、米按常规煮粥方法制作，但一定要水开后再将小麦、粳米、山药丁倒入锅中，常搅动，待米烂汁稠即可食用。每日 2~3 餐随量食用。

功效：养阴清热止渴。

2）苦瓜烩瘦肉。

配方：苦瓜 150 克、精猪瘦肉 100 克、盐、味精、菜油适量。

制作方法：精猪瘦肉洗净去肥肉筋，切薄片，用水芡粉拌匀，加微盐码味备用；苦瓜洗净切薄片，炒锅放油把肉片过油五成熟起锅；锅内留底油少许，把苦瓜煸炒至七成熟放微盐，把肉片倒入锅内烩炒几下，放入调味料装盘即可。

功效：养阴清热、除烦止渴。

3）乌豆炖猪肉汤。

配方：乌豆 50 克、精瘦猪肉 200 克、精盐少许。

制作方法：乌豆选洗干净后用温水浸泡 8 小时，猪瘦肉切蚕豆大的粒。将砂锅洗净，把乌豆连泡豆水一同倒入砂锅内，倒入瘦肉粒，倒少量料酒，大火烧开文火炖 90 分钟，炖熟烂后即可，吃时放少许盐、味精。

功效：补肾。用于糖尿病性慢性肾炎的补益。

【练习任务】

如果一个儿童患肾病综合征，我们应该如何护理？从营养角度应该注意哪些问题？

子项目二　急慢性肾功能衰竭及肾结石的营养指导

【学习目标】

掌握肾脏病人营养治疗的重点

能够针对急慢性肾功能衰竭病人进行营养指导

能够针对肾结石病人进行营养指导

【知识内容】

肾衰竭是各种慢性肾脏疾病发展到后期引起的肾功能部分或者全部丧失的一种病理状态。

肾衰竭过程中对饮食要求较高，需要专门的饮食指导。同时肾结石则与饮食的关系更大，不良的饮食习惯、不良的烹调习惯都能够导致肾结石的发生。

一、急性肾功能衰竭

急性肾功能衰竭是指急骤发生的，早期以少尿、水电解质紊乱和尿毒症为主要表现的综合征。本节仅讨论因肾中毒及肾缺血引起急性肾小管坏死所致的急性肾功能衰竭。

1. 发病机理

在各种原因引起肾缺血或中毒时肾脏受到损害，肾小管细胞发生坏死或功能性障碍，以致钠泵受影响，钠回收受阻，使尿钠浓度增高，并发生少尿及肾小球滤过率降低。

2. 临床表现

急性肾功能衰竭按其病程演变可分为少尿期、多尿期及恢复期三个阶段。

3. 饮食治疗

急性肾功能衰竭的饮食治疗应针对临床时期的不同表现来调节不同的营养成分，对病人及家属给予必要的营养指导，鼓励病人进食以达到治疗目的。

（1）急性肾功能衰竭少尿期的饮食治疗原则。急性肾功能衰竭少尿期饮食应注意以下事项：

1）热量。足够的热量可以提高蛋白质的利用率，若热量供给不足，使体内脂肪及蛋白质分解增加以提供热量，加剧负氮平衡。热量供给以易于消化的碳水化合物为主，可多采用水果，配以麦淀粉面条、麦片、饼干或其他麦淀粉点心，加少量米汤或稀粥，为期 3~6 天，减少蛋白质及非必需氨基酸的摄入，以减轻肾脏负担和防止氮潴留加重。同时足够的碳水化合物可防止或减轻酮症，减轻钾自细胞内释出而增高血钾。

2）蛋白质。高生物价低蛋白饮食必须挑选含必需氨基酸丰富的牛奶、鸡蛋等，但由于饮食单调，病人难于长期坚持，可适量采用肉类、鸡、虾等运动蛋白质交替使用，以调节病人的口味。

3）维生素与无机盐。在计算好入液量的情况下，可适当进食各种新鲜鱼、水果或菜汁以供给维生素 C 和无机盐等。

4）在少尿期应计算和记录一天的入水量，严格限制各种水分的摄入，以防止体液过多而引起急性肺水肿和稀释性低钠血症。食物中含水量（包括米饭及馒头）及其氧化所生的水亦应加以计算（1克蛋白质生水 0.43 毫升，1克脂肪生水 1.07 毫升，1克碳水化合物生水 0.55 毫升）。

5）根据不同水肿程度、排尿程度情况及血钠测定，分别采用少盐、无盐或少钠饮食。

6）若血钾升高，酌量减少饮食中钾的供给量，以免因外源性钾增多而加重高钾血症。由于各种食物中均含有钾，除避免食用含钾量高的食物外，可以冷冻、加水浸泡或弃去汤汁以减少钾的含量。食物含钾量可参阅表 3-3-3。

表 3-3-3　食物的钾含量（每 100 克食物的钾含量，毫克）

含钾量低的食物		含钾量高的食物			
菜瓜	88	牛肉	330	干蘑菇	4660
南瓜	69	猪肉	330	冬菇	1320
藕粉	0	鸡肉	340	杏子	370
鸡蛋	60			藕	350
鸭蛋	60	黄豆芽	330	红高粱	440
皮蛋	70	韭菜	380	玉米（黄）	270
团粉（干）	15	青蒜	300	豇豆	210
白薯	110	红苋菜	320	扁豆	200
芝麻酱	140	绿苋菜	410	番茄	250
空心菜	150	芹菜	370	丝瓜	220
冬瓜	170	油菜	430	苦瓜	200
夜开花	180	太古菜	450		
白萝卜	170	菜花	390		
嫩豆腐	84	荠菜	470		
蒜头	130	香椿	400		
蒜苗	150	香菜	570		
绿豆芽	160	黄花菜	380		
青菜	130	菠菜	350		
米	90	洋芋	590		
面条	11	荸荠	370		
面粉	120	冬笋	490		
挂面	46	春笋	480		
		百合	490		
干菜	100	紫萝卜头	440		
梨	110	干红枣	430		
白葡萄	71	鲜蘑菇	280		

续表

含钾量低的食物		含钾量高的食物		
紫葡萄	42	紫菜	1640	
西瓜	22	榨菜	1260	
橙子	160	川冬菜	1240	
柿子	170	干玉兰片	2260	

急性肾功能衰竭病情轻重不同，其饮食治疗应按其分解代谢的严重程度区别对待。轻症无高分解代谢情况，一般估计用保守疗法于短期内可以好转者，应用低蛋白饮食，如患者胃肠道反应剧烈，短期内可从静脉补给，以葡萄糖为主；要根据尿量决定饮食中的入水量。若医院无条件透析，则病情早期均应给予低蛋白饮食，同时严格控制入水量。

（2）多尿早期的饮食治疗基本原则与少尿期相同，当病情逐步好转、尿量增多、血尿素氮下降、食欲日渐好转，适当增加营养可加速机体修复。一天的总热量可增至 8400~12600 千焦（2000~3000 千卡），多尿期若尿量过多，一天总入水量可以尿量的 2/3 来计算，多尿期易失钾亦应注意补充。

（3）恢复期一天的总热量可按 12600 千焦（3000 千卡）供给，蛋白质的供给量可随血液非蛋白氮下降而逐渐提高，开始按 0.5~1.0 克/千克计算；逐步恢复时则可按 1.0 克/毫升或更多计算，以保证组织恢复的需要。高生物价的蛋白质应占总蛋白的 1/3~1/2。而亮氨酸、异亮氨酸、缬氨酸三个支链氨酸应占必需氨基酸中的 40%~50%，以有利于肌肉蛋白的合成。

二、慢性肾功能衰竭

慢性肾功能衰竭是多种慢性肾脏疾病的晚期表现，有氮代谢产物的滞留、水与电解质紊乱和酸碱平衡失调，常危及生命。按肾功能不全的程度可分为肾功能不全代偿期、氮血症期及尿毒症期。

1. 病理生理

引起慢性肾功能衰竭的病因很多，但其发病机理和临床表现却基本相似，都是由于肾单位的严重破坏，当肾小球滤过率下降到<15%时，体内出现严重的内环境紊乱和代谢废物的滞留。

2. 饮食治疗

尿毒症的饮食治疗应结合病理生理特点、病情的不同变化，在营养要求上除考虑总氮摄入量、必需氨基酸的量与比例和热量供应外，还应特别注意饮食中磷的含量及热量供应中不饱和脂肪酸与饱和脂肪酸的比值。尿毒症除采用高生物价低蛋白饮食外，还有必需氨基酸疗法和 α-酮酸或羟酸疗法。

（1）高生物价低蛋白饮食。

1）热量和蛋白质。根据患者性别、年龄、体重与结合肾功能改变情况，供给足够热量以提高蛋白质的利用率。热量来源主要是淀粉和脂肪。

2）脂肪。由于脂肪代谢紊乱，可导致高脂血症，诱发动脉粥样硬化。因此，在脂肪供给上要注意不饱和脂肪酸与饱和脂肪酸的比值（P/S）。

3）记录出入液量。若患者尿量不减少，一般水分不必严加限制，以利于代谢废物的排出。但对晚期尿量少于 1000 毫升/天、有浮肿或心脏负荷增加的病人，则应限制进液量。在尿量过少或无尿时，又应注意避免食用含钾量高的食物以防饮食性高钾血症；患者亦可由于摄入量不足和利尿剂的应用出现低钾血症，此时又应补充钾盐。

4）患者若无浮肿和严重高血压，不必严格限制食盐，以防低钠血症发生。

5）高磷血症可导致肾功能恶化，并使血清钙降低，低蛋白饮食可降低磷的摄入量。近来发现低蛋白饮食和低磷饮食有减缓慢性肾功能衰竭的进程，但对肾功能不全病人常仍不能有效地降低血磷，故除采用低磷饮食外，并用氢氧化铝等药物以降低磷的吸收。

6）血钙过低常见于慢性尿毒症中，主要降低血磷，若血钙水平过低引起症状时，可给予高钙饮食，特别在纠正酸中毒时，可口服碳酸钙 5~10 克以提高血钙水平。

7）病人常有缺铁性贫血，应供给富含铁质及维生素 C 的食物。

8）尿毒症病人易患胃炎、肠炎而有腹泻，甚至有大便隐血，因此宜给易于消化的软饭菜，以防胃肠道机械性刺激而加重病情。

（2）必需氨基酸饮食疗法。当肾功能恶化到只采用高生物价低蛋白饮食已不能保持适当的尿素氮水平时，必须再降低蛋白质的摄入量，同时加入必需氨基酸制剂。常用的剂型有粉剂、片剂、糖浆等。粉剂可以和小麦、玉米淀粉做成各种点心进食。

三、肾结石及其饮食

肾及尿路结石是泌尿系统常见病之一，人体尿液的主要成分是晶体、基质和水。它们相互作用，其中有些晶体在过饱和状态，但在适当基质成分时并不结晶析出，如各种成分的质和量发生变化，则尿中某些晶体即可沉淀而形成结石。引起结石的因素很多，如代谢障碍，甲状旁腺机能亢进，尿路感染或因梗阻、化学因素等。但也有很多不明原因，与水质、饮食、环境等因素也有关系。结石可根据所含主要晶体的成分分成草酸钙、磷酸钙、尿酸盐及胱氨酸结石等。针对肾结石病人中绝大多数为草酸钙、磷酸钙与尿酸结石患者，其饮食治疗分述如下：

（1）由于尿液多呈碱性，采用酸性饮食使尿液酸化，即在饮食中多用成酸性尿食物，如鸡、鸭、鱼、肉等各种肉类食物，蛋类、脂肪等；同时可服用酸性磷酸盐、氯化铵等药物使尿液酸化以促进结石的溶解。

（2）限制蔬菜、水果等碱性食物，但可导致某些维生素的不足，必要时可给予药物补充。

（3）大量饮水，每日入水量不少于 3000 毫升以利于小结石的排出。

（4）供给富含维生素 A 及 B 族的食物，当维生素 A 供给量不足时，使尿内黏膜变形角化，上皮细胞脱屑，如有晶体沉淀其上，即可形成结石，核心的维生素 D 能调剂钙磷的吸收，应加以控制。

（5）草酸钙结石应采用低草酸、低钙饮食，避免食用牛奶、豆制品、田螺、虾米等高钙食物及草酸含量较高的荸荠、苋菜、菠菜、青蒜、洋葱头、茭白、茭儿菜以及各种笋类、笋干等。

（6）镁能与钙竞争草酸而形成溶解度较大的草酸镁，以阻止尿石的生成，当维生素 B_6 缺乏时可导致草酸及其前体生成增多可出现高草酸尿症和形成草酸钙结石。

表 3-3-4 几种肾结石的饮食治疗原则

结石种类	饮食治疗原则	饮食灰分（尿的 pH）
草酸钙磷酸钙	低钙饮食 400 毫克	酸化饮食
钙	低钙试验饮食 200 毫克	
磷	低磷饮食（1000~1200 毫克）	
草酸	低草酸饮食（<50 毫克）	
尿酸结石	低嘌呤饮食	碱化饮食
胱氨酸结石	低蛋氨酸饮食	（低含硫氨基酸的蛋白质）
	（限制牛奶、鸡蛋）	
	控制肉类	

表 3-3-5 食物的酸碱性

酸性食物		碱性食物	中性食物
肉类	红莓	牛奶	糖
谷类	梅、李	蔬菜	脂肪
蛋类	葡萄干	水果（除红莓、梅、李、葡萄干外）	饮料（咖啡、茶）
乳酪			

【知识链接】

肾结石患者饮食注意事项

1. 肾结石患者不能补钙

肾结石大多是草酸钙结石，主要是草酸摄入过多，经泌尿系统排泄时与钙结合形成草酸钙，沉积形成肾结石。

防治肾结石的关键是减少摄入草酸含量高的食物，如苋菜、菠菜、空心菜、鲜竹笋、苦瓜、草莓、蓝莓、黑莓、猕猴桃、红茶和巧克力等。

适量补钙其实可以预防肾结石，因为适量的钙与草酸结合，形成不溶性的草酸钙，随粪便排出体外，减少了经肾脏排出体外的草酸，从而减少了肾结石的形成。

2. 补充维生素 C 易形成肾结石

维生素 C 在体内代谢过程中会生成草酸，摄入过量会促进结石的形成。但维生素 C 有抗氧化，增强肌体免疫力，促进铁的吸收，改善脂类特别是胆固醇代谢的作用；与胶原的合成、创伤的愈合、血管的脆性有关。适量补充维生素 C 是不会发生肾结石的，每日摄入量控制在 1000 毫克以内。

3. 高蛋白饮食对健康有益

蛋白质补充过多，会增加肝肾的负担，增加尿液中钙的排泄，更容易产生缺钙和高钙尿；而且高蛋白饮食通常都富含嘌呤，从而增加尿酸结石形成的危险性。

【能力训练】

1. 训练内容

根据以上学习的肾衰竭疾病营养指导与肾结石营养指导，简单精练地指出营养指导基本准则，并给出一些配餐方案。

2. 训练参考

（1）肾功能衰竭。

1）蛋白质供给量。

肾功能不全代偿期：0.7~0.8 克/（千克·天）

肾功能早期失偿期：0.6~0.7 克/（千克·天）

肾功能失代偿期：0.5 克/（千克·天）

终末期：0.3~0.4 克/（千克·天）

2）磷。每天<600 毫克。

3）淀粉。应根据淀粉的特性制作，做到多样化，防止食谱单调。

4）脂肪。不宜过多食用脂肪，食物防油腻，应≤30%。

5）蔬菜和水果。适量增加绿叶蔬菜和水果。

（2）肾结石。营养治疗的目的是辅助防止肾结石的再发生，每天均匀摄入>3升水（除奶和茶），尿量应>2升；小肠吸收亢进者，应供低钠饮食、限奶、限高钙食品，限草酸盐；碱化尿或酸化尿；低嘌呤饮食；低钠饮食。

【练习任务】
请为一个肾结石病人进行营养指导，明确食物烹调方法特点。

项目四

消化系统营养与配餐

【内容提要】

随着生活节奏越来越快，工作越来越紧张，消化系统疾病发病率特别是急慢性胃炎越来越多。从各个时段频繁出现的"斯达舒"等胃炎广告就可见一斑了。导致胃炎发病的因素很多，有化学或物理的刺激，也有细菌或其毒素引起。化学刺激主要来自烈酒、浓茶、咖啡、香料及药物（如水杨酸盐制剂、消炎痛、保泰松、糖皮质激素等），其中急性腐蚀性胃炎多是由吞服强酸、强碱及其他腐蚀剂所致。物理刺激如过热、过冷、过于粗糙的食物及 X 线照射，均会损伤胃黏膜，引起炎症性改变。而进食细菌或其毒素污染的食物，是导致急性胃炎最常见的一个病因。

子项目一　急慢性胃炎及消化性溃疡营养指导

【学习目标】

掌握急慢性胃炎病人营养治疗的重点

能够针对急慢性胃炎病人进行营养指导

能够针对消化性溃疡病人进行营养指导

【知识内容】

一、胃炎

消化系统是最容易反映人体病态的一个系统。当内外因素使胃的生理功能发生失调时，胃的消化紊乱，逐渐形成疾病。胃的疾病种类繁多，症状复杂，对饮食的疗效也不同。一种食物可能对一些病人有疗效，但对另一些病人会出现过敏反应。有些胃肠道疾病是由精神因素引起的，当病人痛苦、忧虑和失望时，胃的分泌和蠕动都降低，长期紧张、激动会使胃酸分泌增高，胃黏膜发脆，造成糜烂。虽然有些疾病的饮食治疗不能起决定作用，但如能合理调配，会使症状缓解，病人感觉舒适。

胃炎是指由于各种原因引起的胃黏膜的炎症，临床上分急性与慢性两种。

1. 急性胃炎

急性胃炎往往起病急、症状重，并带有恶心、呕吐、上腹部不适。原因是不洁食物中的细菌或某些毒素而使胃黏膜发生病变。

饮食治疗原则：大量呕吐者暂时禁食，略现好转时，由于失水多，宜少量多次喝水，每次 100 毫升，缓解脱水现象和加速毒素排泄，然后先给米油汤、藕粉、杏仁茶、米汤加牛奶等流质饮料，以保护胃黏膜，再逐步过渡到蒸蛋羹、薄面片。少用脂肪及胀气食物。

2. 慢性胃炎

慢性胃炎是我国常见病和多发病。根据胃镜检查与胃黏膜活组织检查等证明，慢性胃炎占受检总数 37%~75%。

（1）慢性浅表性胃炎。往往是急性胃炎反复发作后，胃黏膜病变经久不愈所致。与饮食因素亦有关系，如长期饮用对胃有刺激的烈酒、浓茶、咖啡、过量的辣椒等调味品；不合理的饮食习惯以及摄食过咸、过酸与过于粗糙的食物，反复刺激胃黏膜。另外，营养素的缺乏也是一个重要的因素，蛋白质和 B 族维生素长期缺乏，使消化道黏膜变性。

浅表性胃炎因伴有高酸和胃蠕动频繁，故多数病人在中上腹部有饱闷感或疼痛、食欲减退、恶心、呕吐、反酸、烧心、腹胀等症状。当严重破坏胃黏膜、广泛糜烂时，也可能无症状。浅表性胃炎的病程缓慢，大部分经过合理治疗是可以痊愈的。如仍有部分反复不愈，就会演变为慢性萎缩性胃炎。

（2）慢性萎缩性胃炎的特点是胃腺体萎缩、黏膜皱襞平滑、黏膜层变薄、黏膜肌增厚。由于腺体大多消失和胃的分泌功能低下，盐酸、胃蛋白酶和内因子的分泌减少，影响胃的消化功能。因胃的内环境改变而有利于细菌和霉菌的生长，病人常伴有上腹部不适、胀满、消化不良、食欲减退、贫血与消瘦。如局部组织的再生过程占优势时，可发生息肉甚至转变为胃癌。

3. 慢性胃炎的饮食治疗原则

慢性胃炎的饮食治疗特点，应注意以下几点：

（1）细嚼慢咽，尽量减少胃部负担与发挥唾液的功能。唾液中有黏蛋白、氨基酸和淀粉酶等能帮助消化，还有溶菌酶有杀菌的能力，阻止口腔细菌大量繁殖，咽入胃后可中和胃酸，降低胃酸的浓度。

（2）温和食谱，除去对胃黏膜产生不良刺激的因素，创造胃黏膜修复的条件。食物要做得细、碎、软、烂。烹调方法多采用蒸、煮、炖、烩与煨等。

（3）少量多餐，每餐勿饱食，使胃部负担不过大。用流食搭配的加餐办法，解决摄入能量的不足。

（4）增加营养，注意多给生物价值高的蛋白质和含维生素丰富的食物，贫血病人多给含铁多的动物内脏、蛋类、带色的新鲜蔬菜和水果，如西红柿、茄子、红枣、绿叶蔬菜。

（5）酸碱平衡，浅表性胃炎胃酸分泌过多时，可多用牛乳、豆浆、涂黄油的烤面包或带碱的馒头干以中和胃酸。萎缩性胃炎胃酸少时，可多用浓缩肉汤、鸡汤、带酸味的水果或果汁，带香味的调味品，以刺激胃液的分泌，帮助消化。当慢性胃炎伴有呕吐和腹泻等急性症状时，应大量补给液体，使胃部充分休息。当并发肠炎时，食谱中不用能引起胀气和含粗纤维较多的食物，如蔗糖、豆类和生硬的蔬菜和水果。

二、消化性溃疡

1. 病因学

消化性溃疡是国内外的常见病，其发病率与地区、种族、生活环境、精神因素都有密切关系。不过消化道溃疡在以下三点是一致的：①胃酸和胃液，一般高于正常人；②胃黏膜对抗胃酸和胃液的作用减弱；③消化道溃疡病人与无溃疡病人相比，有高度的精神紧张和高度的焦虑心情。三个因素单有一项时不会发生溃疡病，第三个因素也很重要，但往往被人忽视。

2. 消化性溃疡的饮食治疗原则

溃疡病是一种慢性病，在病因学上讲精神因素是一个重要因素，合理的营养不仅可改善全身状况，而对大脑皮层功能的恢复亦有良好的效果。因此，溃疡病在综合治疗中，饮食是一个很重要的环节。

胃溃疡和十二指肠溃疡发生的部位和症状有所不同，但饮食治疗的原则是相同的，其最终目的是促进溃疡愈合和防止溃疡的复发。凡无并发症的溃疡病，可采取下列饮食治疗原则：

（1）食物须易消化，有足够的热量和丰富的蛋白质、维生素。它们能帮助修复受损伤的组织和促进溃疡面的愈合。

（2）不吃化学性和物理性刺激过强的食物，如促进胃酸分泌的浓缩肉汁、肉汤、浓茶、浓咖啡、烈性酒、粗粮、韭菜、芹菜、豆芽及过甜、过咸、过酸、过辣的食物。

（3）脂肪能抑制胃酸的分泌，急性溃疡病的初期，可用牛乳治疗，逐渐过渡到增加浓米汤、豆浆、蛋羹及发酵的主食。食谱因人而异，有些人对某些食物食后感到舒适，但对这些食物有过敏反应的人则不应采用。

（4）烹调方法宜以蒸、煮、炖、烩为主。熏炸、腌、拌的食物不易消化，在胃内停留时间较长，增加胃肠负担。

（5）饱食会使胃窦膨胀，引起胃酸分泌。进食应定时定量、少量多餐，可减少胃的负担，又可使胃中常有适量的食物以中和胃酸，减少对溃疡面的不良刺激。吃饭时要细嚼慢咽，保持思想松弛。当溃疡病人出现并发症时，饮食应随病情而变更。

3. 胃切除后的饮食治疗原则

当溃疡病症状顽固，不能缓解，产生各种并发症，无法内科治疗，则须外科手术。胃切除后由于解剖结构及生理机能的改变，胃容量大为减少，储藏、消化、分泌、吸收均受到影响。饮食应遵循以下原则：

（1）少量多餐。术后宜少量多餐，每日进餐6次，使胃不空不胀，除个别情况外，尽可能按照供给的餐次与数量，定时定量食用。

（2）干稀分食进餐时不用汤与饮料。因流质饮料通过胃肠太快，容易将干的食物连同液体一起进入小肠。如用饮料，须在餐前或餐后30~45分钟时饮用，饭后平卧或采用平卧位进餐法，使空肠内容物回流到残胃，减少空肠过分膨胀，又可使食物在胃中停留时间长些，通过小肠慢些，促使食物进一步消化与吸收。

（3）限制糖量。胃术后初期，由于过多的糖分在肠内可引起肠液的大量分泌，使血容量急剧改变而产生一系列临床症状。所以，每餐糖类食物应适当限制，最好将单糖、双糖与多糖食物混食，延长吸收时间，防止"倾倒综合征"的发生。

（4）扩大"温和膳食"的范围。在胃切术后恢复期中，有些人体重不增加，甚至下降，主要原因是病人有惧怕心理，不敢多食。因此，营养素摄入量不够，不能恢复到术前标准。首先要耐心同病人交流，使他们逐步扩大"温和膳食"的范围，敢于吃过去不敢吃的食物，如油炸食等，然后逐步地吃正常人的饮食。

【能力训练】

1. 训练内容

探讨哪些食物是传统的胃炎治疗食物，哪些食物对胃炎、胃溃疡有帮助和害处。

2. 训练参考

注重食物软、烂、易消化。食用的主食、蔬菜及鱼肉等荤菜，特别是豆类、花生米等硬果类都要煮透、烧熟使之软烂，便于消化吸收，少吃粗糙和粗纤维多的食物，要求食物精工细作，富含营养。

保持新鲜、清淡。各种食物均应新鲜，不宜存放过久食用。吃新鲜而含纤维少的蔬菜及水果，如冬瓜、黄瓜、番茄、土豆、菠菜叶、小白菜、苹果、梨、香蕉、橘子等。吃清淡少油的膳食。清淡膳食既易于消化吸收，又利于胃病的康复。

（1）忌饮食无规律。胃炎的饮食原则上应清淡、对胃黏膜刺激小的为主，但并非清淡饮食就能缓解病人的症状。应以饮食有规律，勿过饥过饱，少食多餐为原则。尤其是年老体弱、胃肠功能减退者，每日以 4~5 餐为佳，每次以六七成饱为好。食物中要注意糖、脂肪、蛋白质的比例，注意维生素等身体必需营养素的含量。

（2）忌烟酒、辛辣刺激食物。乙醇能溶解胃黏膜上皮的脂蛋白层，对胃黏膜有较大的损害，人们在吸烟时，烟雾中的有害物质，溶解并附着在口腔、咽喉部，随吞咽进入胃内，这些有害物质对胃黏膜也有很大损害。因此，急性胃炎患者、慢性胃炎患者，一定要戒除烟酒，以免加重病情，甚至造成恶性病变。辣椒、芥末、胡椒、浓茶、咖啡、可可等食品或饮料，对胃黏膜有刺激作用，能使黏膜充血，加重炎症，也应戒除。

（3）忌过冷、过热、过硬食物。过凉的食物和饮料，食入后可以导致胃痉挛，使胃内黏膜血管收缩，不利于炎症消退；过热的食品和饮料，食入后会直接烫伤或刺激胃内黏膜。胃炎病人的食物应软硬适度，过于坚硬粗糙的食品、粗纤维的蔬菜、用油煎炸或烧烤的食品，食用后可加重胃的机械消化负担，使胃黏膜受到摩擦而损伤，加重黏膜的炎性病变。

（4）忌不洁饮食。胃炎患者要特别注意饮食卫生，尤其是夏季，生吃瓜果要洗净，不要吃变质食品。因为被污染变质的食品中含有大量的细菌和细菌毒素，对胃黏膜有直接破坏作用。放在冰箱内的食物，一定要烧熟煮透后再吃，如发现变质，要坚决扔掉，禁止食用。

（5）宜慢。细嚼慢咽可以减少粗糙食物对胃黏膜的刺激。

（6）宜细。尽量做到进食较精细、易消化、富有营养的食物。

（7）宜清淡。少食肥、甘、厚、腻、辛辣等的食物，少饮酒及浓茶。

【练习任务】

设计胃炎、胃溃疡一日食谱，说明烹调要点和营养特点。

子项目二　慢性肝炎、胆结石及胆囊炎营养指导

【学习目标】

掌握慢性肝炎、胆结石、胆囊炎营养治疗的重点

能够针对肝炎、胆结石患者进行营养指导

能够针对胆囊炎患者进行营养指导

【知识内容】

肝胆胰系统的疾病有很多，例如营养不良可能造成营养性肝病。营养缺乏虽不是肝脏损害的原发性病因，但它可为中毒性和感染性物质侵袭肝脏创造条件。如缺乏蛋白质可引起肝细胞发生不同程度的损害。轻度缺乏会使肝细胞中蛋白质及核蛋白减少、肝细胞成分重新分配、肝内线粒体等有形成分减少、肝中酶活力降低，造成代谢紊乱，严重缺乏可致肝坏死。在蛋白质缺乏的人群中病毒性肝炎的发病率高。恶性营养不良儿童的重要病变之一是肝脏脂肪变性。

长期或间断性大量饮酒可引起乙醇性肝损伤，包括乙醇性肝炎、乙醇性脂肪肝，少数可发展为肝硬化。这三种情况可以单独存在或以联合形式存在。饮酒量越大，持续饮用时间越长，其后果也越严重。妊娠妇女嗜酒，乙醇可通过母体胎盘影响胎儿，造成胎儿乙醇综合征。

肝炎则是因为病毒感染引起的。虽然这与营养饮食并无关系，但是营养治疗是肝炎治疗的控制措施。其目的是减轻肝脏负担，同时给予充分营养以保护肝脏，并促使肝脏组织与功能的恢复。

胆石症是胆道系统的常见病。当代医学分析表明，组成胆石的主要化学成分为胆固醇、胆红素钙、碳酸钙等，以不同比例形成各类胆石。不同种族、不同环境因素作用下所形成的胆石种类及胆石症的发病率亦有所不同。西方国家以美国、瑞典、捷克等国发病率最高，以代谢性结石和胆囊结石最为多见。而东方各国如日本、泰国等发病率较低，且代谢性结石亦较少见。东非的土著居民发病率最低。

一、病毒性肝炎营养治疗

营养治疗是肝炎治疗的基本措施之一。其目的是减轻肝脏负担，同时给予充分营养以保护肝脏，并促使肝脏组织与功能的恢复。

在急性肝炎初期或慢性肝炎发展恶化过程，病人常感倦怠、厌食、纳差、脂

肪吸收产生障碍。此时不可强迫进食。饮食供应须量少、质精、易消化，尽可能照顾病人口味，并考虑其吸收利用情况。

慢性肝炎（或肝炎康复期）病人的饮食，基本是平衡膳食。其具体要求如下：

1. 热能的供给应适当

高热能饮食不但增加肝脏负担，加重消化机能障碍，且可导致肥胖，甚至诱发脂肪肝、糖尿病，影响肝脏功能的恢复，延长病程。而热能摄入不足，亦可增加身体组织蛋白质的损耗，不利于已损伤的肝细胞的修复与再生。因此，对肝炎病人的热能供给，须与其体重、病情及活动情况相适应，尽可能保持热能收支平衡，维持理想体重。

一般认为卧床病人每日每公斤（理想）体重约需 84~105 千焦。从事轻度和中等活动者则分别需要 126~147 千焦/千克和 147~168 千焦/千克。根据病人活动情况，每日可供给 8400~10500 千焦，并须按照个人的具体情况作相应的调整。

2. 供给质优、量足、产氨少的蛋白质

肝脏是蛋白质合成和分解的主要场所，也是蛋白质代谢速率快的器官。供给足量优质蛋白质可以维持氮平衡，提高肝中各种酶的活性，使肝细胞脂肪浸润消失，增加肝糖原含量，改善肝脏功能，有利于肝细胞损伤的修复与再生。每日供给 1.5~1.8 克/千克的蛋白质（约占总热能的 15%~16%），即可取得比较满意的效果。

3. 碳水化合物要适量

碳水化合物对蛋白质有庇护作用，并能促进肝脏对氨基酸的利用。补充碳水化合物能增加肝糖原储备，对维持肝微粒体酶的活性，增强肝细胞对毒素的抵抗力有十分重要的意义。因此对肝炎的营养治疗一直沿用高糖饮食或输入葡萄糖。

4. 脂肪不必过分限制

肝炎病人每日脂肪的供给量应以本人能够耐受，又不影响其消化功能为度，烹调时用植物油，可供给必需脂肪酸。全日脂肪供给量一般不超过 60 克，或占全日总热能的 25% 左右为宜。对伴有脂肪肝或高脂血症者则应限制脂肪。患胆汁淤积型病毒性肝炎者易发生脂肪痢，减少脂肪摄取可以改善症状。发生严重脂肪痢严格限制食油时可采用中链甘油三酯（MCT）作为烹调油，以增加热能摄入，改善菜肴风味来刺激食欲。

5. 维生素供应须充裕

维生素对肝细胞的解毒、再生和提高免疫等方面有特殊意义。维生素 K 应用于黄疸性肝炎的治疗，可使血清胆红素及胆固醇浓度下降，发生黄疸时的瘙痒有所缓解，对单项转氨酶升高的病例，亦有使其降低的效果。

重症和慢性肝炎病人常有不同程度的维生素缺乏，影响康复。因而在摄入不足的情况下，适量补充还是有益的。

6. 戒酒、不吃霉变食物，避免加重肝细胞损伤

肝炎病人由于肝实质损害，肝脏功能减退，特别是乙醇代谢所需要的各种酶分泌量减少，活力降低，因而影响了肝脏对乙醇的解毒能力，即使少量饮酒，也会使肝细胞受到进一步损害，导致肝病加重。因此肝炎病人应戒酒，不吃霉变和含有防腐剂、着色剂等的食品。对于一些辛辣或有强烈刺激性的调味品，都应慎用或不用，以保护肝脏，避免饮食不当，加重肝细胞损害。

7. 少食多餐

肝炎病人每日可用 4~5 餐。每次食量不宜太多，以减少肝脏负担。食物应新鲜、可口、易消化，在不妨碍营养原则下，应尽量照顾病人饮食习惯。

二、胆石症与胆囊炎

1. 胆石症形成的饮食因素

胆石的形成在某种程度上与营养过度、缺乏或不平衡有一定的关系。如西方膳食中热能高、多动物性脂肪和精制糖，但缺少食物纤维，成为诱发胆石症的饮食因素。非洲土著居民膳食中多食物纤维而少精制糖，其胆石症的发病率最低。

2. 胆系结石和感染的营养治疗

（1）手术前的饮食管理。急性发作时呕吐频繁、疼痛严重应禁食。采用解痉、利胆、排石、消炎、抗感染等中西医结合的综合性措施，并由静脉补充营养，保护肝脏功能。维持水—电解质平衡。术前 12 小时禁食。

（2）手术后的饮食调配。术后 24 小时完全禁食，由静脉注射葡萄糖、电解质和维生素等以维持营养。当肠蠕动恢复，不腹胀，并有食欲时，可进食些低脂肪清淡流食。然后逐步过渡到采用易于消化的低脂肪半流质饮食和低脂肪（少渣）软饭。

（3）营养治疗原则。

1）热能供应。要能满足生理需要，但要防止热能入超。一般每天为 7560~8400 千焦。

2）限制脂肪。避免刺激胆囊收缩以缓解疼痛。手术前后饮食中脂肪应限制在 20~30 克。随病情好转，如病人对油脂尚能耐受可略微增多（40~50 克）以改善菜肴色、香、味，而刺激食欲。

3）控制含胆固醇高的食物以减轻胆固醇代谢障碍，防止结石形成。对于动物内脏、蛋黄、咸鸭蛋、松花蛋、鱼子、蟹黄等含胆固醇高的食物应该少用或限量食用。

4）充足的蛋白质。供应充足的蛋白质可以补偿损耗，维持氮平衡，增强机体免疫力，对修复肝细胞损伤、恢复其正常功能有利。鱼、虾、瘦肉、兔肉、鸡肉、豆腐及少油的豆制品（大豆卵磷脂，有较好的消石作用）都是高蛋白质和低脂肪食物，每日蛋白质供给量为80~100克。

5）适量的碳水化合物以增加糖原储备和节省蛋白质，维护肝脏功能。每日供给量为300~350克，对肥胖病人应适当限制主食、甜食和糖类。

6）维生素和矿物质须充裕。选择富含维生素、钙、铁、钾等的食物，并补充维生素制剂和相应缺乏的矿物质。特别是维生素K，对内脏平滑肌有解痉镇痛作用，对缓解胆管痉挛和胆石症引起的疼痛有良好效果。

7）不可忽视膳食中的食物纤维和水分。多食食物纤维饮食可减少胆石的形成，嫩菜心、西红柿、土豆、胡萝卜、紫菜头、菜花、瓜类、茄子等鲜嫩蔬菜以及熟香蕉、软柿子和去皮水果，可切碎煮软，使食物纤维软化。并可选用质地软、刺激性小的食物纤维品种如古柯豆胶、藻胶、果胶等做成风味食品或加入主食，都可增加食物纤维的供应量，有利于防止便秘，减少胆石形成（便秘是胆结石、胆囊炎发作的诱因）。同时要多饮水，以利胆汁稀释。

8）节制饮食、少量多餐、定时定量。暴饮暴食，特别是高脂肪餐，常是胆石症或胆囊炎发作的一个诱因。因此，饮食要有规律，避免过饱、过饥。胆汁淤积易发生感染，甚至导致胆病复发。饮食宜清淡、温热适中、易于消化，有利胆汁排出，避免胃肠胀气。

9）戒酒以及不用一切辛辣食物和刺激性强的调味品。它们可以促使缩胆囊素的产生，增强胆囊收缩，使胆道口括约肌不能及时松弛流出胆汁，可能引起胆石症或胆囊炎的急性发作或恶化。

表3-4-1 胆道疾病低脂饮食举例

餐次	低脂半流质饮食	低脂膳食
早餐	稠米粥（大米50克）	稠米粥（大米50克）
	脆片（面粉50克）	开花馒头（面粉50克、糖10克）
	酱豆腐20克	卤鸡蛋（鸡蛋35克）
加餐	脱脂乳（脱脂牛奶200克、糖20克）	维生素强化蜂蜜水（蜂蜜20克）
	果汁糕（鲜果汁100毫升、琼脂5克、糖10克）	同左
午餐	宽汤小馄饨（虾肉50克、面粉50克、油5毫升）	软饭（米100克）
	枣泥山药（枣泥50克、山药100克、金糕10克）	清汤鱼丸（鱼肉100克加小白菜50克）
		素烩（香菇5克、面筋50克、胡萝卜50克、黄瓜50克）
加餐	去油肝汤豆腐脑（嫩豆腐50克）	水果200克（烤苹果或熟香蕉）
晚餐	西红柿汤面（西红柿100克、面粉50克、油5毫升）	大米粥（大米30克）
	蒸蛋羹（鸡蛋35克）	蒸面龙（面粉150克、西葫芦200克、瘦肉50克）
		香干拌莴笋丝（香干50克、莴笋100克切细丝）

续表

餐次	低脂半流质饮食	低脂膳食
加餐	茶汤（茶汤粉 30 克、糖 15 克）	全日烹调油 5 克
	蛋糕（蛋糕 25 克）	
大致营养含量	蛋白质 52.4 克、脂肪 22.4 克、碳水化合物 390.4 克、热能 8287 千焦	蛋白质 96.6 克、脂肪 39.2 克、碳水化合物 337 克、热能 8765 千焦

【知识链接】

入秋，5 个养生保健问题

人体在夏日大量消耗的营养需要在秋季后得到补充，但应注意以下几个问题：①不要暴饮暴食，秋季气候宜人，食物丰富，过多摄入热量会过剩。②少吃刺激食品。③饮食不要过于生冷。④进补不能乱补。⑤很多肝炎患者午后易疲倦，不妨尝试一种简单的"疗法"——每日午后小睡 10 分钟。

【能力训练】

1. 训练内容

展示食谱，请同学讨论，并且说明食谱的优缺点。

2. 训练参考

肝炎饮食举例见表 3-4-2。

表 3-4-2 肝炎饮食举例

餐次	半流质饮食	软饭
早餐	大米粥（大米 50 克）	大米粥（大米 50 克）
	蛋糕（蛋糕 50 克）	枣丝糕（红枣 50 克、玉米面 50 克）
	白腐乳（少量）	卤鸡蛋（鸡蛋 35 克）
加餐	牛奶（牛奶 200 克、糖 20 克）	维生素强化蜂蜜水
	脆片（果蔬脆片 30 克）	蛋糕 50 克
午餐	西红柿面片汤（西红柿 100 克、面粉 50 克）	软饭（大米 100 克）
	蒸蛋羹（鸡蛋 35 克）	溜肝片（黄瓜 50 克（去皮切薄）、猪肝 50 克）
		西红柿烩豆腐（西红柿 100 克、豆腐 100 克）
加餐	肝汤豆腐脑（嫩豆腐 50 克、肝汤适量）	赤豆沙（过箩红小豆 50 克、糖 10 克）
	鲜果汁（梨汁、橘汁、藕汁、西红柿汁均可）	煮水果（水果 200 克或熟香蕉、软柿子）
晚餐	去油肉汤煮稀饭（大米 50 克）	小米粥（小米 20 克）
	松糕（面粉 50 克）	饺子（面粉 150 克、瘦肉 100 克、白菜 150 克）
	肉松 20 克	海米莴笋丝（海米 2 克、莴笋 100 克）
加餐	茶汤（茶汤粉 30 克、糖 15 克）	
	咸饼干（咸饼干 30 克）	

续表

餐次	半流质饮食	软饭
大致营养 成分含量	蛋白质 83 克、脂肪 36 克、碳水化合物 423 克	蛋白质 86 克、脂肪 44 克、碳水化合物 413 克
	热能 9861 千焦	热能 10046 千焦（全日烹调油 10 克）

注：维生素强化饮料补充剂量如下：维生素 C 100~500 毫克，叶酸 1.0 毫克，维生素 B 13~15 毫克，尼克酸 20~50 毫克，泛酸 10~20 毫克，维生素 B_6 5~25 毫克（以上为全日补给量），如临床上已另行补充，则不一定要配制成饮料。

【练习任务】

展示一个 60 岁左右高血脂并胆囊炎患者体检表，请同学进行营养指导。

子项目三　消化系统患者营养餐加工

【学习目标】

掌握胃炎、胃溃疡疾病患者的营养特点

能够给胃炎、胃溃疡疾病人群配餐并给出营养指导

能够根据配餐要求定量加工菜肴

【知识内容】

养成良好的饮食习惯，定时定量，少食多餐；确保营养，以适量的食物中和胃酸。避免或减少对病变部位的刺激，避免食用粗糙食物，如粗粮、芹菜、韭菜、竹笋类、干果等，以及生的、易产气的食物；少用或不用浓汤类、浓茶、咖啡、可可茶及部分调味品，如芥末、胡椒粉、醋、辣椒等；禁用油煎、油炸及过热的食物，一般食物的温度以 45~55 摄氏度为宜。

胃溃疡患者配餐原则：三分治疗，七分保养。饮食疗法是预防溃疡发生、复发和治疗的重要环节。

胃溃疡患者在饮食上应注意如下事项：

第一，加强营养。应选用易消化、含足够热量、蛋白质和维生素丰富的食物。如稀饭、细面条、牛奶、软米饭、豆浆、鸡蛋、瘦肉、豆腐和豆制品；富含维生素 A、维生素 B、维生素 C 的食物，如新鲜蔬菜和水果等。这些食物可以增强机体抵抗力，有助于修复受损的组织和促进溃疡愈合。

第二，限制多渣食物。应避免吃油煎、油炸食物以及含粗纤维较多的芹菜、韭菜、豆芽、火腿、腊肉、鱼干及各种粗粮。这些食物不仅粗糙不易消化，而且还会引起胃液大量分泌，加重胃的负担。经过加工制成菜泥等易消化的食物可以食用。

第三，忌食刺激性大的食物。禁吃刺激胃酸分泌的食物，如肉汤、生葱、生蒜、浓缩果汁、咖啡、酒、浓茶等，以及过甜、过酸、过咸、过热、生、冷、硬等食物。

第四，戒烟戒酒。烟草中的尼古丁能改变胃液的酸碱度，扰乱胃幽门正常活动，诱发或加重溃疡病。乙醇可以直接破坏胃黏膜保护层，引起胃黏膜糜烂溃疡形成。所以溃疡病人应该戒烟戒酒。

第五，食物烹调方法。烹调要恰当，以蒸、烧、炒、炖等法为佳。煎、炸、烟熏等烹制的菜不易消化，在胃内停留时间较长，影响溃疡面的愈合。

第六，合理的饮食制度。制订合理的饮食制度，吃饭定时定量，细嚼慢咽，少说话，不看书报，不看电视；保持思想松弛，精神愉快。

平时以三餐规律饮食为宜。少量多餐要避免过饱或过饥。

建议溃疡急性发作期并发出血、呕血时，除短期少食多餐外，平时应坚持一日三餐规律进食。

【知识链接】

上班族肠胃脆弱，5种食物健康养胃

上班族很多时候都会暴饮暴食或饮食不规律，久而久之就会影响到肠胃健康，推荐几种最常见的养胃食物，保证帮你肠胃健康：小米、南瓜、红薯、山药、姜。

【能力训练】

1. 训练内容

分组进行营养餐加工。

2. 训练要求及参考

（1）所有设备使用后必须清洁干净，恢复至原先位置。

（2）实训室必须专人清洁，专人负责监督（两个班一个负责清洁，另一个负责监督）。

（3）实训室任何器皿、设备、原辅料不允许私自带出实训室。

通过实际加工训练，完成表3-4-3。

表 3-4-3　营养量化技能（胃溃疡患者配餐）

班级		组别	
组长		副组长	
成员			
设计题目			

设计方案

营养套餐设计（一人份）				
菜肴名称	原料	重量（克）	营养特点	烹调要点

食物摄入比例											
种类	谷薯类	蔬菜	水果	畜禽肉	鱼虾类	蛋	奶	豆	油	盐	其他
摄入量											
推荐量											

成本核算（一人份）			
原料名称	单价	数量	总价
总计			

成员任务责任表			
序号	成员名称	成员工作任务	赋分（总分 100 分）
1			
2			
3			

营养评价（写背面）：
菜肴特点评价（写背面）：
总结（写背面）：
（实训中的优势、创意、亮点、问题等）
实训建议及意见（写背面）：
（对实训项目、实训室等的建议意见）

【练习任务】

品尝自己加工的食物，探讨食物口味上存在的问题和改善方法。

项目五

内分泌代谢疾病营养与配餐

【内容提要】

内分泌系统由内分泌腺和分布于其他器官的内分泌细胞组成。内分泌腺是人体内一些无输出导管的腺体。内分泌细胞的分泌物称激素（hormone），大多数内分泌细胞分泌的激素通过血液循环作用于远处的特定细胞，少部分内分泌细胞的分泌物可直接作用于邻近的细胞，称为旁分泌（paracrine）。内分泌腺的结构特点：腺细胞排列成索状、团状或围成泡状，不具排送分泌物的导管，毛细血管丰富。

内分泌细胞分泌的激素，按其化学性质分为含氮激素（包括氨基酸衍生物、胺类、肽类和蛋白质类激素）和类固醇激素两大类。分泌含氮激素细胞的超微结构特点是，胞质内含有与合成激素有关的粗面内质网和高尔基复合体，以及有膜包被的分泌颗粒等。分泌类固醇激素细胞的超微结构特点：胞质内含有与合成类固醇激素有关的丰富的滑面内质网，但不形成分泌颗粒；线粒体较多，其嵴多呈管状；胞质内还有较多的脂滴，其中的胆固醇等为合成激素的原料。

每种激素作用于一定器官或器官内的某类细胞，称为激素的靶器官（target organ）或靶细胞（target cell）。靶细胞具有与相应激素相结合的受体，受体与相应激素结合后产生效应。含氮激素受体位于靶细胞的质膜上，而类固醇激素受体一般位于靶细胞的胞质内。

人体主要的内分泌腺：甲状腺、甲状旁腺、肾上腺、垂体、松果体、胰岛、胸腺和性腺等。

子项目一　糖尿病营养指导与配餐

【学习目标】

掌握糖尿病营养治疗的重点

能够针对糖尿病患者进行营养指导

【知识内容】

糖尿病是一种有遗传倾向的慢性代谢紊乱疾病或内分泌疾病。其内分泌改变主要是由于胰岛素分泌绝对或相对不足所引起的碳水化合物、脂肪蛋白质、水及电解质的代谢紊乱。其临床表现有糖耐量低减、高血糖、糖尿和多尿、多饮、多食、消瘦乏力（三多一少）等症状。其得不到满意的治疗，易并发心血管、肾脏、眼部及神经等病变；严重病例可发生酮症酸中毒，高渗性昏迷，乳酸酸中毒以致威胁生命。但如能及早治疗，使病情控制，病人寿限可明显延长，而且能从事正常工作。

一、糖尿病临床分型

1. Ⅰ型糖尿病

Ⅰ型糖尿病原来称作胰岛素依赖型糖尿病，胰腺分泌胰岛素的 B 细胞自身免疫损伤引起胰岛素绝对分泌不足。在我国糖尿病患者中约占 5%。起病较急，多饮、多尿、多食、消瘦等三多一少症状明显，有遗传倾向，儿童发病较多，其他年龄也可发病。

2. Ⅱ型糖尿病

Ⅱ型糖尿病多发于中老年，约占我国糖尿病患者的 90%~95%，起病缓慢、隐匿，体态常肥胖，尤以腹型肥胖或超重多见，可询及其生活方式的不合理，如饮食为高脂、高碳水化合物、高能量及少活动等。

3. 妊娠糖尿病

妊娠糖尿病一般在妊娠后期发生，占妊娠妇女的 2%~3%。发病与妊娠期进食过多，以及胎盘分泌的激素抵抗胰岛素的作用有关，大部分病人分娩后可恢复正常，但成为今后发生糖尿病的高危人群。

4. 其他类型糖尿病

其他类型糖尿病是指某些内分泌疾病、化学物品、感染及其他少见的遗传、免疫综合征所致的糖尿病，国内非常少见。

二、糖尿病病因

糖尿病的病因是个复杂问题，迄今并未完全阐明，但有些致病因素比较肯定。

1. 遗传因素

根据流行病学的调查和统计学的研究，遗传基因已被肯定为糖尿病的致病因素。

2. 环境因素

诱发成年型糖尿病的因素有肥胖、应激、感染和妊娠。

胰岛素是体内唯一的降血糖激素，也是唯一的促使能源储留的激素。它对多数组织都有作用，特别显著的是对肝脏、脂肪组织和肌肉，而红细胞、肾和脑组织相对地不受它的影响。现将胰岛素对物质代谢的调节作用归纳如表 3-5-1 所示。

表 3-5-1　正常人胰岛素对物质代谢的调节

代谢物质	肝脏	脂肪组织	肌肉
糖类（碳水化合物）	促进糖元合成	促进葡萄糖转运入脂肪	促进葡萄糖转运入肌肉组织
	激活葡萄糖激酶	细胞	
	激活肝糖元合成酶		
	抑制糖元分解	促进糖酵解，供给 α-磷	促进糖酵解
	抑制磷酸化酶	酸甘油以合成脂肪	促进肌糖元合成
	抑制糖元异生		
脂类	促进脂肪酸合成，酯化	促进甘油三酯合成	
	释放甘油三酯，从而生成脂肪	抑制脂肪分解	
蛋白质	抑制蛋白质分解		促进肌细胞吸取氨基酸
			促进肌肉蛋白质合成

总之，胰岛素的主要生理功能是促进合成代谢，抑制分解代谢。一旦胰岛素缺乏，物质代谢即发生紊乱。严重时出现酮症酸中毒，甚至昏迷死亡。

三、治疗原则

治疗糖尿病的措施有药物治疗（包括注射胰岛素和口服降糖药）、营养治疗、运动疗法等。不管采用哪种措施，应坚持以下原则：纠正代谢紊乱，使血糖、血脂达到或接近正常值并消除症状；防止或延缓血管或神经系统并发症的发生与发展；维持成年人的正常体重，使肥胖者减重，消瘦者增重；保证儿童和青少年的正常发育并能维持较强的体力活动。

四、营养治疗

1. 一般原则

饮食治疗是糖尿病治疗五项治疗方法（饮食、运动、药物、自我监测与教育）中最基本的治疗方法。

2. 每日需要能量的估算

（1）标准体重计算。每日总能量是以维持标准体重计算。

（2）根据不同的体力劳动强度确定每日每千克标准体重所需能量，见表3-5-2。

表3-5-2　不同体力劳动强度的能量需要量

劳动强度	举例	所需能量（千卡/千克·天）		
		消瘦	正常	超重
极轻	卧床	20~25	15~20	15
轻	办公室职员、教师、售货员、钟表修理工	35	30	20~25
中	学生、司机、电工、外科医生	40	35	30
重	农民、建筑工、搬运工、伐木工、舞蹈演员	45~50	40	35

3. 三大营养素的分配和选择的食品

（1）碳水化合物。每人摄入的碳水化合物转化的能量应占总能量的55%~65%。要考虑每一种含碳水化合物食品的血糖生成值（glycemicindex，GI）。GI是衡量食物摄入后引起血糖反应的一项有生理意义的指标，提示含有50克有价值的碳水化合物的食物与相等量的葡萄糖和面包相比，在一定时间内体内血糖应答水平的百分比值。高GI食物进入胃肠后消化快，吸收完全，葡萄糖迅速进入血液；低GI食物在胃肠停留时间长，释放缓慢，葡萄糖进入血液后峰值低，下降速度慢。表3-5-3是中国常见食物GI值，要尽量选择GI值低的食品，以避免餐后高血糖。

表3-5-3　常见食物血糖生成指数表

食物分类	食物种类	GI	食物种类	GI
谷类食物	荞麦面条	59.3	香蕉	52
	荞麦面馒头	66.7	梨	36
	大米饭	80.2	苹果	36
	白小麦面面包	105.8	柑	43
	白小麦面馒头	88.1	葡萄	43
豆类	扁豆	18.5	猕猴桃	52
	绿豆	27.2	芒果	55
	冻豆腐	22.3	菠萝	66

续表

食物分类	食物种类	GI	食物种类	GI
豆类	豆腐干	23.7	西瓜	72
	炖鲜豆腐	31.9	果糖	23
	绿豆挂面	33.4	乳糖	46
	黄豆挂面	66.6	蔗糖	65
水果	樱桃	22	蜂蜜	73
	李子	24	白糖	83.8
	柚子	25	葡萄糖	97
	鲜桃	28	麦芽糖	105

　　（2）蛋白质。糖尿病患者每日蛋白质的需要量为 1.0 克/千克，约占总能量的 15%，其中动物性蛋白质应占总蛋白质摄入量的 40%~50%。对处于生长发育阶段的儿童或有特殊需要消耗者，如妊娠、哺乳、消耗性疾病、消瘦患者，蛋白质的比例可适当增加。

　　乳、蛋、瘦肉、干豆及其制品含蛋白质较丰富。谷类的蛋白质含量虽不高（含 7%~10%），但由于在我国膳食中用量较多，因此也是供给蛋白质不可忽视的来源。若每日吃谷类 300 克，即可摄入蛋白质 21~30 克，占全日供给量的 1/3~1/2。

　　（3）脂肪。占总能量较适合的比例为 20%~25%。饮食中脂肪所供热能应减到占总热能的 25%~35%，甚至再低些，按每公斤体重计算应低于 1 克。并限制饱和脂肪酸的摄入。富含饱和脂肪酸的脂肪有牛、羊、猪油、奶油等动物性脂肪（鸡、鱼油除外）。植物油如豆油、花生油、芝麻油、菜籽油等含多不饱和脂肪酸（椰子油例外），可适当多用。对高胆固醇血症的治疗不宜单纯强调胆固醇的摄入量，而应考虑全面。富含胆固醇的食物有脑、肝、肾等脏腑类和蛋类。

　　（4）膳食纤维。作用机理可能与纤维的吸水性，与纤维能改变食物在胃肠道的传送时间等特点有关。因此主张在糖尿病饮食中要增加食物纤维量。膳食纤维糖尿病患者每日的膳食纤维摄入量以 30 克左右为宜。

　　（5）维生素。包括维生素 C、维生素 E、β-胡萝卜素等。凡病情控制不好的患者，易并发感染或酮症酸中毒，要注意维生素和无机盐的补充，因为这类病人的糖原异生作用旺盛，B 族维生素消耗增多。补充 B 族维生素，包括 B_{12} 可改善神经症状。粗粮干豆类、脏腑类、蛋类及蔬菜（尤其绿叶蔬菜）类含 B 族维生素较多。补充维生素 C 可防止微血管病变，新鲜蔬菜是供给维生素 C 很好的来源。

　　（6）微量元素。主要是锌、铬、硒、钒等。酮症酸中毒时要注意钠、钾、镁的补充以纠正电解质的紊乱，平时钠盐摄入不宜过高，过高易诱发高血压和脑动脉硬化。三价铬是葡萄糖耐量因子（GTF）的组成成分，作用于葡萄糖代谢中的磷酸变位酸，没有铬的参与时，其活性下降。

4. 糖尿病患者饮食设计的一般方法

（1）饮食分配和餐次安排。一日至少保证三餐，早餐、中餐、晚餐能量按25%、40%、35%的比例分配。在体力活动量稳定的情况下，饮食要做到定时、定量。注射胰岛素或易发生低血糖者，要求在三餐之间加餐，加餐量应从正餐的总量中扣除，做到加餐不加量。不用胰岛素治疗的患者也可酌情用少食多餐、分散进食的方法，以降低单次餐后血糖值。

（2）食物的多样化与烹饪方法。在烹调方法上多采用蒸、煮、烧、烤、凉拌的方法，避免食用油炸的食物。

（3）低盐。每日盐的摄入量应控制在 6 克以下。

（4）食用油宜用植物油。如菜油、豆油、葵花籽油、玉米油、橄榄油、芝麻油、色拉油，忌食动物油、猪皮、鸡皮、鸭皮、奶油，植物油也应该限量。

【能力训练】

1. 训练内容

自学食物交换份法，并为下面的患者进行食物搭配（参考教材）：

患者，身高 170 厘米，现实体重 80 千克，标准体重 65 千克，体型肥胖，从事办公室工作，平时食量中等。单纯饮食治疗。

2. 训练参考

食品交换份法：

营养治疗虽然是治疗糖尿病的基本措施，但要求过于严格、计算过于精确是不必要的。因为人是复杂的机体，影响病情的因素甚多，不应将营养供给量的要求、食物成分表的含量作为唯一依据。所以那种将热能计算到"J"，称重精确到"克"的要求不仅使病人难于执行、难于坚持，反而给病人带来精神负担，对治疗不见得有利。美国自 20 世纪 50 年代开始采用食品交换份法代替"精确"计算法以后，很多国家都仿效之，只是设计内容有不同。下面介绍根据我国国情制定的糖尿病食品交换表：

（1）将糖尿病人常用食品按所含营养成分的特点分为六类：

第一类：富含碳水化合物的谷类，包括土豆、山药等块根类和粉条、粉皮等淀粉类食品。

第二类：富含无机盐、维生素和食物纤维的蔬菜类。

第三类：富含无机盐、维生素和果糖的水果类。

第四类：富含蛋白质的瘦肉类，包括蛋类和豆制品。

第五类：含有蛋白质、脂肪、碳水化合物等营养素的乳类，包括干（青）黄豆、豆腐粉、豆浆。

第六类：富含脂肪的油脂类，包括花生、核桃等硬果类。

将上述六类食品按常用仪器的常用量计算出每一份的营养值。营养值尽量用整数表达，便于记忆。如每一交换份白面，即50克白面供热能756千焦，每一交换份瘦肉，即50克肉供热能336千焦，等等。

（2）根据当地的供应情况和饮食习惯，在每类食品中列出其他等值（营养值基本相等）食品交换量。如谷类值表中列出50克白米可换成土豆250克；瘦肉类等值表中列出50克瘦肉可换成大鸡蛋一个，等等。

（3）按照糖尿病营养治疗原则列出不同热能的交换份内容和数量，见表3-5-4至表3-5-10，供医生和营养工作者制订食谱时参考。

表3-5-4 等值谷类交换表

每份谷类供蛋白质4克，脂肪1克，碳水化合物38克，热能756千焦

食品	每份重量（克）	食品	每份重量（克）
白米或小米	50	高粱米	50
白面 或玉米面	50	咸面包	75
挂面	50	苏打饼干	50
生面条	60	干粉皮或粉条	40
鲜玉米（市品）	75	荸荠或慈姑	150
凉粉	750	土豆（市品）	
绿（赤）豆	75		250

表3-5-5 等值蔬菜类交换表

每份蔬菜类供蛋白质5克，碳水化合物15克，热能336千焦

甲种：含碳水化合物1%~3%的蔬菜；乙种：含碳水化合物4%以上的蔬菜			
甲.下列蔬菜每份重量500~750克		乙.食品	每份重量（克）
叶菜类：白菜、圆白菜、菠菜、油菜、韭菜等		倭瓜	350
根茎类：芹菜、苤蓝、青笋等		柿子椒	350
瓜果类：西葫芦、西红柿、冬瓜、黄瓜、苦瓜、茄子、丝瓜等		萝卜	350
		鲜豇豆	250
其他：绿豆芽、茭白、冬笋、菜花、鲜蘑、龙须菜等		扁豆	250
		胡萝卜	200
		蒜苗	200
		鲜豌豆	100
		水浸海带	350

表 3-5-6　等值水果类交换表
每份水果供蛋白质 1 克，碳水化合物 21 克，热能 378 千焦

食品	每份重量（市品，克）	食品	每份重量（克）
鸭梨（2 小个）	250	西瓜	750
桃（2 小个）	250	苹果（2 小个）	200
橘子（2 中个）	200	李子（4 个）	200
盖柿（1 中个）	200	葡萄（20 粒）	200
鲜荔枝（6 个）	200	鲜枣（10 个）	100

表 3-5-7　等值瘦肉类交换表
每份瘦肉类供蛋白质 9 克，脂肪 5 克，热能 336 千焦

食品	每份重量（克）	食品	每份重量（克）
精瘦牛肉、羊肉、猪肉	50	南豆腐	125
肥瘦牛肉、羊肉、猪肉	25	北豆腐	100
瘦香肠	20	麻豆腐	100
蛤蜊肉	100	豆腐干	50
大鸡蛋（1 斤 9 个）	1 个	豆腐丝	50
小鸭蛋（1 斤 9 个）	1 个	油豆腐	50

表 3-5-8　等值乳类交换表
每份乳类供蛋白质 12 克，脂肪 8 克，碳水化合物 11 克，热能 6720 千焦

食品	每份重量（克）	食品	每份重量（克）
牛奶	250	豆浆（豆粉冲）	300
酸奶（无糖）	1 瓶	豆粉	40
奶粉（无糖）	30	干黄（青）豆	40
蒸发淡奶	125		

表 3-5-9　等值油酯类交换表
每份油酯类供脂肪 9 克，热能 378 千焦

食品	每份食品量（克）	食品	每份食品（克）
烹调油	10（约 1 汤匙）	葵花子（市品）	30
花生米	15（约 20 粒）	南瓜子（市品）	30
杏仁	15 粒	核桃（市品）	30（约 2 个）
芝麻酱	15（约 1 汤匙）		

表3-5-10　不同热能糖尿病饮食内容（举例）

热能（千焦）	热能分配（%）			谷类		蔬菜类		瘦肉类		乳类		油脂类	
	蛋白质	脂肪	碳水化合物	交换份	重量（克）	交换份	重量	交换份	瘦肉重量（克）	交换份	牛奶重量（克）	交换份	烹调油重量（汤匙）
4200	17	27	56	3	150	1	500	2	100	1	250	1	11
5100	17	27	56	4	200	1	500	2	100	1	250	1.5	1.5
5880	18	27	55	4.5	225	1	500	3	150	1	250	1.5	1.5
6720	18	27	55	5	250	1	500	4	200	1	250	1.5	1.5
7560	17	26	57	6	300	1	500	4	200	1	250	2	
8400	16	26	58	7	350	1	500	4	200	1	250	2.5	2.5
9240	15	24	61	8	400	1	500	4	200	1	250	2.5	2.5
10080	15	23	62	9	450	1	500	4	200	1	250	3	3

【举例】 如某患者需要 7560 千焦的饮食，则可按表 3-5-6 所供内容安排食谱，即全日可吃主食 300 克，蔬菜 500 克，瘦肉类（包括蛋和豆制品） 200 克，牛奶 250 克（1 瓶），烹调油 2 汤匙。其三餐食谱安排如下：

早餐：牛奶 250 克，卤豆腐干 50 克，馒头（面粉） 50 克，白米 25 克粥

午餐：瘦肉 75 克，炒莴笋 100 克，拌蒿子秆 150 克，米饭 125 克，烹调油 1 汤匙

晚餐：鸡蛋 1 个，炒小白菜 150 克，瘦肉 25 克，川小萝卜汤 100 克

花卷（面粉） 100 克，烹调油 1 汤匙

食品交换份法的计算比较粗略，但易于掌握，而且还为食谱变换花样提供了方便，因此病人愿意使用。

【练习任务】

将糖尿病营养治疗的基本规律和原则制成表格。

【知识链接】

食物血糖生成指数

食物血糖生成指数是衡量食物引起餐后血糖反应的一项指标，是指含 50 克碳水化合物的食物与相当量的葡萄糖在一定时间内（一般为 2 小时）体内血糖反应水平百分比值，它是一个比较数值，反映了食物与葡萄糖相比升高血糖的速度和能力，通常把葡萄糖的血糖生成指数定为 100。

一般而言，食物血糖生成指数大于 70 为高食物血糖生成指数食物，它们进入胃肠后消化快，吸收率高，葡萄糖释放快，葡萄糖进入血液后峰值高；食物血糖生成指数小于 55 的为低食物血糖生成指数食物，它们在胃肠中停留时间长，吸收率低，葡萄糖释放缓慢，葡萄糖进入血液后的峰值低，下降速度慢。具体而言，通常豆类、乳类、蔬菜是低或较低血糖生成指数的食物，而谷类、薯类、水果血糖生成指数较高。

降糖蔬菜要生吃

蔬菜中含有丰富的膳食纤维和维生素，热量较低，对血糖的影响较小。因为糖尿病人要限制饮食，有时会出现饥饿感，这时食用一些蔬菜类的食品，既能减轻饥饿感，又容易造成血糖波动。而生吃又是糖尿病人食用蔬菜的最好方式。一方面，生吃可以减少蔬菜中维生素的损失；另一方面，经过油、盐等烹饪后的蔬菜油脂、盐分的含量会提高，糖尿病人生吃蔬菜就没有这些担心。

子项目二　痛风病营养指导与配餐

【学习目标】

掌握痛风病营养治疗的重点

能够针对痛风病患者进行营养指导

【知识内容】

痛风是一组与遗传有关的嘌呤代谢率紊乱所致的疾病。其临床特点为反复发作的急性关节炎及慢性的表现如痛风、关节强直或畸形、肾实质损害、尿路结石、高尿酸血症。痛风并非单一疾病，而是一种综合征，有许多疾病可以引起血尿酸增高，并沉着于关节、结缔组织和肾脏而导致这些部位的损害。

一、痛风的分类和发病原理

高尿酸血症是痛风的重要特征。高尿酸血症可能是尿酸产生过多（75%），或尿酸排泄过低（25%）。尿酸是嘌呤最终代谢产物，嘌呤存在于核酸中，参与DNA及蛋白质的合成。

从病因上痛风可分为原发性和继发性两类。

1. 遗传因素

古代即发现痛风有家族性发病倾向，在原发性痛风患者中，10%~25%有痛风家族史，而痛风患者近亲中发现有 15%~25%患高尿酸血症。

2. 环境因素

痛风虽与遗传有一定关系，但大部分病例没有遗传史，反映了环境因素如饮食、酒精、疾病等会造成种族和地域间的差别。凡使嘌呤合成代谢或尿酸生成增加、使尿酸排泄减少的缺陷、疾病或药物，均可导致高尿酸血症。例如高嘌呤饮食、酒精、饥饿；疾病如肥胖、高血压病、慢性肾衰、糖尿病酸中毒；药物如利尿剂、小剂量水杨酸、滥用泻药等。在原发性高尿酸血症和痛风患者中 90%是由于尿酸排泄减少，尿酸生成一般正常，患者的肾功能等其他方面均正常，尿酸排泄减少主要是由于肾小管分泌尿酸减少所致，肾小管重吸收增加亦可能参与。常见的诱发因素有激烈肌肉运动、酗酒、缺氧、外科手术、放疗化疗、受凉、减体重过快、间断性饥饿减体重等其代谢产物，即次黄嘌呤、黄嘌呤和尿酸明显增加所致。

继发性高尿酸血症和痛风的发病因素有继发于其他先天性代谢紊乱疾病，如糖原累积病。

二、营养治疗

1. 限制总能量，保持适宜体重，避免和治疗超重或肥胖

临床资料显示，肥胖的痛风患者，在缓慢稳定降低体重后，不仅血尿酸水平下降，尿酸清除率和尿酸转换率升高，尿酸池缩小，未引起痛风急性发作。

2. 多食用素食为主的碱性食物

有些食物含有较多的钠、钾、钙、镁等元素，在体内氧化生成碱性离子，故称为碱性食物，属于此类的食物有：各种蔬菜、水果、鲜果汁、马铃薯、甘薯、海藻、紫菜、海带等，增加碱性食物的摄入量，使尿液 pH 值升高，有利于尿酸盐的溶解，西瓜与冬瓜不但属碱性食物，且有利尿作用，对痛风治疗有利。

3. 合理的膳食结构

在总能量限制的前提下，蛋白质的热比为 10%~15%，或每公斤理想体重给予 0.8~1.0 克，蛋白质不宜过多，因为合成嘌呤核苷酸需要氨基酸作为原料，高蛋白食物可提供过量氨基酸，使嘌呤合成增加，尿酸生成也多，高蛋白饮食可能诱发痛风发作。

4. 液体摄入量充足

液体入量充足增加尿酸溶解，有利于尿酸排出，预防尿酸肾结石，延缓肾脏进行性损害，每日应饮水 2000 毫升以上，8~10 杯，伴肾结石者最好能达到 3000 毫升，为了防止夜尿浓缩，夜间亦应补充水分。饮料以普通开水、淡茶水、矿泉水、鲜果汁、菜汁、豆浆等为宜。

5. 禁酒

乙醇可抑制糖异生，尤其是空腹饮酒，使血乳酸和酮体浓度升高，乳酸和酮体可抑制肾小管分泌尿酸，使肾排泄尿酸降低。酗酒如与饥饿同时存在，常是痛风急性发作的诱因。饮酒过多，产生大量乙酰辅酶 A，使脂肪酸合成增加，使甘油三酯进一步升高。啤酒本身含大量嘌呤，可使血尿酸浓度增高。

6. 建立良好的饮食习惯

暴饮暴食，或一餐中进食大量肉类常是痛风性关节炎急性发作的诱因，要定时定量，也可少食多餐。注意烹调方法，少用刺激调味品，肉类煮后弃汤可减少嘌呤量。

7. 选择低嘌呤食物

在急性发作期，宜选用第一类含嘌呤少的食物，以牛奶及其制品、蛋类、蔬菜、水果、细粮为主。在缓解期，可适量选含嘌呤中等量的第二类食物，如肉类食用量每日不超过 120 克，尤其不要集中一餐中进食过多。不论在急性或缓解期，均应避免含嘌呤高的第三类食物，如动物内脏、沙丁鱼、凤尾鱼、小鱼干、

牡蛎、蛤蜊、浓肉汁、浓鸡汤及鱼汤、火锅汤等（见表3-5-11）。

表 3-5-11　常用食物嘌呤含量（毫克/100 克）

食物	含量	食物	含量	食物	含量
谷薯类		丝瓜	11.4	奶蛋类	
大米	18.1	西葫芦	7.2	牛奶	1.4
糙米	22.4	茄子	14.3	奶粉	15.7
米粉	11.1	菜花	20.0	鸡蛋（1 个）	0.4
糯米	17.7	蘑菇	28.4	肉类	
小米	6.1	青椒	8.7	猪肉	122.5
面粉	17.1	豆芽菜	14.6	牛肉	83.7
麦片	24.4	萝卜	7.5	羊肉	111.5
玉米	9.4	胡萝卜	8.0	鸡肉	140.3
白薯	2.4	洋葱	3.5	鸡胗	138.4
马铃薯	5.6	番茄	4.3	肝	233.0
干鲜豆类及制品		葱	4.7	肾	132.6
黄豆	166.5	姜	5.3	肚	132.4
黑豆	137.4	蒜头	8.7	脑	175.0
绿豆	75.1	水果类		小肠	262.2
红豆	53.2	橙子	1.9	猪血	11.8
花豆	57.0	橘子	2.2	浓肉汁	160~400
豌豆	75.7	苹果	0.9	水产类	
豆干	66.6	梨	0.9	海参	4.2
四季豆	29.7	桃	1.3	乌贼	87.9
蔬菜类		西瓜	1.1	海蜇皮	9.3
白菜	12.6	香蕉	1.2	鳝鱼	92.8
卷心菜	12.4	硬果及其他		鳗鱼	113.1
芥菜	12.4	瓜子	24.5	鲤鱼	137.1
芹菜	10.3	杏仁	31.7	草鱼	140.2
青菜叶	14.4	栗子	34.6	鲢鱼	202.4
菠菜	23.0	花生	32.4	黑鲳鱼	140.6
空心菜	17.5	黑芝麻	57.0	白鲳鱼	238.0
芥蓝菜	18.5	红枣	8.2	白带鱼	291.6
韭菜	25.0	葡萄干	5.4	沙丁鱼	295.0
茼蒿菜	33.4	木耳	8.8	凤尾鱼	363.0
苦瓜	11.3	蜂蜜	3.2	鱼丸	63.2
黄瓜	14.6	海藻	44.2	小鱼干	1638.9
冬瓜	2.8	酵母粉	589.1	虾	137.7
南瓜	2.8	茶	2.8	牡蛎	239.0

为了使用上的方便，一般将食物按嘌呤含量分为三类，供选择食物时参考：

（1）第一类含嘌呤较少，每 100 克含量<50 毫克。

谷薯类：大米、米粉、小米、糯米、大麦、小麦、荞麦、富强粉、面粉、通心粉、挂面、面条、面包、馒头、麦片、白薯、马铃薯、芋头。

蔬菜类：白菜、卷心菜、芥菜、芹菜、青菜叶、空心菜、芥蓝菜、茼蒿、韭菜、黄瓜、苦瓜、冬瓜、南瓜、丝瓜、西葫芦、菜花、茄子、豆芽菜、青椒、萝卜、胡萝卜、洋葱、番茄、莴苣、泡菜、咸菜、葱、姜、蒜头、荸荠、鲜蘑、四季豆、菠菜。

水果类：橙子、橘子、苹果、梨、桃、西瓜、哈密瓜、香蕉、菜果汁、果冻、果干、糖、糖浆、果酱。

乳类：鸡蛋、鸭蛋、皮蛋、牛奶、奶粉、起司、酸奶、炼乳。

硬果及其他：猪血、猪皮、海参、海蜇皮、海藻、红枣、葡萄干、木耳、蜂蜜、瓜子、杏仁、栗子、莲子、花生、核桃仁、花生酱、枸杞、茶、咖啡、碳酸氢钠、巧克力、可可、油脂（在限量中使用）。

（2）第二类含嘌呤较高，每 100 克含 50~150 毫克。

米糠、麦麸、麦胚、粗粮、绿豆、红豆、花豆、豌豆、菜豆、豆腐干、豆腐、青豆、黑豆。

猪肉、牛肉、小牛肉、羊肉、鸡肉、兔肉、鸭、鹅、鸽、火鸡、火腿、牛舌。鳝鱼、鳗鱼、鲤鱼、草鱼、鳕鱼、鲑鱼、黑鲳鱼、大比目鱼、鱼丸、虾、龙虾、乌贼、螃蟹、鲜豌豆、昆布。

（3）第三类含嘌呤高的食物，每 100 克含 150~1000 毫克。

猪肝、牛肝、牛肾、猪小肠、脑、胰脏、白带鱼、白鲇鱼、沙丁鱼、凤尾鱼、鲢鱼、鲱鱼、鲭鱼、小鱼干、牡蛎、蛤蜊、浓肉汁、浓鸡汤及肉汤、火锅汤、酵母粉。

目前主张避免嘌呤过高的食物，在药物的控制下，可不必计较其绝对嘌呤含量。

【知识链接】

痛风病人到底能不能吃豆类

痛风病人饮食大忌是高嘌呤食物。而大豆是高嘌呤食物就被拒之门外。不过要看怎么吃！整粒大豆嘌呤高那就不选。做成豆浆后就被水大量稀释，吃点没问题。豆制品也在制作过程中随着挤水过程嘌呤挤掉不少（嘌呤溶于水）。吃豆制品不贪多且代替一部分肉。

【能力训练】

1. 训练内容

分组讨论急性期和缓解期食物选择和营养治疗特点。

2. 训练参考

下面引用两例进行说明，见表 3-5-12、表 3-5-13。[①]

表 3-5-12 痛风急性期膳食举例

餐次	食物内容	用量（克）	蛋白质（克）	脂肪（克）	碳水化合物（克）	热能（千焦）
早餐	牛奶	250	8	10	13	
	白米粥	25	2	—	10	
	白面包	25	3	—	19	
	果酱	15	—	—	15	
午餐	蔬菜汤（第三类）	100	1	—	3	
	西红柿炒蛋					
	西红柿	200	2	—	6	
	鸡蛋1个	35	5	4	—	
	炒油菜	200	2	—	6	
	米饭	100	7	1	77	
	西瓜（市品）	250	—	—	6	
晚餐	芙蓉菜花					
	蛋清2个	56	6	—	1	
	菜花	150	3	1	5	
	拌胡萝卜丝	200	2	—	16	
	富强粉花卷	75	7	1	59	
	细加工的玉米面粥	25	2	1	18	
	全日用油	25	—	25	—	
饮料		2000				
合计			50	43	254	6733（6.7兆焦）

表 3-5-13 痛风缓解期膳食举例

餐次	食物内容	用量（克）	蛋白质（克）	脂肪（克）	碳水化合物（克）	热能（千焦）
早餐	牛奶	250	8	10	13	
	甜发糕（富强粉）	50	5	1	38	
	糖	10	—	—	10	
午餐	炒牛肉丝芹菜					
	牛肉	25	5	3	—	

[①] 引自 *Krause and Mahan. Food，Nutrition and Diet Therapy.* 7th Editionp.679，1984

续表

餐次	食物内容	用量（克）	蛋白质（克）	脂肪（克）	碳水化合物（克）	热能（千焦）
午餐	芹菜	100	2	—	2	
	熬冬瓜	200	1	—	5	
	西红柿豆腐汤					
	西红柿	100	1	—	3	
	南豆腐	40	2	1	1	
	米饭	100	7	1	77	
3：00 加餐	西瓜（市品）	250	—	—	6	
晚餐	鸡丝蛋皮丝拌黄瓜					
	熟鸡丝 *	25	11	1	—	
	鸡蛋 1 个	35	5	4	—	
	黄瓜	100	1	—	3	
	小白菜	150	2	—	4	
	富强粉馒头		7	1	56	
	白米粥	25	2	—	10	
其他配料	全日用油	30	—	30	—	
	饮料	1500				
	糖	20	—	—	20	
	合计		59	52	248	7123（7.1 兆焦）

* 用煮过汤的鸡肉。

【练习任务】

将痛风病营养治疗的基本规律和原则制成表格。

子项目三　内分泌代谢疾病患者营养餐加工

【学习目标】

掌握糖尿病患者的营养特点

能够给糖尿病人配餐，并给出营养指导

能够根据配餐要求定量加工菜肴

【知识内容】

一、糖尿病人饮食治疗原则

1. 摄取适当热量（限制总热量）

医生要根据患者的年龄、性别、身高、体重、劳动强度、运动量、有无合并症等制定食谱及决定一日总热量，以达到标准体重和纠正代谢紊乱。补充的营养素要充足和保持平衡，以确保儿童正常生长发育，以及使成年人能和健康者同样地参加社会活动和工作。

2. 适当补充蛋白质、糖及脂肪

蛋白质是人体内必需的营养成分，含有人体必需的重要氨基酸。以蛋白质为主的食物有鱼、肉及其加工品、蛋类、牛奶、大豆及其加工品等。每日每公斤体重需要量：成人 1.0 克，儿童 2.0 克，孕妇及哺乳妇女 1.5~2.0 克，有合并症时，应按医生指导决定。糖是人体热能的主要来源，虽然应限制摄糖量，但不应限制过严，否则也会给机体带来不良影响。我们每日吃的主食，如谷类、芋类、南瓜及藕等含糖多的蔬菜，大豆以外的豆类、栗子及水果等，都含有很多的糖质。脂肪供给人体必要的脂肪酸及脂溶性维生素（维生素 A、维生素 D、维生素 E），脂肪产热量相当于蛋白质产热量的两倍。奶油、花生米、荤油是脂肪类食物，动植物脂肪的比例应为 1∶1。1 克糖及 1 克蛋白质都能产热 16.6 千焦（4 千卡），1 克脂肪产热 37.4 千焦（9 千卡）。摄入脂肪过多时，总热量就会增加。

3. 适当补充维生素及矿物质

矿物质及维生素对人体很重要，必须补足。在感染、并发其他疾病或控制不良的情况下，更要多补充些。新鲜蔬菜、水果、海带及蘑菇中维生素及矿物质含量最多，每天都应适量选用。饮食疗法必须持之以恒，因此必须结合患者的爱好、饮食习惯、经济条件、生活方式及劳动强度等，制定切实可行的食谱。饮食分配：早饭要少，午饭及晚饭要多吃些，一般热能比例为 1∶2∶2。酒类及饮料应尽量不吃或少吃。

二、糖尿病人的饮食

糖尿病人平时的饮食是很关键的，很多关于糖尿病的知识经常是老生常谈。但是有很多糖尿病人在饮食上缺乏控制力，不吃或暴吃。

糖尿病人的饮食并不是尽量不吃或少吃，而是要有合理的饮食习惯和饮食结构。但是，有一点是毋庸置疑的，即糖尿病不论病情轻重，不论是否口服降糖药或注射胰岛素，都必须合理控制饮食，不能以为增加了药物的次数和剂量，就可以随意进食。

遵循早晨吃好，中午吃饱，晚上吃少的原则。每天在主食上粗细搭配，总量不超过 500 克。中国人的主食碳水化合物中葡萄糖、蔗糖等吸收较快，糖尿病人需根据自己的身体状况和体力活动而定，尽量少吃。市面上销售的无糖食品，指不加蔗糖的食品，因其也为谷物，故不宜多吃。

尽量不吃煎、炸、烤的食品，因为通过油煎炸过的食物，脂肪含量较高，糖尿病人应严格控制。

吃稀饭时可以燕麦片粥为主，适当添加荞麦，因这些膳食纤维富含不被吸收的多糖，能通便和延缓血糖的吸收。但也要注意，市场上出售的一些保健品，尽管是以纤维素食品为主，也许有助于控制饮食，但不能代替药物治疗。

在饮食做法上，多想办法做些蒸、煮、炖、焖、拌的菜，如蒸窝头、焖扁豆、拌豆芽、芹菜等。

如何吃水果，是糖尿病比较关心的问题，一般来说，血糖未能控制好的病人，不宜吃水果，血糖控制较平稳者，可在两餐间或晚上睡前食用，而且要注意吃水果的量，有选择地吃，如可吃些菠萝、草莓、桃子、番石榴等，而香蕉、柿子等不宜吃，吃西瓜时，挑不甜的吃，以吃靠近瓜皮部分为宜。

【知识链接】

深绿色菜的好处

一项最新发表的研究报告发现，吃深绿色的叶菜也是减少糖尿病危险的好方法。

一项在英国医学杂志上刊登的汇总分析研究引起了广泛的注意。它汇总了 6 项大规模流行病学调查的结果，其中被调查人总数达到 22 万人。分析这些人的饮食和糖尿病的关系之后，研究者发现，那些多吃深绿色叶类蔬菜的人，糖尿病发生的危险有明显下降。这种好处是吃水果所难以替代的。

哪些蔬菜属于被研究者认可的深绿色叶菜呢？其中包括绿菜花、深绿色甘蓝、菠菜和深绿色圆白菜（我国的圆白菜颜色太浅，不能纳入深绿色叶菜标准，英国的圆白菜颜色深绿而且叶子很硬，营养价值更高）。研究者经过计算之后得出这样的推荐：如果每天能多吃一份深绿色叶菜（大约 120 克，炒熟之后也就是盛米饭的碗半碗的量），英国糖尿病发病人数就能减少 14%。

为什么吃绿叶菜有这样好的效果呢？原因可能有很多，比如这些深绿色的叶菜当中含有丰富的镁和钙，有大量的叶绿素、叶黄素和胡萝卜素；有大量的类黄酮，有大量的叶酸和相当丰富的维生素 B_2，还有膳食纤维等。

三、糖尿病人饮食要点

吃是人生的一大重要事，对于糖尿病人，该如何吃呢？该注意些什么呢？如何做到既能吃好,又不影响疾病呢?那么,糖尿病人应牢记以下几条要点:建立正确、有规律的饮食生活;在规定的热量范围内做好营养的平衡;每天饭量八分饱,副食荤素搭配,种类要多;主食粗细搭配,数量应少;养成饮食淡味的习惯;不偏食、不挑食;牢记每天所需总热量及饮食量;饮酒、吃水果、外食(在饭馆、食堂或朋友家吃饭)也要计算在总热量之内;不宜过多饮酒,不宜吃零食;相信科学,不轻易听信传说用药;建立一个健康长寿的糖尿病饮食习惯。

【能力训练】

1. 训练内容

分组进行糖尿病人营养餐加工。

2. 训练要求

(1) 实训安全。①用电、用水必须保证随用随开,随走随关。②不得在实训室打闹嬉戏。③不得随意开关与实训项目无关的设备。④使用电动设备前,必须向老师申请,经过同意后方可使用。

(2) 实训要求。①所有设备使用后必须清洁干净,恢复至原先位置。②实训室必须专人清洁,专人负责监督(两个班,一个负责清洁,另一个负责监督)。

(3) 实训室任何器皿、设备、原辅料不允许私自带出实训室。

3. 训练指导

糖尿病是一种终身疾病,目前还没有根治的办法。所以糖尿病的治疗必须药物、饮食和运动三者相结合。其中饮食治疗是最基本、最重要的治疗办法。糖尿病人的饮食原则应该是增加膳食纤维,多吃富含维生素、微量元素的食物,保证蛋白质的摄入量,控制碳水化合物和脂肪的摄入。

糖尿病人日常饮食参考以下原则:

(1) 主食类。每天一般控制在 5~6 两,并尽量配有玉米、小米、荞麦等粗粮,少吃大米、白面等细粮。

重体力劳动的病人可多吃一点,如每天 6~7 两;轻体力劳动的人少吃一点,如每天吃 4~5 两。 病情较重的人则要再减少食用量。

(2) 副食。没有合并肾病的糖尿病人要选择含蛋白质多的食物,如大豆,每100 克中含蛋白质 36 克,100 克瘦肉中含蛋白质 18 克,一个鸡蛋含蛋白质 6 克。豆类制品含蛋白质丰富,与动物蛋白如瘦肉、鱼、鸡、鸭、牛奶搭配起来吃最好。蛋白质在体内也会转化为葡萄糖,但是很慢,如果在临睡前加食这些含蛋白质的食物,还可以防止药物引起的半夜低血糖。糖尿病人适宜吃植物脂肪,如花生油、豆油、芝麻油等,而忌吃动物油,如猪油、牛油、羊油等。

4. 实训完成表格，见表 3-5-14

表 3-5-14　营养量化技能（糖尿病患者配餐）

班级		组别	
组长		副组长	
成员			
设计题目			

设计方案

营养套餐设计（一人份）				
菜肴名称	原料	重量（克）	营养特点	烹调要点

食物摄入比例											
种类	谷薯类	蔬菜	水果	畜禽肉	鱼虾类	蛋	奶	豆	油	盐	其他
摄入量											
推荐量											

成本核算（一人份）			
原料名称	单价	数量	总价
总计			

成员任务责任表			
序号	成员名称	成员工作任务	赋分（总分 100 分）
1			
2			
3			

营养评价（写背面）：
菜肴特点评价（写背面）：
总结（写背面）：
(实训中的优势、创意、亮点、问题等)
实训建议及意见（写背面）：
(对实训项目、实训室等的建议意见)

【练习任务】

品尝自己加工的食物，探讨食物口味上存在的问题和改善方法。注意使用食物交换份法互相快速替换。完成实训报告。

☞ 任务四 食品营养咨询与评价

项目一

食品与保健食品营养分析

【内容提要】

　　人体所需要的能量和营养素主要从食物中获得。这些食物根据其来源可分为植物性食物和动物性食物两大类。各种食物由于所含营养素的种类和数量能满足人体营养需要的程度不同，故营养价值有高低之分。所含营养素种类齐全、数量及其相互比例适宜、易被人体消化吸收利用的食物，营养价值相对较高；所含营养素种类不全，或数量欠缺，或相互比例不适当，不易被机体消化吸收利用的食物，其营养价值相对较低。

　　自然界的食物都各具特色，其营养价值各不相同。没有营养最好的食物，只有合理的膳食搭配。

　　然而并非所有人都可以做到合理的膳食搭配。国家各地区经济发展不平衡，管理、教育、营养知识普及情况等多种因素影响到中国居民的营养健康。解决这个问题的一个简单却有效的措施就是对食物进行营养强化，提高其某些营养素含量，从而减少一些疾病的发生率。

子项目一　食品营养分析

【学习目标】

掌握植物性食物的营养价值

掌握动物性食物的营养价值

掌握油脂的营养价值

掌握饮料的营养价值

掌握食品营养分析能力

掌握食品选择分辨能力

营养学基础与应用

【知识内容】

不同食物的营养价值各不相同。掌握基本食物营养特点，有利于我们进行膳食评价和指导。

一、植物性食物的营养价值

植物性食物主要包括谷类、豆类、蔬菜、水果和菌藻类等。植物性食物是人类获取营养素的主要来源。

1. 谷类

谷类包括大米、小麦、玉米、小米、高粱、莜麦、荞麦等。谷类是人体能量的主要来源，在我国人民膳食中，约66%的能量、58%的蛋白质来自谷类。

（1）蛋白质。谷类蛋白质含量一般为7%~12%，其中稻谷中的蛋白质含量低于小麦粉。谷类蛋白质氨基酸组成中赖氨酸含量相对较低，因此谷类蛋白质生物学价值不及动物性蛋白质。

（2）脂类。谷类脂肪含量多数在0.4%~7.2%，以小麦胚粉中最高，其次为莜麦面、玉米和小米，小麦粉较低，稻米类最低。谷类脂肪组成主要为不饱和脂肪酸，质量较好。

（3）碳水化合物。谷类碳水化合物含量最为丰富，主要集中在胚乳中，多数含量在70%以上。稻米中的含量较高，小麦粉中的含量次之，玉米中含量较低。碳水化合物存在的主要形式为淀粉，以支链淀粉为主。

（4）维生素。谷类中的维生素主要以B族维生素为主，如维生素B_1、维生素B_2、烟酸、泛酸、吡哆醇等。其中维生素B_1和烟酸是我国居民膳食的核心来源。在黄色玉米和小米中还含有较多的胡萝卜素，在小麦胚粉中含有丰富的维生素E。

谷类维生素主要分布在糊粉层和谷胚中，因此，谷类加工越细，上述维生素损失就越多。玉米含烟酸较多，但主要为结合型，不易被人体吸收利用，所以以玉米为主食的地区居民容易发生烟酸缺乏病（癞皮病）。

（5）矿物质。谷类含矿物质1.5%~3%，包括钙、磷、钾、钠、镁及一些微量元素，其中小麦胚粉中除铁含量较低外，其他矿物质含量普遍较高；在莜麦粉、荞麦、高粱、小米和大麦中铁的含量较为丰富；在大麦中，锌和硒的含量较高。谷类矿物质同维生素一样，也主要分布在谷皮和糊粉层中。

2. 豆类及其制品

豆类可分为大豆类和除此之外的其他豆类。大豆类按种皮的颜色可分为黄豆、青豆、黑豆、褐豆和双色大豆五种。其他豆类包括蚕豆、豌豆、绿豆、小豆等。豆制品是由大豆（或绿豆）等原料制作的半成品食物，包括豆浆、豆腐、豆腐干等。

· 324 ·

（1）蛋白质。豆类是蛋白质含量较高的食品，蛋白质含量为 20%~36%；其中大豆类最高，蛋白质含量在 30% 以上；其他豆类，如绿豆、赤小豆、扁豆、豌豆等的蛋白质含量在 20%~25%；蛋白质中含有人体需要的全部氨基酸，属完全蛋白，虽然赖氨酸含量较多，但蛋氨酸含量较少，因此蛋白质的利用率相对较低。

【知识链接】

豆浆加茶水，防癌更有效

绿茶可以大幅度地降低腹部白色脂肪组织的数量，而茶多酚提取物则没有这种效果。绿茶加大豆可以降低类胰岛素生长因子 I（IGF–I，一种能促进乳腺癌细胞增殖的生长因子）的数量，还能降低瘦素的含量（与身体脂肪含量有关）。绿茶和大豆的配合，不仅有利于控制实验动物的体重，还能减少它们患上乳腺癌和前列腺癌的风险。

其实，在我国的古老饮食文化中，本来有着许多制约这些癌症发生的因子。比如，大量的蔬菜，丰富的粗粮和豆类，还有每日必饮的茶水。所谓"柴米油盐酱醋茶"，茶叶曾经是国人生活的必需品；整粒黄豆做成的豆浆，也曾经是最平常的早餐食品。

（2）脂类。豆类脂肪含量以大豆类为高，在 15% 以上；其他豆类较低，在 1% 左右，其中绿豆、赤小豆、扁豆在 1% 以下；豆制品脂肪含量差别较大，豆腐、豆腐干等较高，豆浆、烤麸等较低。由于大豆富含不饱和脂肪酸，所以是高血压、动脉粥样硬化等疾病患者的理想食物。

（3）碳水化合物。豆类中的碳水化合物含量以其他豆类为最高，多数含量在 55% 以上，其中如绿豆、豌豆、赤小豆等，碳水化合物含量在 65% 左右；大豆类含量中等，在 34% 左右；豆制品碳水化合物含量普遍较低，高者为 10% 左右，如豆腐干、烤麸等，低者在 5% 以下，豆浆中仅含 1%。大豆类碳水化合物组成比较复杂，多为纤维素和可溶性糖，几乎完全不含淀粉或含量极微，在体内较难消化。其他豆类碳水化合物主要以淀粉形式存在，含有少量的糖类，如赤小豆，故食有甜味。

（4）维生素。豆类相对于谷类而言，胡萝卜素含量和维生素 E 较高，但维生素 B_1 的含量较低。在种皮颜色较深的豆类，胡萝卜素的含量较高。干豆类几乎不含抗坏血酸，但经发芽做成豆芽后，其含量明显提高。

（5）矿物质。大豆中的矿物质含量在 4% 左右，其他豆类在 2%~3%，豆制品多数在 2% 以下。与谷类比较，钙、钾、钠等的含量较高，但微量元素含量略低于谷类。大豆类中铁的含量较为丰富，每 100 克可达 7~8 毫克，而谷类中多在 3

毫克左右。

3. 蔬菜类

蔬菜按其结构及可食部分不同，可分为叶菜类、根茎类、瓜茄类、鲜豆类和菌藻类，所含的营养成分因其种类不同，差异较大。

（1）叶菜类。叶菜类食物主要包括白菜、菠菜、油菜、韭菜、苋菜等。蛋白质含量较低，一般为1%~2%，脂肪含量不足1%，碳水化合物含量为2%~4%，膳食纤维含量约为1.5%。叶菜类是胡萝卜素、维生素 B_2、维生素 C、矿物质及膳食纤维的良好来源。绿叶蔬菜和橙色蔬菜维生素含量较为丰富，特别是胡萝卜素的含量较高。叶菜类维生素 C 的含量多在 35 毫克/100 克左右，其中菜花、西蓝花、芥蓝等含量较高。矿物质的含量在 1% 左右，种类较多，包括钾、钠、钙、镁、铁、锌、硒、铜、锰等，是膳食矿物质的主要来源。

（2）根茎类。根茎类食物主要包括萝卜、胡萝卜、藕、山药、芋头、马铃薯、甘薯、葱、蒜、竹笋等。根茎类蛋白质含量为 1%~2%，脂肪含量不足0.5%，碳水化合物含量相差较大，低者为 3% 左右，高者可达 20% 以上。膳食纤维的含量较叶菜类低，约为 1%。大蒜、芋头、洋葱等硒含量较高。

（3）瓜茄类。瓜茄类食物包括冬瓜、南瓜、丝瓜、黄瓜、茄子、番茄、辣椒等。瓜茄类因水分含量高，营养素含量相对较低。蛋白质含量为 0.4%~1.3%，脂肪微量，碳水化合物含量为 0.5%~9.0%，膳食纤维含量在 1% 左右。胡萝卜素含量以南瓜、番茄和辣椒为最高，维生素 C 含量以辣椒、苦瓜较高。番茄中的维生素 C 含量虽然不高，但受有机酸保护，损失很少，且摄入量较多，是人体维生素 C 的良好来源。辣椒中含有丰富的硒、铁和锌，是一种营养价值较高的食物。

（4）鲜豆类。鲜豆类食物包括毛豆、豇豆、四季豆、扁豆、豌豆等。与其他蔬菜相比，营养素含量相对较高。蛋白质含量为 2%~14%，平均 4% 左右。脂肪含量不高，除毛豆外，均在 0.5% 以下；碳水化合物的含量为 4% 左右，膳食纤维的含量为 1%~3%。此外，还含有丰富的钾、钙、铁、锌、硒等。

（5）菌藻类。菌藻类食物包括食用菌和藻类食物。食用菌是指供人类食用的真菌，有 500 多个品种，常见的有蘑菇、香菇、银耳、木耳等品种。藻类是无胚、自养、以孢子进行繁殖的低等植物，供人类食用的有海带、紫菜、发菜等。

菌藻类食物富含蛋白质、膳食纤维、碳水化合物、维生素和微量元素。蛋白质含量以发菜、香菇和蘑菇最为丰富，在 20% 以上。蛋白质氨基酸组成比较均衡，必需氨基酸含量占蛋白质总量的 60% 以上。脂肪含量低，约为 1.0%。碳水化合物含量差别较大，干品在 50% 以上，如蘑菇、香菇、银耳、木耳等；鲜品较低，如金针菇、海带等，不足 7%。维生素 B_1 和维生素 B_2 含量也比较高。微量元素含量丰富，尤其是铁、锌和硒，其含量约是其他食物的数倍甚至十余倍。在海产植物中，如海带、紫菜等中还含丰富的碘，每 100 克海带（干）中碘含量可达 36 毫克。

4. 水果类

水果类可分为鲜果、干果和坚果。水果与蔬菜一样，是低能量食物，主要提供维生素和矿物质。

（1）鲜果及干果类。鲜果种类很多，主要有苹果、橘子、桃、梨、杏、葡萄、香蕉和菠萝等。新鲜水果的水分含量较高，营养素含量相对较低。蛋白质、脂肪含量一般均不超过 1%，碳水化合物含量差异较大，低者为 5%，高者可达 30%。硫胺素和核黄素含量不高，胡萝卜素和抗坏血酸含量因品种不同而异，其中含胡萝卜素最高的水果为柑、橘、杏和鲜枣；含维生素 C 丰富的水果为鲜枣、草莓、橙、柑、柿等。矿物质含量除个别水果外，相差不大，其中枣中铁的含量丰富，白果中硒的含量较高。

干果是新鲜水果经过加工晒干制成，如葡萄干、杏干、蜜枣和柿饼等。由于加工的影响，维生素损失较多，尤其是维生素 C。但干果便于储运，并别具风味，有一定的食用价值。除个别水果外，大部分干果的矿物质含量相差不大。

（2）坚果。坚果是以种仁为食用部分，因外覆木质或革质硬壳，故称坚果。按照脂肪含量的不同，坚果可以分为油脂类坚果和淀粉类坚果，前者富含油脂，包括核桃、榛子、杏仁、松子、香榧、腰果、花生、葵花子、西瓜子、南瓜子等；后者淀粉含量高而脂肪很少，包括栗子、银杏、莲子、芡实等。

坚果中蛋白质含量多在 12%~22%，其中有些蛋白质含量更高，如西瓜子和南瓜子中的蛋白质含量达 30% 以上；脂肪含量较高，多在 40% 左右，其中松子、杏仁、榛子、葵花子等达 50% 以上，坚果类当中的脂肪多为不饱和脂肪酸，富含必需脂肪酸，是优质的植物性脂肪。碳水化合物的含量较少，多在 15% 以下，但栗子、腰果、莲子中的含量较高，在 40% 以上。坚果类是维生素 E 和 B 族维生素的良好来源，包括维生素 B_1、维生素 B_2、烟酸和叶酸。坚果富含钾、镁、磷、钙、铁、锌、硒、铜等矿物质，铁的含量以黑芝麻为最高，硒的含量以腰果为最多，在榛子中含有丰富的锰，坚果中锌的含量普遍较高。

二、动物性食物的营养价值

动物性食物包括畜禽肉、蛋类及其制品、水产类和乳类及其制品。动物性食物是人体优质蛋白、脂类、脂溶性维生素、B 族维生素和矿物质的主要来源。

1. 畜禽肉

畜禽肉包括畜肉和禽肉，前者指猪、牛、羊等的肌肉、内脏及其制品，后者包括鸡、鸭、鹅等的肌肉及其制品。

（1）蛋白质。畜禽肉中的蛋白质含量一般为 10%~20%，在畜肉中，猪肉的蛋白质含量平均在 13.2% 左右；牛肉、羊肉、兔肉、马肉可达 20% 左右。在禽肉中，鸡肉、鹌鹑肉的蛋白质含量较高，约为 20%；鸭肉约为 16%。一般来说，心、肝、肾等内脏器的蛋白质含量较高，而脂肪含量较少。

（2）脂类。脂肪含量因动物的品种、年龄、肥瘦程度、部位等不同有较大差异，可能在 2%~89%。在畜肉中，猪肉的脂肪含量最高，羊肉次之，牛肉最低。

在禽肉中，火鸡和鹌鹑的脂肪含量较低，在 3%左右；鸡和鸽子在 9%~14%；鸭和鹅在 20%左右。

动物脂肪所含有的必需脂肪酸明显低于植物油脂，因此其营养价值低于植物油脂。禽类脂肪的营养价值高于畜类脂肪。

（3）碳水化合物。畜禽肉碳水化合物含量为 0~9%，多数在 1.5%，主要以糖原的形式存在于肌肉和肝脏中。

（4）维生素。畜禽肉可提供多种维生素，主要以 B 族维生素和维生素 A 为主。内脏含量比肌肉中多，其中肝脏特别富含维生素 A 和维生素 B_2。在禽肉中还含有较多的维生素 E。

（5）矿物质。畜禽肉矿物质的含量一般为 0.8%~1.2%，瘦肉高于肥肉，内脏高于瘦肉。铁的含量在猪肝和鸭肝最高，可达 23 毫克/100 克左右。畜禽肉中的铁以血红素形式存在，消化吸收率很高。内脏中还有丰富的锌和硒，牛肾和猪肾中则含有大量的硒，是其他常见食品的数十倍。肉类中钙含量不高，但吸收率较高。

2. 蛋类及其制品

蛋类包括鸡蛋、鸭蛋、鹅蛋、鹌鹑蛋、鸽蛋、鸵鸟蛋、火鸡蛋、海鸥蛋及其加工制成的咸蛋、松花蛋等。

（1）蛋白质。全鸡蛋蛋白质的含量为 12%左右，蛋清中略低，蛋黄中较高，加工成咸蛋或松花蛋后，略有提高。蛋白质氨基酸组成与人体需要最接近，因此生物价也最高，达 94。蛋白质中赖氨酸和蛋氨酸含量较高，和谷类和豆类食物混合食用，可弥补其赖氨酸或蛋氨酸的不足。

（2）脂类。蛋清中含脂肪极少，98%的脂肪存在于蛋黄中。蛋黄中的脂肪几乎全部以与蛋白质结合的良好乳化形式存在，因而消化吸收率高。鸡蛋黄中脂肪含量为 28%~33%。

蛋中胆固醇含量极高，主要集中在蛋黄。其中鹅蛋黄含量最高，每 100 克达 1696 毫克，其次是鸭蛋黄，鸡蛋黄略低，但每 100 克也达 1510 毫克；全蛋含量为 500~700 毫克/100 克，其中鹌鹑蛋最低。

（3）碳水化合物。碳水化合物含量较低，为 1%~3%，蛋黄略高于蛋清，加工成咸蛋或松花蛋后有所提高。

（4）维生素。蛋中维生素含量十分丰富，且品种较为完全，其中绝大部分的维生素都存在于蛋黄中。此外，蛋中的维生素含量受到禽的品种、季节和饲料中含量的影响。蛋黄中含矿物质为 1.0%~1.5%，其中钙、磷、铁、锌、硒等含量丰富。蛋中铁含量较高，但由于铁会与蛋黄中的卵黄磷蛋白结合而对铁的吸收具有干扰作用，故而蛋黄中铁的生物利用率较低，仅为 3%左右。

3. 水产类

可供人类食用的水产资源加工而成的食品，称为水产食品。水产类是蛋白质、矿物质和维生素的良好来源。

（1）鱼类。我们常把鱼类分为海水鱼（如鲱鱼、鳕鱼、黄花鱼等）和淡水鱼（如鲤鱼、鲢鱼等）。

鱼类蛋白质含量平均为 18%左右，其中鲨鱼、青鱼等含量较高，在 20%以上。鱼类蛋白质的氨基酸组成较平衡，与人体需要接近，利用率较高。

鱼类脂肪含量为 1%~10%，平均 5%左右，呈不均匀分布，主要存在于皮下和脏器周围，肌肉组织中含量甚少。不同鱼种含脂肪量有较大差异，如鳕鱼含脂肪在 1%以下，而河鳗脂肪含量高达 10.8%。鱼类脂肪多由不饱和脂肪酸组成，一般占 60%以上。不饱和脂肪酸的碳链较长，其碳原子数多为 14~22 个，多为 n-3 系列。

鱼类碳水化合物的含量较低，约为 1.5%。碳水化合物的主要存在形式为糖原。此外，鱼体内还含有黏多糖类。这些黏多糖类按有无硫酸基分为硫酸化多糖和非硫酸化多糖，前者如硫酸软骨素、硫酸乙酰肝素、硫酸角质素，后者如透明质酸、软骨素等，这些物质往往具有特殊保健意义。

鱼肉含有一定数量的维生素 A 和维生素 D，维生素 B_2、烟酸等的含量也较高，而维生素 C 含量则很低。一些生鱼制品中含有硫胺素酶和催化维生素 B_1 降解的蛋白质，因此大量食用生鱼可能造成维生素 B_1 的缺乏。

鱼类矿物质含量为 1%~2%，其中硒和锌的含量丰富，钙、钠、氯、钾、镁等含量也较多，海产鱼类则富含碘，其含量远高于淡水鱼类。

（2）甲壳类和软体动物类。甲壳类和软体动物类主要包括虾、蟹、贻贝、扇贝、章鱼、乌贼、牡蛎等。

甲壳类和软体动物蛋白质含量多数在 15%左右，其中螺蛳、河蚬、蛏子等较低，为 7%左右，河蟹、对虾、章鱼等较高，在 17%以上。蛋白质中含有全部必需氨基酸，其中酪氨酸和色氨酸的含量比牛肉和鱼肉高。在贝类肉质中还含有丰富的牛磺酸，其含量普遍高于鱼类，每百克新鲜可食部中含有牛磺酸 500~900 毫克。

脂肪和碳水化合物含量较低。脂肪含量平均为 1%左右，碳水化合物平均为 3.5%左右。

维生素含量与鱼类相似，有些含有较多的维生素 A、烟酸和维生素 E。在河蟹和河蚌中含有较多的维生素 A，在泥蚶、扇贝和贻贝中含有较多的维生素 E，

维生素 B_1 的含量与鱼类相似，普遍较低。

矿物质含量多在 1.0%~1.5%，其中钙、钾、钠、铁、锌、硒、铜等含量丰富。钙的含量多在 150 毫克/100 克以上，其中河虾高达 325 毫克/100 克，钾的含量多在 200 毫克/100 克左右，在墨鱼中可达 400 微克/100 克。微量元素以硒的含量最为丰富，如海虾、海蟹、牡蛎、贻贝、海参等，每 100 克含量都超过了 50 微克。

水产动物鲜美主要是因为其所含的呈味物质，例如游离氨基酸、核苷酸等。

4. 乳类及其制品

乳类及其制品几乎含有人体需要的所有营养素。某些乳制品加工时除去了大量水分，故其营养素含量比鲜乳要高，但也有部分营养素因为加工而损失。

（1）乳类。牛乳中的蛋白质含量比较恒定，在 3.0%左右；羊乳中蛋白质含量为 1.5%，低于牛乳；人乳中蛋白质含量为 1.3%。通常将牛乳蛋白质划分为酪蛋白和乳清蛋白两类。酪蛋白约占牛乳蛋白质的 80%，乳清蛋白约占 20%。乳类蛋白质为优质蛋白质，容易被人体消化吸收。

牛乳含脂肪 2.8%~4.0%。乳中磷脂含量约为 20~50 毫克/100 毫升，胆固醇含量约为 13 毫克/100 毫升。

乳类碳水化合物的含量为 3.4%~7.4%，人乳量最高，羊乳居中，牛乳最少。碳水化合物存在的主要形式为乳糖，乳糖可促进钙等矿物质的吸收，也为婴儿肠道内双歧杆菌的生长所需。如果体内乳糖酶活性过低，大量食用乳及其制品可能引起乳糖不耐受的发生。用固定化乳糖酶将乳糖水解为半乳糖和葡萄糖可以解决乳糖不耐受问题。

牛乳中含有几乎所有种类的维生素，但受多种因素影响可能含量差异较大。

牛乳中的矿物质主要包括钠、钾、钙、镁、铜、铁等，大部分与有机酸结合形成盐类，少部分与蛋白质结合吸附在脂肪球膜上。初乳中含量最高，常乳中含量略有下降。发酵乳中钙含量高并具有较高的生物利用率，为膳食中最好的天然钙来源。

（2）乳制品。乳制品主要包括炼乳、奶粉、酸奶等。因加工工艺不同，乳制品营养成分有很大差异。

1）炼乳。炼乳为浓缩奶的一种，分为淡炼乳和甜炼乳。新鲜奶经过真空条件下浓缩，除去约 2/3 的水分，再经灭菌而成，称淡炼乳。受加工的影响，维生素会有一定的破坏。甜炼乳是在鲜奶中加约 15%的蔗糖后按上述工艺制成。其中糖含量可达 45%左右，可抑制微生物的繁殖。但因糖分过高，营养成分相对下降，不宜供婴儿食用。

2）奶粉。奶粉是鲜奶经脱水干燥制成的粉。可以分为全脂奶粉、脱脂奶粉、调制奶粉等。

全脂奶粉是将鲜奶浓缩除去 70%~80%水分后，经喷雾干燥或热滚筒法脱水制成。一般全脂奶粉的营养成分约为鲜奶的 8 倍左右。

脱脂奶粉是将鲜奶脱去脂肪，再经上述方法制成的奶粉。此种奶粉脂肪含量仅为 1.3%，脱脂过程使脂溶性维生素损失较多，其他营养成分变化不大。脱脂奶粉一般供腹泻婴儿及需要低脂膳食的患者食用。

调制奶粉又称"母乳化奶粉"，是以牛奶为基础，参照人乳组成的模式和特点，进行调整和改善，使其更适合婴儿的生理特点和需要。

3）酸奶。酸奶是在消毒鲜奶中接种乳酸菌，并使其在控制条件下生长繁殖而制成的。酸奶更易消化吸收，乳糖含量低，使乳糖酶活性低的成人易于接受。维生素 A、维生素 B_1、维生素 B_2 等的含量与鲜奶含量相似，但叶酸含量却增加了 1 倍左右，胆碱也明显增加。此外，酸奶的酸度增加，有利于维生素的保护。乳酸菌进入肠道可抑制一些腐败菌的生长，调整肠道菌相，防止腐败胺类对人体的不良作用。

4）干酪。干酪也称奶酪，为一种营养价值很高的发酵乳制品，是在原料乳中加入适量的乳酸菌发酵剂或凝乳酶，使蛋白质发生凝固，并加盐、压榨排除乳清之后的产品。

干酪中的蛋白质大部分为酪蛋白，经凝乳酶或酸作用而形成凝块。奶酪制作过程中大部分乳糖随乳清流失。奶酪中含有原料中的各种维生素，其中脂溶性维生素大多保留在蛋白质凝块中，而水溶性的维生素部分损失，但含量仍不低于原料牛奶。

三、油脂的营养价值

食用油脂根据来源可分为植物油和动物油。常见的植物油包括豆油、花生油、菜籽油、芝麻油、玉米油等；常见的动物油包括猪油、牛油、羊油、鱼油等。

油脂是甘油和不同脂肪酸组成的酯。植物油含不饱和脂肪酸多，熔点低，常温下呈液态；动物油以饱和脂肪酸为主，熔点较高，常温下一般呈固态。

植物油脂肪含量通常在 99%以上，此外含有丰富的维生素 E，少量的钾、钠、钙和微量元素。动物油的脂肪含量在未提炼前一般为 90%左右，提炼后，也可达 99%以上。动物油所含的维生素 E 不如植物油高，但含有少量维生素 A，其他营养成分与植物油相似。

四、饮料的营养价值

1. 软饮料

碳酸饮料有时候也被称为汽水，指在一定条件下充入二氧化碳气体的饮料制品。果汁饮料以水果为原料，经过加工制成，通常果汁含量大于 5%，也有 100%

含量的果汁。果汁饮料还分为浓缩果汁、果肉饮料、果粒饮料等等。为保证果汁饮料长期加工，通常不是用鲜果直接加工，而是通过浓缩果汁进行二次加工制得。含乳饮料包括配置型乳饮料和发酵型乳饮料，植物蛋白饮料则包括豆乳类饮料、杏仁饮料、核桃饮料等等。另外还有茶饮料、运动饮料等。

软饮料80%以上都是水，含糖量通常在10%~20%，另外含有一些矿物质和维生素以及各种添加剂。浓缩果汁含水量各有不同，通常在40%以上，含糖量在30%左右。植物蛋白饮料则要求蛋白质含量不低于0.5%。

2. 酒精饮料

含酒精饮料指供人们饮用且乙醇含量大于0.5%的饮料，包括发酵酒、蒸馏酒和配制酒。

发酵酒通常以谷类、水果为原料，经过酵母发酵制成酒精度小于24%的饮料酒，包括啤酒、葡萄酒、果酒、黄酒、米酒等。

蒸馏酒则是将发酵酒进行蒸馏、陈酿、勾兑制成的，酒精度在18%~60%。白酒、白兰地、威士忌、伏特加等都是蒸馏酒。

配制酒是指以发酵酒、蒸馏酒为酒基，加入辅料、食品添加剂，进行调配、混合制成的饮料酒，最常见的就是鸡尾酒。

酒类主要营养就是能量。酒都含有不同数量的乙醇、糖和微量肽类或氨基酸，这些都是酒的能量来源。酒中矿物质的含量与酿酒的原料、水质和工艺有着密切关系。葡萄酒、黄酒和啤酒中矿物质含量最多，其中钾的含量较为丰富，一般为0.3~0.8克/升；其他矿物质如钠、镁、钙、锌等都不同程度地存在。在啤酒和葡萄酒中还含有各种维生素，据国内外食物成分数据资料，啤酒和葡萄酒内含有多种B族维生素，如维生素B_1、维生素B_2、维生素B_6、维生素B_{12}等。

酒类除了上述常见营养成分外，还有很多其他非营养化学成分，包括有机酸、酯、醇、醛、酮及酚类等，虽然含量较少，但这些成分一方面直接或间接地赋予了酒的色泽、香型、风味、口感等各种品质特性，从而决定着酒类的种类、档次和质量；而另一方面，也影响和决定着酒的营养作用、保健作用或其他生理作用。

3. 茶

（1）茶叶的分类。茶叶分类的划分尚无规范化的方法，最常见的是将其划分为绿茶、红茶、乌龙茶、白茶、黄茶、黑茶和再加工茶共七大类。

1）绿茶。绿茶属不发酵茶，制作过程主要采用高温杀青（蒸青或炒青）以钝化酶的活性，在短时间内阻止茶叶内所含化学物质的酶促氧化、分解，将有效成分迅速固定下来，构成了绿茶的特征，即香醇、清汤、绿叶。我国主要有炒绿茶、晒青绿茶（滇青、川青、陕青等）和蒸青绿茶（煎茶、玉露）等品种。

2）红茶。红茶属发酵茶，是酶性氧化最充分的茶叶，发酵过程中水溶性茶多酚的保留量一般为 50%~55%。茶叶中茶多酚类物质经过酶促氧化聚合和其他一系列的特质转化，形成了有色的茶黄素、茶红素和茶褐素。我国红茶主要有小种红茶（正山小种、烟小种）、工夫红茶和红碎茶（叶茶、碎茶、片茶、末茶）等品种。

3）乌龙茶。乌龙茶属半发酵茶，乌龙茶品质的形成是经晒青、晾青、和青等工序逐步完成的。我国乌龙茶主要有闽北乌龙（武夷岩茶、水仙、大红袍、肉桂）、闽南乌龙（铁观音、奇兰、水仙、黄金桂）、广东乌龙（凤凰单枞、凤凰水仙、岭头单枞）和台湾乌龙（冻顶乌龙、包种、乌龙）等品种。

4）黑茶。黑茶是我国边疆少数民族日常生活中不可缺少的饮料。初加工包括杀青、揉捻、渥堆、干燥四道工序。鲜叶中原料较为粗老，多为立夏前后采摘。我国主要有湖南黑茶（安化黑茶）、湖北老青茶（蒲圻老青茶）、四川边茶（南路边茶、西路边茶）和滇桂黑茶（普洱茶、六堡茶）等品种。

5）黄茶。黄茶按鲜叶老嫩分为黄芽茶、黄小茶和黄大茶，是经绿茶发展而来的。初加工有杀青、闷黄、干燥三道基本工序。品质特点是黄叶、黄汤、香气清悦、味厚爽口。我国主要有黄芽茶（君山银针、蒙顶黄芽）、黄小茶（北港毛尖、沩山毛尖、温州黄汤）和黄大茶（霍山黄大茶、广东大叶青）等品种。

6）白茶。白茶类按茶树品种不同可分为大白、水仙白和小白；按采摘标准不同可分为白毫亮银针、白牡丹、贡眉和寿眉。我国主要有白芽茶（银针）和白叶茶（白牡丹、贡眉）等品种。

7）再加工茶。再加工茶包括花茶类、茶饮料和药用保健茶等。花茶是配以香花窨制而成，既保持了纯正的茶香，又兼备鲜花馥郁的香气。所用的香花有茉莉花、白兰花、珠兰花、玳玳花、栀子花、桂花、玫瑰花等，其中以茉莉花茶最为常见。

（2）茶叶中的营养与非营养成分。茶叶中的蛋白质含量一般为 20%~30%，但能溶于水而被利用的只有 1%~2%。脂肪含量 2%~3%，部分可为人体所利用。碳水化合物含量为 20%~25%，多数是不溶于水的多糖，能溶于水可为机体所利用的糖类仅占 4%~5%。维生素含量丰富，以一般绿茶为例，每 100 克中含胡萝卜素 5800 微克、维生素 $B_1$0.02 毫克、维生素 $B_2$0.35 毫克。矿物质有 30 多种，含量为 4%~6%，包括钙、镁、铁、钾、钠、锌、铜、磷、锰、硒等。

茶叶中的非营养成分较多，主要包括多酚类、色素、茶氨酸、生物碱、芳香物质、皂苷等。茶叶中多酚类的含量一般在 18%~36%（干重），包括儿茶黄酮及黄酮苷类、花青素和无色花青素类、酚酸和缩酚酸类等，其中儿茶素在茶叶中含量达 12%~24%（干重），是茶叶中多酚类物质的主要成分。茶叶中含有嘌呤碱类衍生物，这类化合物主要有咖啡碱、可可碱和茶叶碱，它们具有兴奋、利尿等作用。

【能力训练】

1. 训练内容

大家讨论分享一下酒的类型和营养差异，到底什么酒最有营养呢？

2. 训练参考

我们经常在市面上购买的酒类，大致上可以分为白酒、啤酒、葡萄酒、果酒、米酒和鸡尾酒等等。下面就分别介绍它们的特点和营养。

（1）白酒。白酒在生产时需要经过蒸馏和配制两个阶段。只有蒸馏以后酒精度才会提高，配制是为了让酒有与众不同的香味。从营养角度来看，白酒在酿酒过程中产生了一些营养素，如维生素 B_1，可是经过蒸馏以后，除了酒精和一些有机化合物，其他营养几乎为零。无论这个白酒是大曲、小曲还是麸曲酒，它们都没有人体所需的微量营养素。

（2）啤酒。人们把啤酒称为"液体面包"，主要是指啤酒发热量大、易被人体吸收。那么它真的有营养吗？在酒类中啤酒的营养确实名列前茅，但如果说啤酒是"营养液"或者是"液体维生素"就言过其实了。啤酒中含有钙 40 毫克/升，钾 100 毫克/升，锌 0.3 毫克/升，看似很高，但事实上如果喝 2 斤啤酒，只能满足成人钙需求的 5%，钾需求的 5% 和男性锌需求的 2%。啤酒的维生素含量亦是如此，2 斤啤酒中含量最高的维生素 B_2 和烟酸，也只能分别满足人体需求的28% 和 55%。另外 2 斤啤酒的饮用量已经远高于营养学会推荐的 600 毫升。

啤酒还分为黄啤酒、黑啤酒。其差别在于黄啤酒用短麦芽做原料，口味清淡，而黑啤酒用高温烘烤的麦芽酿造，麦汁浓度大，味醇厚。但它们的营养并没有很大差别。

（3）葡萄酒和果酒。葡萄酒中含有 0.3%~0.5% 的各种矿物质以及多种维生素。其他果酒中的矿物质和维生素常常比葡萄酒更高，例如桑葚酒中的维生素 B_2 是红葡萄酒的 3.4 倍，铁含量则是红葡萄酒的 4.5 倍。但这些营养素含量甚至不如啤酒，对人体健康影响很小。其实果酒中最重要的营养是白藜芦醇、花青素、单宁、类黄酮等。研究表明，果酒中的这类营养物质对于防止动脉粥样硬化、抗血栓和防癌都具有一定作用。这类营养物质在红葡萄酒中的含量比白葡萄酒高，在深色果酒中的含量比浅色果酒高。

（4）米酒。米酒又叫酒酿，是用蒸熟的江米拌上酒酵发酵而成的一种甜酒。米酒没有经过蒸馏，由于发酵条件不同，所以酒精度差别很大，但通常在 1%~15%。米酒在发酵过程中，维生素得到了比较好的保存，特别是维生素 B 族在发酵的过程中反而有所增加。因米酒生糖指数较高，所以糖尿病人尽量不要饮用。黄酒的制作方法和米酒相似，营养成分也相似，但酒精度较高，通常为14%~20%。

（5）鸡尾酒。鸡尾酒通常是用不同的烈性酒与果汁、饮料等混合起来饮用的混合酒。其酒精度较高，其他营养素含量则很低，不建议经常饮用。

根据 2013 年开始执行的《预包装食品营养标签通则》，酒类是不需要表示营养价值的。这从侧面表达了一个含义：喝酒补营养是不靠谱的！

虽然一些研究表明适量饮用葡萄酒等果酒对健康是有益的，但一日三餐合理饮食的健康意义远大于饮酒，且不存在饮酒过量的各种副作用。因此，"不建议任何人出于预防心脏病的考虑开始饮酒和频繁饮酒"。

【练习任务】

分析粗粮、细粮、杂豆的定义以及营养差异，这些食物应该怎么吃才是健康的？

子项目二　强化食品和保健食品营养分析

【学习目标】

了解强化食品和保健食品的定义

能够分析强化食品和保健食品的针对人群

【知识内容】

一、营养强化食品

1. 食品营养强化的概念

根据不同人群的营养需要，向食物中添加一种或多种营养素或天然食物成分的食品添加剂，用以提高食品营养价值的过程称为食品营养强化，或简称食品强化。这种经过强化处理的食品称为营养强化食品，添加的营养素（包括天然的和人工合成的）称为营养强化剂。营养强化剂属于公认的营养素，如维生素、矿物质和氨基酸等。我国批准使用的营养强化剂有 100 多种。我国在 1994 年制定了有关强化剂使用的国家标准（GB 14880)，在促进和规范食品营养强化取得了明显的成效。

2. 营养强化的意义

（1）弥补天然食物的营养缺陷。自然界中除母乳以外没有一种天然食品能满足人体的各种营养需要。有针对性地进行食品强化、增补天然食物缺少的营养素，可改善人们的营养和健康水平。

（2）补充食品在加工、储存及运输过程中营养素的损失。食品在这些过程中受到机械、化学、生物等因素影响，均会引发营养素的损失。为了弥补营养素的损失，在食品中适当增补一些营养素是很有意义的。

（3）简化膳食处理，方便摄食。天然的单一食物绝大多数不可能含有人体所需全部营养素，人们必须同时进食多种食物。例如，婴儿在 6 个月以后，需增加辅助食品，若在其乳品中强化多种维生素和矿物元素等，可以方便地满足婴儿的营养需要。

（4）适应不同人群的营养需要。对于不同年龄、性别、工作性质以及处于不同生理、病理状况的人来说，他们所需营养是不同的，对食品进行不同的营养强化可分别满足需要。

（5）预防营养不良。营养强化是营养干预的主要措施之一，在改善人群的营养状况中发挥着巨大的作用。例如，对缺碘地区居民的食盐加碘可大大降低甲状腺肿的发病率，用维生素 B_1 防治食米地区的维生素 B_1 缺乏病等。营养强化食品对于改善营养缺乏不仅效果良好，而且价格低廉，适于大面积推广。

3. 对食品营养强化的基本要求

（1）有明确的针对性。进行食品营养强化前必须对本国本地区的食物种类及人们的营养状况做全面细致的调查研究，从中分析缺少哪种营养成分，然后选择需要进行强化的食物载体以及强化剂的种类和用量。

（2）符合营养学原理。人体所需各种营养素在数量之间有一定的比例关系，应注意保持各营养素之间的平衡。尽量选用易于被人体吸收和利用的营养素作为强化剂。

（3）符合国家的卫生标准。食品营养强化剂的使用应符合相应国家标准，如 GB 14880《食品营养强化剂使用卫生标准》等。

（4）尽量减少食品营养强化剂的损失。通过改善强化工艺条件和储藏条件等措施减少营养强化剂在生产过程中遇光、热和氧等引起的分解和破坏。

（5）保持食品原有的色、香、味等感官性状。在食品强化的过程中，不应损害食品的原有感官性状而影响消费者的接受性。

（6）经济合理、有利于推广。食品的营养强化需要增加一定的生产成本，但应注意使营养强化食品经济上合理和便于推广。

4. 强化食品的种类

（1）碘强化食盐。根据目前国民的营养情况，碘盐中碘的添加量在近年也有所下调。居民还可以根据自己的需要购买钾强化食盐和钙强化食盐等强化盐。

（2）铁强化酱油。主要针对人体缺铁性贫血以及其他因铁微量元素缺乏而造成的疾病，适用于儿童、孕妇及其他成年女性。目前北京市大部分超市都有铁强化酱油专柜，购买很方便。

（3）维生素 A 强化食用油。针对我国居民膳食结构中维生素 A 普遍缺乏的情况，采取强化的方式将维生素 A 溶于食用油中，起到营养强化的作用。维生素 A 强化食用油主要针对有偏食习惯的儿童，然而目前市场上维生素 A 强化食用油所占的份额很少，不易买到。

（4）"7+1 营养"强化面粉。现在大部分人吃精粮比较多，导致存在于谷物表面的维生素 B 缺乏较多。"7+1 营养"强化面粉含 7 种基础配方，包括铁、钙、锌、维生素 B_1、维生素 B_2、叶酸、尼克酸和维生素 A。由于价格偏高，推行存在不少困难。

（5）钙强化食品。常见的有强化钙、强化铁和强化锌食品。其中以钙食品最多，市场上多见的有钙强化麦片、饼干、牛奶以及食用盐。消费人群主要是儿童、学生、孕妇及老人。

【知识链接】

如何补钙，需要注意什么?

1. 根据膳食中的钙摄入量，合理制定自己的补钙目标。适宜的补钙量在 200~600 毫克，大部分人补 400 毫克比较合适。

2. 注意产品的钙元素含量。绝大多数补钙品会直接注明其中所含钙元素的量，但也可能有些产品写的是钙化合物的总量。

3. 除了维生素 D 之外，有些补钙产品加了其他与骨骼健康相关的成分，它们有互相配合的作用，比如维生素 K、维生素 C、胶原蛋白等。

4. 有些补钙产品号称加了牛奶、果汁等，口感可能好一些，但未必"高大上"。假如孩子把酸酸甜甜的钙片当糖吃，一次吃好多粒，那可真不是什么好事，一定要特别小心，把钙片放在孩子找不到的地方，每天按量供应。

5. 不要追求钙片的含钙量特别多，最好选择 100~300 毫克的小量钙片，一天两三次分批吃。

6. 对老年人来说，为了避免吞咽困难或卡在食道中不舒服的麻烦，最好选择那些便于吞咽的钙补充产品。

7. 最好在吃饭的时候服用钙片。这样可以最大限度地减少对消化道的影响，不容易发生服用钙片之后胃不舒服或者便秘的问题。

8. 为了保证钙的吸收率，最好把服钙片和喝牛奶、酸奶、吃豆制品菜肴的时间分开，因为奶类和豆腐中已经有了很多钙，而钙的总量大了，单位时间的吸收率就有可能下降。

9. 胃酸少的人，比如萎缩性胃炎患者，或者消化不良的老年人，可以考虑优先选择柠檬酸钙等有机酸钙产品来替代碳酸钙，因为它们不需要那么多胃酸来帮助钙溶解出来变成离子。

（6）维生素类强化食品，维生素在饮品中添加得最多，尤其是维生素 C，几乎是果汁饮品成分表中的常客，如果珍、橙 C、鲜橙多等都含有大量的维生素 C，最容易受时尚年轻人的青睐。

（7）大豆蛋白强化食品。常见于一些营养蛋白粉食品中，比如强化蛋白米粉、核桃粉等。市场上也曾出现了一批鱼蛋白强化食品，消费人群主要是老年人。西方国家还将此类动物蛋白用于强化面包等主食，制成蛋白强化面包。

（8）DHA 类强化食品。DHA 即二十二碳六烯酸，也称为"脑黄金"，是一种对人体非常重要的多不饱和脂肪酸，对婴儿的智力和视力发育非常重要。一般多用来强化儿童食品，包括配方奶、营养奶以及各种嚼片等。

二、保健食品概述

1. 保健食品的概念

保健食品是食品的一个种类，具有一般食品的共性，能调节人体功能，适于特定人群食用，但是不以治疗疾病为目的。从适用人群方面可以进一步认识保健食品与普通食品以及药物的区别：普通食品为一般人服用，人体从中摄取各类营养素，并满足色、香、味、形等感官需求；药物为病人所服用，达到治疗疾病的目的；而保健食品通过调节人体生理功能，达到提高健康水平的目的。

2. 中国保健食品的发展要求

我国对保健食品的开发和应用有着悠久的历史。现代社会要促进保健食品的健康有序发展，需要科研、生产、流通、宣传和管理多方面因素的结合。

（1）加强保健食品的科学研究。我国传统医学有关食品保健的记述历史悠久，是中华民族珍贵的文化遗产。但是有些经验性的东西与现代生物医学成果存在较大差异，缺乏现代科学实验分析和论证，限制了它们更大的发展。因此，应该利用现代技术，从天然产物中寻找功能因子，开展功能因子构效和量效关系的研究，认识它们的作用机制和可能的毒性作用；其次还要发展提取、分离各类功能因子的新技术、新工艺、新装备，提高功能因子在食品中的生物学功能，使我国保健食品的研究和生产尽快达到世界先进水平。

（2）规范保健食品的宣传。保健食品的标签、说明书和广告等成为消费者了解某种产品性质、功能的重要媒介。标签和说明书除了要符合对一般食品的各项要求外，还必须标明保健食品的保健作用、适合人群、食用方法和推荐用量、功效成分或有关原料的名称。

各种新闻媒体也应该发挥其自身优势，经常向广大群众宣传科学消费观念，引导消费者增强科学意识和鉴别能力。

（3）加强政府部门对保健食品的宏观指导和管理。加强政府部门对保健食品的宏观指导和管理，不仅关系到人民健康水平的提高，而且对于改善国民体质，进一步促进社会经济发展也具有意义。政府部门的宏观指导主要是通过立法步骤，并采取执法行动来保障消费者有权选用安全有效的保健食品。目前应特别加强对保健食品研发、生产和流通环节的监督管理；并督促媒体和企业向消费者公布真实的信息及科学依据。

3. 保健食品常用的功效成分

天然食物中含有的蛋白质、碳水化合物、脂肪、维生素和某些矿物质，是人体生命中不可缺少的物质。但是人类食物中含有的化学成分远不止这几类营养素。人们每天由食物中摄取的各种食物成分多达数百种。近年来由于营养流行病学、分析化学、生物化学、食品卫生学领域的研究发展，使人们有条件对这些成分的生理作用进行更深入的探讨。利用这些有益的食物成分以及各种必需营养素，经过适当的加工，就可以得到调节生理功能或预防疾病的保健食品。

目前我国保健食品常用的功效成分可分为以下几类：

（1）蛋白质和氨基酸类。此类物质包括超氧化物歧化酶、大豆多肽、牛磺酸等。

（2）具有保健功能的碳水化合物。此类物质包括膳食纤维、低聚糖、植物多糖和动物多糖等。

（3）功能性脂类成分。油脂中的功能性成分主要为磷脂、功能性脂肪酸、植物甾醇、二十烷醇、角鲨烯等。

（4）具有保健功能的微量营养素。许多微量营养素对人体生理功能调节或预防疾病具有重要作用，例如增强抗氧化功能的硒和维生素 E，促进体内铅排出的钙、锌或其他二价金属元素等。

（5）功能性植物化学物。上述的膳食纤维、植物多糖和植物甾醇等都属于植物化学物，另外还有酚类化合物、萜类化合物及有机硫化合物等更多类型的植物化学物。

草药中的多种成分对生理功能具有调节作用，是我国植物化学物的宝贵资源。

（6）益生菌。常见的益生菌有双歧杆菌、乳杆菌、益生链球菌等。

三、保健食品的辨别

1. 与普通食品和药品的区别

容易与保健食品混淆的是食品和药品。首先，食品的批号是"卫食字"，食品虽然食用安全，但没有经过功能试验，因此是不允许宣传其功效。目前市场上经常有食品打着保健食品的旗号大肆宣传功效是违法的；其次，药品的批号是

"药准字"，药品具有很好的治疗作用，但同时也具有副作用。另外，保健药品的"药健字"在 2004 年前已被取消，市场上已不允许这种批号流通。

2. 必须标注批准文号

如果一个保健食品要取得批号在市场上销售，就必须通过严格的动物毒理和人体试食试验，确保产品无毒且有某种特殊的功能。选购时，应仔细查看包装标识标签说明，正规的保健食品会在外包装盒上标出天蓝色的，形如"蓝帽子"的保健食品专用标志，下方会标注批准文号，如"国食健字【年号】××××号"，或者是"卫食健字【年号】××××号"。国产保健食品的批准文号是"卫（国）食健字"，进口保健食品是"卫（进）食健字"，市民可登录国家食品药品监督管理局"数据查询"栏目查询产品的真实情况。

3. 批准名称不提功效

相关部门在批准保健食品时，通常是以产品原料命名，如葛根胶囊，说明其主要成分是葛根。而不是像"五行化糖胶囊"出现"化糖"这样代表功效的字眼。

4. 普通食品不需文号

有些普通食品生产企业为了欺骗消费者，在产品包装上标出一些如"* 食监字 ** 号"等类似批号，实际上，这些批号没有意义。在宣传上更不能提到有关疗效的文字。

5. 批准文号格式统一

2003 年 6 月以后，保健食品由国家食品药品监督管理局批准，其批准文号格式为如"国食健字 ****"或"国进食健字 ****"（进口保健食品）。

6. 左上角要有小蓝帽

购买保健食品时一定要注意看外包装，"主要展示版面"的左上方应并排或上下排列标注保健食品蓝色草帽标志与保健食品批准文号。

7. 12 个因素缺一不可

保健食品包装必须注明以下项目：名称、净含量及固形物含量、配料、功效成分、保健作用、适宜人群、食用方法、日期标示（生产日期及保质期）、储藏方法、执行标准、保健食品生产企业名称及地址、卫生许可证号。

8. 不能代替药物

如果有的保健食品宣称自己能够"根治"或"治愈"某种疾病，属于夸大宣传，也不能相信。

9. 其主要功能是调理

保健食品的主要功能是调理，需要一段时间和一个过程，在这个过程中，身体素质会慢慢提高，但很少在短期内有明显的变化。而且目前保健食品可申报的只有 27 种功能，所以在选择保健食品时一定要根据实际情况，选择适宜功能的产品，不要期望服用产品后迅速见效，更不要被销售人员不切实际的宣传所打动。而且，如果身体不适的情况一直未消除，一定要到医院接受正规治疗。

10. 上网查询

可登录国家食品药品监督管理局查询保健食品相关信息。

11. 注意事项

（1）不得使用医疗用语，或者易与药品相混淆的用语，禁止宣传疗效。

（2）禁止宣传改善和增强性功能的作用。

（3）广告上须附有明显统一的天蓝色保健食品标志，其中报刊印刷品广告中的保健食品标志，其直径不得小于 1 厘米。

（4）县级以上卫生行政部门抽检后不合格的保健食品，将暂停其在辖区内发布广告，经原抽检部门或其上级部门再次抽查合格后，方可继续发布。

（5）印刷品广告必须要以工商部门审批的内容发布，不得擅自修改、增加广告内容必须注明印刷品审批号。

12. 鉴别方法

随着国外保健食品的不断进入，人们可以在市面上见到越来越多进口的保健食品。有一些不法商家利用老百姓不知其中奥秘，趁机花样翻新，鱼目混珠。下面介绍如何挑选进口保健食品：

（1）正规的进口保健食品上应有我国食品药品监督管理局批准的《进口保健食品批准证》、保健食品标志——小蓝帽，以及保健食品批号，如"国食健进××号"。

（2）国家有明文规定，正规的进口保健食品，应有标准的中文、外文对照标签，而且中文字体必须大于外文字体。

（3）正规的进口保健食品必须能提供出入境检验检疫局出具的有效卫生合格证书，并贴有防伪标志。

（4）产地清楚。进口保健食品的外包装上应标明产品的原产国家或地区、代理商在中国依法登记注册的名称和地址。消费者可利用中英文对照，检查是否标注。

（5）正规的进口保健品也必须有商标、产品名称、生产日期、安全使用期或有效日期等国产保健品标准要求。

【能力训练】

1. 训练内容

市场上的"强化食品"已"风靡许久"，比如高钙奶、高钙饼干、维生素 C 饮料、高碘蛋、DHA 婴儿配方奶粉、含铁饼干等。但到底什么是营养强化食品，你该如何选择强化食品？经常吃这些"强化食品"会造成超标吗？

2. 训练参考

选择强化食品应遵照以下几个方面：

（1）要有针对性。强化食品主要针对营养缺乏的人群设计，这些人主要是指长期从事航海、边防特种作业，缺乏母乳、消化功能不良的人群或者是因为某些原因引起人体长期摄入某些营养素不足而导致营养缺乏的病人群。因此在选用强化食品前，首先是要了解自己的营养状况即你的膳食情况是否满足自己营养需要，并经过体检，如果一切正常，说明你不需要强化食品；如果经过医生检查确实患有某种疾病，并且是因为营养素缺乏而引起的营养缺乏病，应根据情况选用适合自己的强化食品。如患有缺铁性贫血，可以选择铁强化食品；如果是因为缺钙引起可选择强化钙产品等。原则上是缺什么补什么。对于每个人来说，对营养的需要和膳食的搭配是不尽相同的。因此，在购买强化食品时，千万不要只根据广告宣传和产品介绍来选择。

（2）营养成分及含量。食物中营养成分及其含量对健康很重要，而对于强化食品来说更是如此。如果某种强化食物中的有效成分不足，那么吃很多这种食品并不能达到应有的效果；如果强化食品中过多添加某种营养成分，也会给人体带来危害，如微量元素钙、铁、锌等在人体内消化吸收是互相竞争的，哪一种过多都会使其他元素吸收减少，因此，要注意营养素之间的平衡才有利于健康；还要注意强化食品中元素数量的总和，如果某些营养素过多会带来危害，如脂溶性维生素 A 或维生素 D 过多会引起中毒。而且所添加的营养强化剂有天然的和化学合成的两种，所谓天然的是从天然食物中提取的，而化学合成的是通过化学的方法得到，在选择时也应该考虑。一般来说，在食品商标上都应该明显标示出来。

（3）注意阅读商标。阅读商标非常重要，一个好的或品牌产品，其商标的标识都应很清楚，如原料名称、配料比例及添加量、生产日期、保质期、保存条件、适用人群、食用量、食用方法以及其他有关信息等。另外，在阅读品牌时不妨进行品牌之间的比较，因为不同的品牌即使添加物为同一营养素，但其来源也可能不同，如钙包括动物骨粉、鸡蛋壳粉、牡蛎壳粉、养殖的珍珠贝壳粉以及碳酸钙等，其中钙消化吸收率都不同。因此仔细阅读商标，比较多个品牌，有利于选择适合自己的品牌。当无法判断时最好慎重或购买正规厂家的产品。

（4）强化食品不宜长期食用。有人误当强化食品为补品，长期不间断地食用。因为长期食用或食用太多，会破坏营养素之间的平衡。正确的食用方法是食用一段时间后，要检查自己是否已经正常，如果身体已经正常，应该停止食用；也可采取间歇式的方法或遵医嘱。强化食品不是药品，对健康的影响是缓慢的，如果食用一段时间后仍然无效，说明问题不可能只是因为食物的不合理而引起，应该就医。

虽然强化食品可以补充营养，但我们仍提倡食用天然食物。因为天然食物中的营养素具有理想的化学结构，易于人体消化吸收；天然食物中含有的某些特殊成分，是强化食品所不能替代的；只有一日三餐摄取多样化的天然食物，才能获得全面而均衡的营养

【练习任务】

调查市场上的保健食品，确定哪些正规，哪些存在虚假成分？

项目二
营养咨询

【内容提要】

　　营养咨询是通过营养信息交流，帮助个体和群体获得食物与营养知识，培养健康生活方式的活动过程。营养咨询目的是提高各类人群对营养与健康知识的认识，消除不利于健康的膳食因素，改善营养状况，预防疾病发生，提高人民健康水平和生活质量。

　　完成本项目学习不仅要求具备营养专业理论知识，了解经济、文化对膳食的影响，还应具备传播营养知识、指导选购以及烹调能力。

子项目一　食品选购指导

【学习目标】

掌握主要的食物分类方法和各类食品的营养特点

了解常见市售食品及其营养

了解常见饮料饮品及其营养特点

掌握食物和饮料选购要点和原则

【知识内容】

　　现在食品选购已经成为一个大问题了。民以食为天，食以安为先，食品添加剂是否有"毒"？如何购买放心猪肉？如何选购新鲜鸡蛋？选购食用油的要领是什么？怎样选购和保存面粉？如何认识与选购好的鱼？

一、食物分类和各类食物的营养特点

　　可以将食物分为六大类，见表 4-2-1。同一类食物提供的营养素含量接近，具有相同的营养特点。

表 4-2-1　不同种类食物的营养价值和特点

食物种类		供给营养素和营养特点	备注
谷类、薯类	谷类及其制品	碳水化合物和 B 族维生素的良好来源，还含有蛋白质、膳食纤维	包括细粮、粗杂粮等
	薯类	膳食纤维、B 族维生素的良好来源，碳水化合物丰富	白薯、凉薯、土豆、山药、芋头等
	高糖、淀粉类食品	碳水化合物为主，其他营养素很少	果酱、甜点、蜜饯、烹调用糖和淀粉、粉丝、粉条、凉粉等
蔬菜、水果、菌藻类	蔬菜类	膳食纤维和维生素 C 的良好来源，并含矿物质、胡萝卜素	叶、根、茎、果类等
	菌藻类		
	水果类		各种水果
肉、禽、水产、蛋	肉类	优质蛋白质，脂肪、矿物质、维生素 A、B 族维生素，胆固醇较高	猪肉、牛肉、羊肉等红肉
	禽类	优质蛋白质，脂肪、矿物质、维生素 A、B 族维生素，胆固醇较低	鸡肉、鸭肉、鹅肉等白肉
	水产类	优质蛋白质，脂肪、矿物质、维生素 A、B 族维生素，胆固醇较低	白肉为主、鱼油来源
	蛋类	优质蛋白质，脂肪、矿物质、维生素 A、B 族维生素，高胆固醇	鸡蛋、鸭蛋等
奶、豆	奶及奶制品	钙的良好来源，并含丰富的维生素 B_2、优良蛋白质	牛奶、酸奶、奶酪等
	豆及豆制品	提供优质植物蛋白质，还含脂肪、膳食纤维、矿物质、B 族维生素	豆腐、豆浆、豆花、各种干豆类
油脂	植物油	脂肪为主，也含不饱和脂肪酸（包括单不饱和脂肪酸、多不饱和脂肪酸）、维生素 E	大豆油、花生油、玉米油、菜籽油、茶籽油、橄榄油等
	动物油	脂肪为主，维生素 E、饱和脂肪酸和胆固醇较高	猪油、牛油等
饮料和包装水		主要含水、糖、钠、钾、镁等，不同类的饮料具有不同的营养特点	各种饮品，包括果汁等

二、饮料和饮品的种类及其营养特点

人们日常饮用的饮料一般包括饮用水、碳酸饮料、果蔬汁饮料、茶和茶饮料、含乳和植物蛋白饮料等。常见水的类型包括自来水、白开水、矿泉水、纯净水、蒸馏水等；含酒精饮料又包括发酵酒、露酒、蒸馏酒等。不同的饮料和饮品由于其中所含的成分不同，其营养价值也不同，见表 4-2-2。

表 4-2-2　水和饮料的营养价值和特点

饮料种类	营养价值	营养保健特点	备注
自来水、矿泉水	水、钾、钠、钙、镁等矿物质	提供水和矿物质	天然水
白开水	水、钾、钠、钙、镁等矿物质	提供水和矿物质	（1）除去了部分碳酸根离子、钙和镁 （2）卫生、方便、经济实惠

· 346 ·

续表

饮料种类	营养价值	营养保健特点	备注
纯净水、蒸馏水	纯水	提供水	去除了大多数矿物质和微量元素
茶、咖啡	水、生物活性成分	抗氧化，抗突变；适量饮用咖啡可在短时间内提高人的精神	含茶多酚、氯原酸、咖啡因等，过量饮用会引起兴奋
碳酸饮料（可乐、雪碧等）	水、糖、二氧化碳	高糖、高磷	纯能量，儿童易引起龋齿
运动饮料	糖、钾、钠、钙、镁、B 族维生素、维生素 C、氨基酸等	供给能量和无机盐，促进体能恢复	职业运动员和健身人群的最佳饮品
功能性饮料	糖、无机盐、维生素植物蛋白、生物活性成分等	不同配方，特点不同（如低钠高钙饮料，低糖饮料，降脂饮料等）	针对不同人群配制，注意看营养标签的标识内容
果蔬汁	水、糖、维生素 C、胡萝卜素	水和维生素 C	含少量膳食纤维
酒精饮料	乙醇	提供能量	啤酒、葡萄酒、果酒

三、食品选购应注意的卫生问题

不同的食品由于营养成分不同，出现的卫生问题亦不同，选购食品时应特别注意，见表 4-2-3。

表 4-2-3　各类食品应注意的卫生问题

食品种类	卫生问题	处理措施
粮谷类和豆类	发霉、生虫	不选发霉或生虫的粮、豆，或去霉去虫
蔬菜、水果	凋萎、叶片变黄、长霉、软化、腐臭和变色等腐烂变质；肠道致病菌及寄生虫卵污染	(1) 选择新鲜的蔬菜、水果 (2) 食用前弃除整棵（个）腐坏部分，彻底洗净和消毒，特别是生食的蔬菜和水果
肉类	蛋白质腐败、寄生虫	选择经过检疫的、新鲜合格的肉类食品
鱼类	蛋白质腐败	不吃不新鲜的鱼，观察肠、头部分
油脂	脂肪酸败	选择没有哈喇味的、清凉透明的植物油
包装食品	(1) 腐败变质 (2) 已超过保质期的产品 (3) 掺杂做假	(1) 注意选择标志清楚的食品，产品的外包装上要有产品的名称、生产企业的名称、厂址、注册商标、产品规格等 (2) 注意食品的生产日期、生产批号及保存（质）期，不要选择超过保存期的食品 (3) 进行食品质量的感官检查，如包装是否完整，包装是否变形、锈蚀、膨胀等 (4) 如可透过包装材料看到食品的内容物，要观察食品是否有发霉、浑浊、生虫、沉淀等现象 (5) 包装食品开封后，在食用前，要对食品颜色、气味、质地等进行检查，发现异常不要食用

四、日常食品消费选购指南

1. 食用油

垃圾油质量极差、极不卫生，是过氧化值、酸价、水分严重超标的非食用油。"地沟油"常常是指在高温状态下长期反复使用，与空气中的氧接触，发生水解、氧化、聚合等复杂反应，致使油黏度增加，色泽加深，过氧化值升高的油脂，还会产生挥发物及醛、酮、内酯等有刺激性气味的物质，这些物质具有致癌作用。消费者可从看、闻、尝、听、问五个方面鉴别。

2. 肉制品

肉制品是指以鲜、冻禽肉为主要原料，经选料、修整、腌制、调味、成型、熟化（或不熟化）和包装等工艺制成的肉类加工食品。如香肠、火腿、培根、酱卤肉、烧烤肉等。

（1）辨别注水肉。注水肉在市场上经常出现，正常瘦肉外表呈风干状，颜色略微发乌；注水后的瘦肉像洗过一样，看上去水淋淋地发亮。注水肉粘刀，不注水的肉不易粘刀。

简单的区分办法是用干净的餐巾纸贴在瘦肉表面，稍压片刻，待纸略湿后揭下来。正常猪肉上的纸只是略湿，能基本完整地揭下来，并且可以点燃。若是注水猪肉，由于餐巾纸吸水过多，不容易揭下来，成为湿碎纸片。

（2）火腿肠。火腿肠是深受广大消费者欢迎的一种肉类食品，它是以畜禽肉为主要原料，辅以填充剂（淀粉、植物蛋白粉等），然后再加入调味品（食盐、糖、酒、味精等）、香辛料（葱、姜、蒜、豆蔻、砂仁、大料、胡椒等）、品质改良剂（卡拉胶、维生素 C 等）、护色剂、保水剂、防腐剂等物质，采用腌制、斩拌（或乳化）、高温蒸煮等加工工艺制成，其特点是肉质细腻、鲜嫩爽口、携带方便、食用简单、保质期长。在选购火腿肠时可以从外表样式和气味等方面来鉴别产品的品质。

3. 大米和米面制品

（1）大米。消费者在购买时，要注重大米的质量，不要只图价格便宜，而购买色泽气味不正常、发霉变质的大米。

（2）米面制品。我们经常在超市中购买的速冻汤圆、速冻饺子都属于速冻米面食品，速冻面米食品已于 2003 年 7 月纳入食品生产许可证管理，因此目前在市场上销售的速冻面米食品均应标有 QS 标志。速冻食品贮存温度应保持在-18 摄氏度或更低，此外，速冻食品还要在冷冻条件下销售，低温陈列柜内产品的温度不得高于-12 摄氏度，消费者购买速冻食品后，如不是立即煮制，应尽快将食品放入冻箱的冷冻格中（注意不是冷藏格）贮存。

【能力训练】

1. 练习内容

分组设计一个食品选购指导的场景训练（主要包括零食、饮料、饼干、面包、坚果等速食）。

2. 练习参考

[模拟案例]　夏季来临，饮料的需要量大增。一位母亲带一名 8 岁儿童前来咨询儿童饮料在选购方面有何要求，请你给予咨询指导。

（1）工作准备。

饮料：白开水、瓶装矿泉水、纯净水、可乐、橘子汁、乳饮料、运动饮料（任选三种）。

设备：人体秤、身高测量器、计算器等。

（2）工作程序。

第一步，确定来访者身份。确定儿童的性别、年龄、身高、体重等。

第二步，询问爱好。询问儿童日常喜好的饮料品种。如喝什么饮料？什么牌子？

第三步，提出建议。根据儿童的具体情况和不同饮料的营养特点来确定其需要。

首先，对于大多数健康人来说，一天正常的饮水量应该是 1200 毫升左右。简单说就是 2~3 瓶矿泉水瓶。

其次，便宜又健康的白开水是饮水的最佳选择。它来源简单、安全还含有我们所需要的部分营养素。那么如果我们确实要喝一些饮料，我想可以把它们分成三个等级。第一级，推荐喝健康的饮料。其中包括矿泉水、淡柠檬水，还包括豆浆和牛奶。第二级，可以喝两杯，适可而止的饮料。其中包括酸奶、乳酸饮料、100%果汁、低糖饮料、自榨果汁，等等。这些饮料很多都含有丰富的营养，比如钙、纤维素，等等，但它们多数都含有较多的糖，不利于孩子饮食健康，可能会影响食欲或者引起肥胖。这些饮料喝起来要适可而止。第三级，不健康饮料。其中包括含有很少果汁的（小于 10%）果汁饮料，特别甜的茶饮料、果醋、碳酸饮料、珍珠奶茶，等等。这些饮料营养价值很低，含有大量糖和添加剂，有的甚至还含有反式脂肪酸、磷酸、咖啡因等不利于健康的成分。这类饮料最好少喝，特别是儿童和慢性病人最好不喝。

最后，不要迷信一些功能性饮料，例如促进体力恢复的、防止上火的，甚至还有增强记忆力或者视力的。这些饮料中主要的成分还是大量的糖，对健康、体重控制都是有害无益的。即使真的含有一些减少疲劳、增强记忆的成分，也是微乎其微，难以发挥什么真正的作用，只是用来做广告的噱头而已。

第四步，注意问题。选购饮料时要注意检查瓶装水或盒装饮料的生产日期和保质期，并进行感官检查。

【练习任务】

在超市选择三款饼干，说说它们的营养特点，并选择最适合 8 岁小朋友的一款。

子项目二　烹饪营养指导

【学习目标】

了解烹饪方法、温度变化对蔬菜颜色和味道的影响

掌握烹饪方法、温度变化对蔬菜营养素和质量的影响

针对食物原料特点进行烹饪推荐和指导

【知识内容】

上帝对我们人类眷顾有加，天上飞的、地上跑的、水里游的、山里长的，可以说你能想到的一切，只要你愿意，都可拿来做食物，让我们时时能享受到不同的美味。庞杂的食物让人们在一饱口腹之欲之余，也提供了各种不同的能量和其他营养素，使得人类的大脑更加聪明，可以主宰地球几万年，并且将一直主宰下去。

同一种食材用不同的烹调方法会做出截然不同的滋味，凉拌的爽口、热炒的脆嫩、煮炖的滋味足、烧烤的有风味。

但是，现代营养学研究表明，不同的烹调方法对食材中的营养素会起到不同的作用，要想尽可能地从食物中获得充足而全面的营养素，必须要针对不同食材和各种营养素的特点运用恰当的烹调方法。

科学烹饪是保证食物色、香、味和营养质量的重要环节。食物经过不同烹饪方法加工后会发生一系列的物理、化学变化，有的变化会增进食品的色、香、味，使之容易消化吸收，提高食物所含营养素在人体的利用率；有的则会使某些营养素遭到破坏。因此，在烹调加工时，一方面要利用加工过程的有利因素，达到提高营养、促进消化吸收的目的；另一方面也要尽量控制不利因素，减少营养素的损失，最大限度地保留食物中的营养素。指导并演示烹调加工方法也是营养

师的重要技能。

合理烹饪的意义具有以下几点：

第一，通过对食物的合理调配，能满足人体对营养素的需求，实现平衡膳食，达到合理营养的目的。

第二，合理烹饪可使食物原料发生有利于人体消化吸收的物理化学变化。如部分营养素发生不同程度的水解，使得营养素容易被人体消化吸收。通过加热，大豆中的抗胰蛋白酶被破坏，有利于大豆蛋白质的消化吸收等。

原料细胞的呈味物质、呈色物质浸出，再配以调味料的作用，使腥邪气味挥发，同时增加令人愉快的色、香、味，促进人的食欲。

第三，通过合理洗涤、加热，可去除致病性微生物和寄生虫、卵，达到消毒杀菌、保证食品卫生的目的。通过合理烹饪，还可防止食物中产生有毒有害物质对人体造成的伤害。如食品添加剂使用不当、高温加热油的毒性等。

第四，合理烹饪可以减少原料中营养素的损失，最大限度地保存营养素。

1. 营养素在烹饪中的变化

（1）蛋白质的变性作用。当蛋白质受热或受其他因素影响时，蛋白质的空间结构发生改变，其性质会发生变化，这种变化称为蛋白质的变性作用。这种变化降低了蛋白质溶解度，促进了蛋白质分子间相互结合而凝结。

1）蛋白质的热变性。蛋白质的受热变性是最常见的变性现象。如鸡蛋液在加热时凝固，瘦肉在加热时收缩变硬等，都是蛋白质热变性的现象。在烹饪中采用爆、炒、熘等方法，因进行快速高温加热，加快了蛋白质变性速度，原料表面因蛋白质热变性而凝固，细胞孔隙闭合，使原料内部的营养素和水分不会外流，使菜肴的口感鲜嫩，营养素少受损失。

肉的红色主要是由肌红蛋白产生的，当将肉加热到 70 摄氏度以上时，肌红蛋白开始变性，肉的颜色由红变为灰白色，所以在烹调时，可以从肌肉颜色的变化来判断肉的成熟度。

面粉中的蛋白质主要是面筋部分，面筋是由谷蛋白和醇溶谷蛋白构成。冷水调面，面筋蛋白质吸水润涨，经过充分揉搓，面筋蛋白质分子间形成较多的二硫键，使面团形成致密的面筋网络，把其他物质包住，面团具有坚实、筋力足、韧性强、拉力大的特点。热水调面，面筋蛋白质的热变性随温度升高而加强，温度越高，变性越大，筋力和亲水力更加衰退，面团中无法形成致密的面筋网络，使得面团黏、糯、韧性差、筋力小等。水温不同，水调面团形成原理及各类面团性质也不同。

当蛋白质受热温度过高或加热时间过长，食物会发生严重脱水，菜肴质地会变老、变韧。若蛋白质严重变性，蛋白质会发生断裂、热降解，部分氨基酸会脱氨分解，甚至会与羰基结合，发生羰氨褐变，不仅降低了蛋白质的营养价值，而且可能产生有害物质。

2）蛋白质的其他作用变性。除了高温之外，酸、碱、有机溶剂、振荡等因素也会引起蛋白质变性，并均可在烹饪中得到应用。

蛋白质的 pH 值处于 4 以下或 10 以上的环境会发生酸或碱引起的变性。例如，在制作松花蛋时，就是利用碱对蛋白质的变性作用，而使蛋白、蛋黄发生凝固；酸奶制品是利用酸对蛋白质的变性作用；鲜活水产品的醉腌是利用酒精等有机溶剂对蛋白质的变性作用等。

（2）蛋白质的水解作用。蛋白质在烹饪过程会发生水解作用，产生肽类和氨基酸。许多氨基酸都具有明显的呈味作用，如甘氨酸、丙氨酸、丝氨酸、苏氨酸、脯氨酸、羟脯氨酸等呈甜味；缬氨酸、亮氨酸、异亮氨酸、蛋氨酸、苯丙氨酸、色氨酸、精氨酸、组氨酸等呈苦味；天门冬氨酸、谷氨酸等呈酸味；天门冬氨酸钠和谷氨酸钠呈鲜味。

在烹饪中对于富含蛋白质和脂肪的原料，选用长时间加热的烹调技术，原料中的蛋白质会发生水解产生氨基酸和低聚肽，原料中的呈味物质就不断溶于汤中，使菜肴汁浓味厚。

（3）脂肪的热水解和芳香气味的生成。食用油脂在烹饪过程加热时，会发生水解和酯化反应。

脂肪在热、酸、碱、酶作用下可以发生水解反应，生成脂肪酸和甘油。油脂水解程度常用酸价表示，酸价是指中和 1 克油脂中游离脂肪酸所需的氢氧化钾的质量（毫克）。纯净油脂的发烟点较高，随游离脂肪酸含量的增高，油脂发烟点温度随之降低。一般新鲜油脂发烟点为 220~230 摄氏度，若游离脂肪酸含量达到 0.6% 时，油脂发烟点温度降至 148 摄氏度。发烟点降低的油脂在烹饪中很容易冒烟，影响菜点的色泽和风味，还污染环境，刺激人的眼、鼻、咽喉，有碍健康。在烹饪中最好选用发烟温度高、煎炸过程中烟点变化缓慢的油脂。

烹调时加入料酒、醋等调味品，酒中的乙醇会与醋酸发生酯化反应，生成具有芳香气味的醋酸乙酯，与脂肪酸发生酯化反应，生成具有芳香气味的脂肪酸醇酯，增加了菜肴的鲜香美味。

（4）脂肪的热分解。油脂在加热中，当温度上升到一定程度时就会发生热分解，产生醛、酮等低分子物质，如分解产物中的丙烯醛具有刺激性，能刺激鼻腔并有催泪作用。当肉眼看到油面出现蓝色烟雾时，说明油脂已发生了热分解。

油脂的热分解程度与加热的温度有关。不同种类的油脂，其热分解的温度（发烟点）不同，人造黄油的发烟点为 140~180 摄氏度，猪脂、牛脂和多种植物油的发烟点为 180~250 摄氏度。在煎炸食物时，将油温控制在油脂的发烟点以下，就可以减轻油脂的热分解，降低油脂的消耗，保证制品的营养价值和风味质量。如煎炸牛排选择发烟点较高的油脂，可以加速蛋白质的变性和提高牛排鲜嫩的质感。

（5）油脂的热氧化聚合。油脂氧化可分为常温下引起的自动氧化和在加热条件下引起的热氧化两种。油脂的热氧化分解多发生在食物的烹调过程中，反应速度较快，而且随着加热时间的延长，其分解产物还会继续发生氧化聚合，使脂肪酸相互聚集，产生二聚体、三聚体等聚合物。聚合物的增加，使油脂增稠，还会引起油脂起泡，并附着在煎炸食物的表面。

一般油脂加热至 200~230 摄氏度时能引起油脂的热氧化聚合。聚合的速度和程度与油脂的种类有关，大豆油、芝麻油容易聚合，橄榄油、花生油不易聚合。反复高温加热的油脂随着聚合作用的不断进行，会由稠变为冻甚至凝固。烹饪中火力越大，时间越长，热氧化聚合反应就越剧烈。

高温加热时油脂中的有毒聚合物在体内被吸收后与酶结合，会使酶失去活性而引起生理异常现象，影响人的健康。在烹饪中应避免高温长时间加热，油炸用油不宜反复使用。氧是促进油脂氧化聚合的重要因素，所以油脂在烹饪中应减少与空气接触的面积，采用密闭煎炸设备或在油脂上层用水蒸气喷雾隔离与空气的接触，可有效地防止油脂与空气的接触。铁、铜等金属也能催化油脂的聚合反应，所以油炸锅最好选用不锈钢制品。

（6）油脂在烹饪中的作用。作为传热介质。油脂在加热过程中，不仅油温上升快，而且上升的幅度也大，若停止加热或减少火力，其温度下降也较迅速，这样便于烹饪过程中火候的控制和调节，以适应多种烹调技法的运用。油脂在加热后能储存较多的热量，进行烹饪时，油脂将热量迅速而均匀地传给食物，使食物迅速成熟，有利于菜肴达到所要求的最佳品质。

赋予菜肴特殊香味。油脂在烹饪过程中，原料多经油滑、油煎、油炸等，使各种成分发生多种化学反应，油脂加热后产生游离的脂肪酸和挥发性醛类、酮类等化合物，使菜肴具有特殊的香味。

具有润滑作用。油脂的润滑作用在菜肴烹饪中有广泛应用，如在面包制作中常加入适当的油脂，降低面团的黏性，便于操作；菜肴烹调前，用油润滑炒勺，然后将炒勺上火烧热，再加底油烹调，可防止原料粘锅。

（7）淀粉在烹饪中的变化。淀粉在烹饪过程中，由于在热的作用下，发生了许多物理变化和化学变化，其中最大的变化是淀粉的糊化和糊化后的老化。

淀粉糊化是指淀粉在水中加热，淀粉粒吸水膨胀，淀粉粒内的层状结构分离，接着破裂，形成半透明的胶体溶液，称为糊化作用。淀粉与水在加热过程中，由于热量破坏了淀粉分子间的结合力，使原来紧密的结构逐渐变得疏松，氢键断裂，淀粉分子分散在水中，形成具有黏性的胶体溶液，导致淀粉糊化。淀粉糊化以后，具有热黏性和黏度的热稳定性，有利于菜肴的成型；具有透明度，使菜肴明亮光泽；具有糊丝，容易和菜肴相互黏附。利用淀粉糊化作用，在烹饪中可制作粉丝、粉皮，用淀粉对菜肴进行勾芡、挂糊，可较好地保护原料，提高菜肴的质量。

淀粉的老化是淀粉糊化的逆过程。它是指糊化以后的淀粉处在较低温度下出现的不透明甚至凝结或沉淀的现象。淀粉老化的实质是淀粉分子间又重新排列形成新的氢键的过程。老化的淀粉黏度降低，食品的口感由松软变为发硬，使酶的水解作用受阻，影响了淀粉的消化率。

淀粉的老化与其组成有关，一般直链淀粉比支链淀粉易于老化，淀粉中直链淀粉的含量越高，其老化的速度越快；淀粉的老化与淀粉的种类有关，一般玉米、小麦淀粉较容易老化，而糯米淀粉的老化程度较低，老化速度较为缓慢；淀粉的老化与淀粉的含水量有关，含水量在 30%~60% 时较易老化，而含水量小于10% 或大于 70% 则不易老化；淀粉的老化与温度有关，高温下淀粉不易老化，较为稳定，通常淀粉老化最适宜的温度为 2~4 摄氏度，高于 60 摄氏度或低于-20摄氏度时都不易老化；淀粉的老化与 pH 值有关，pH 值为 7 时容易引起淀粉的老化，在偏酸或偏碱的条件下则不易老化。淀粉发生老化，既影响食物的口感又不易消化。但在某些情况下，却需要利用淀粉的老化，如粉丝、粉皮、虾片的加工，这些食品只有经过老化才具有较强的韧性，加热后不易断碎，所以用含直链淀粉较多的绿豆淀粉制粉丝较好。

（8）蔗糖在烹饪中的作用。

1）蔗糖的水解。蔗糖由一分子葡萄糖和一分子果糖组成，有甜味，易溶于水，能调和口味，改善菜肴色泽和供给人体热量。蔗糖水解的产物是转化糖，是葡萄糖与果糖的混合物，性质类似蜂蜜，可代替蜂蜜做糕点用。

2）结晶与挂霜。蔗糖的饱和溶液，经冷却或水分蒸发，会析出蔗糖结晶。在较高温度下溶解大量蔗糖形成饱和溶液，加热至水分蒸发到一定程度时，让糖液裹匀原料，离火冷却，原料表面糖液迅速结晶，形成洁白似霜的外观和质感。

3）拔丝。蔗糖加热至 185 摄氏度左右，融化为液体，继续加热显出微黄色，形成一种黏稠的融化物，冷却后形成无定形玻璃状物质。烹饪中拔丝类的菜肴利用的就是这个原理。

4）焦糖化作用。蔗糖经加热熬制能发生焦化作用，蔗糖的焦化过程可分为三个阶段：第一阶段由蔗糖熔融开始，经一段时间起泡，蔗糖脱去一分子水，生成异蔗糖苷；第二阶段再次起泡脱水，产生焦糖酐；第三阶段进一步脱水形成焦糖素（酱色）。烹调中的红烧类菜肴的酱红色，就是利用这一性质。

蔗糖也可改善面团的品质，将面团烘烤后，因糖的焦化作用，使其制品表面光滑，色泽美观，诱人食欲。

（9）维生素在烹饪中的变化。食物在烹调加工时，损失最大的是维生素，各种维生素中又以维生素 C 最易损失。维生素在烹饪中受损失的顺序：维生素 C>维生素 B_1>维生素 B_2>其他 B 族维生素>维生素 A>维生素 D>维生素 E。

1）溶解性。水溶性维生素易通过扩散、渗透等从原料中浸析出来溶于水中，在烹制过程中也会因加水或汤汁溢出，而溶于菜肴汤汁中。一般采用蒸、煮、炖、烧等烹制方法，汤汁溢出量可达 50%，采用炒、滑、熘等方法，成菜时间短，汤汁溢出不多，水溶性维生素从汤汁溢出量也不会多。脂溶性维生素在用水冲洗时或以水做传热介质时，不会流失，但用脂肪做传热介质时，部分脂溶性维生素会溶于脂肪中，脂溶性维生素溶于脂肪中可以促进其吸收。

2）氧化反应。对氧敏感的维生素有维生素 A、维生素 E、B 族维生素和维生素 C 等，它们在食物的储存和烹饪加工过程中特别容易被氧化破坏。如遇空气易被氧化而破坏的维生素 C、维生素 A 等。

3）热分解作用。大部分维生素是在烹饪加热时被分解破坏的，加热温度越高，时间越长，损失就越大。如蔬菜煮 5~10 分钟，维生素 C 的损失率达 70%~90%。

4）光分解。对光敏感的维生素有维生素 A、维生素 E、B 族维生素和维生素 C 等，如夏季牛奶在光下暴露 2 小时，其维生素 B_2 可以损失 90%，阴天损失率为 45%。

5）酶的作用。天然原料中存在许多酶，它们对维生素有分解作用。如鱼肉中的硫胺素酶可以分解硫胺素；蛋清中的抗生物素酶可以分解生物素；蔬菜、水果中的抗坏血酸氧化酶能加速抗坏血酸的氧化等。

多数维生素在酸性环境中比较稳定，而在碱性环境中，容易被分解破坏。

（10）矿物质在烹饪中的变化。烹饪原料中的矿物质会因溶于水而损失，如淘米、洗菜时，用水量大、流水、浸泡、水温高等，都会加大矿物质的损失。涨发海带时，用冷水浸泡，清洗三遍，就有 90% 的碘被浸出；用热水洗一遍，95% 的碘被浸出。切块土豆在常温水中浸泡，钙和钾浸出率分别为 28% 和 10%；在沸水中浸泡，则为 31% 和 60%。

烹饪原料在烹制过程中，由于受热会发生收缩，迫使其内的汁液外流，而外流的汁液中含有相当数量的游离态矿物质。富含草酸、植酸、磷酸等有机酸的一些烹饪原料，在烹调中这些有机酸能与矿物质离子结合，生成难溶的化合物，不利于这些原料中矿物质的吸收，所以对含有机酸较多的原料在烹制前应先经焯水，以除去有机酸，提高矿物质的吸收利用率。

2. 食物营养素的损失途径

食物在加工过程中，如果某些烹调方法不当，会使营养素受到破坏损失，其损失途径主要是通过流失和破坏两个途径造成的。

（1）流失。食物中的营养素，常因某些物理因素，如渗出和溶解致使营养素损失。

1）渗出。采用盐腌、糖渍法制作食物，由于高渗离子的作用，改变了食物内部渗透压，使食物中水分渗出，某些营养物质，如维生素、矿物质等随溶液外溢流失，食物中的营养素受到不同程度的损失。

2）溶解。食物在淘洗过程中由于方法不当或因长时间炖煮，易使蛋白质、脂肪、维生素、矿物质溶于水，这些营养素可随淘洗水或汤汁抛弃造成损失。例如蔬菜切洗不当可损失 20%左右的维生素，大米多次搓洗可丢失 43%左右的核黄素和 5%的蛋白质，煮肉弃汤可丢失部分脂肪和蛋白质。

（2）破坏。食物因物理、化学或生物因素，使营养素氧化分解失去了原有的营养价值。

1）物理因素。食物在高温加热条件下，不稳定的营养素容易遭到破坏，在各种营养素中，损失最大的往往是维生素。如油炸食品中的硫胺素损失达 60%，核黄素损失 40%，尼克酸损失 50%，维生素 C 全被破坏。紫外线和空气中的氧易造成油脂的酸败和维生素的破坏。如牛奶受到阳光照射，其中的维生素 A 和核黄素会遭到不同程度的破坏。

2）化学因素。食物搭配不当，将含鞣酸、草酸多的食物与高蛋白、高钙的食物一起烹制，容易形成不能被人体吸收的有机化合物，如鞣酸蛋白、草酸钙等，降低了食物的营养价值，甚至可引起人体结石病。B 族维生素、维生素 C 等水溶性维生素在碱性环境中不稳定，易被分解破坏，在烹调中使用食碱可使这类维生素加速氧化分解，受到破坏。脂肪氧化酸败易使脂溶性维生素受到破坏，并产生有毒物质，失去脂肪的食用价值。

3）生物因素。食品因自身生物酶或受到微生物污染，可引起食品中蛋白质分解，脂肪氧化酸败，维生素破坏等变化，同时还可产生有害物质等。

3. 常用烹调方法对营养素的影响

合理营养是通过合理烹调来实现的。在烹调食物时应坚持合理配菜和平衡膳食的原则。常用的食物原料所含的营养成分是不全面的，正确恰当的搭配，可以使其中的营养素达到互补，充分发挥食品内各种营养素的作用，提高菜肴的营养成分，满足均衡营养的需求。在选择烹饪原料、调配膳食、烹调加工时，除了充分考虑烹调原料的营养特点外，还要充分考虑不同烹调方法对营养素的影响（见表4-2-4）。

表 4-2-4　常用烹调方法对营养素的影响

烹调方法	对营养素的影响	减少营养素损失的措施	备注
蒸、煮	（1）对糖类及蛋白质的部分水解作用 （2）使水溶性维生素及矿物质溶于水中	（1）控制时间 （2）连汤一起吃	（1）捞面条可损失 49%维生素 B_1、57%维生素 B_2 和 22%烟酸 （2）捞米饭损失 67%维生素 B_1、50%维生素 B_2 和 76%烟酸，同时还可使部分矿物质损失掉 （3）米、面、蛋类以煮蒸的烹饪方法最好

烹调方法	对营养素的影响	减少营养素损失的措施	备注
炖、煨、卤	(1) 使水溶性维生素和矿物质溶于汤内 (2) 部分维生素遭到破坏	控制时间	红烧、清炖时，肉中维生素损失最多
煎、炒、炸	(1) 对所有营养素都有不同程度的破坏 (2) 蛋白质因高温而严重变质 (3) 油脂热聚合物和过氧化脂质含量升高 (4) 产生丙烯醛	(1) 上浆挂糊 (2) 急炒 (3) 勾芡 (4) 加醋 (5) 降低油温，控制在 170~200 摄氏度 (6) 避免陈油反复使用	(1) 炒肉维生素损失最少 (2) 流水冲洗，先洗后切，急火快炒，现吃现做可以最大程度保留蔬菜中的维生素 C 和矿物质
烧烤	(1) 维生素 A、B 族维生素、维生素 C 大部分损失 (2) 脂肪、蛋白质、氨基酸受损，产生致癌物质 3,4-苯并（α）芘	尽量少用明火，缩短烧烤时间	改善食物风味，使之色鲜、味浓、肉嫩、油而不腻，散发诱人的芳香气味，产生可口的滋味，避免使用烧烤方法烹饪食物
熏	(1) 破坏维生素，特别是维生素 C (2) 脂肪、蛋白质、氨基酸损失，同时存在 3,4-苯并（α）芘问题	避免烟熏温度过高，控制在 200~400 摄氏度	虽然熏制食物能增加风味，为了健康也应做到不吃或少吃

【知识链接】

如何烹饪更健康

1. 大米多数不需淘洗，淘洗会造成营养损失。

2. 蔬菜择洗应尽量保留绿叶。

3. 蒸能够最大程度保留食物营养。

4. 煮和用烤箱烤比较健康。

5. 油炸和明火炭烤相当于慢性服毒。

6. 煎炒要注意控制温度。

7. 发酵的食品营养价值更高。

8. 加醋有利于营养吸收和保存。

9. 香辛料抑制异味，改善消化吸收。

10. 什么油都是高热量，多食都不健康。

4. 烹饪过程中食物营养素的保护措施

在烹饪加工过程中，使用科学正确的加工方法可最大限度地保护营养素，保证营养素的供给，满足人体的生理需要。

（1）主食在制作过程中营养素的保护措施。

1）面食品。面食品的加工方法较多，如蒸、烙、炸、煮等。面食品种也多，如馒头、烙饼、油饼、油条、面条、面包等。一般在制作过程中，面食里的蛋白质、脂肪、糖、矿物质的损失较少，但维生素随加工制作方法的不同，会受到不同程度的破坏和损失，尤其是 B 族维生素损失较大，蒸、烙、煮等方法对维生素破坏较少。面食加碱或高温油炸，维生素被破坏严重。煮面条时，可有 2%~5% 的蛋白质及部分 B 族维生素损失到汤中，若将汤抛弃，营养素损失较大，因此煮面条最好连汤带面一起吃。不同的加工方法面食品中维生素的保存率如表 4-2-5 所示。

表 4-2-5 不同加工方法面食品中维生素保存率（100 克）

食品	原料	制作方法	硫胺素			核黄素			尼克酸		
			烹前（毫克）	烹后（毫克）	保存率（%）	烹前（毫克）	烹后（毫克）	保存率（%）	烹前（毫克）	烹后（毫克）	保存率（%）
馒头	标准粉	发酵、蒸	0.27	0.19	70	0.07	0.06	86	2.0	1.8	90
大饼	富强粉	烙	0.35	0.34	97	0.07	0.06	86	2.4	2.3	96
面条	富强粉	煮	0.29	0.2	69	0.07	0.05	71	2.6	1.8	73
窝头	玉米面	蒸	0.33	0.33	100	0.14	0.14	100	2.1	2.3	109
油条	标准粉	炸	0.49	0	0	0.06	0.03	50	1.7	0.9	52

2）米制品。大米在制作过程中，由于淘洗、加热、加碱，可损失部分水溶性维生素、蛋白质和矿物质，若淘洗次数多、浸泡时间长、水温高，则损失更大。目前市场上出现了卫生安全密封的"免洗大米"可直接下锅，有效地保存了营养素。

米饭制作方法不同，营养素损失不同。如果采取先洗米，再去汤，后蒸饭方法，营养素损失较多，而直接蒸饭可减少损失。煮粥时人们往往加碱增加其黏稠度，但破坏了大量维生素，所以煮粥一般不要加碱。糙米淘洗或加碱，其维生素的损失率如表 4-2-6 所示。

表 4-2-6 糙米在制作中硫胺素的损失率

含量与损失率	原有	淘洗后	煮后	加碱后
硫胺素含量（毫克）	0.2	0.14	0.11	0.05
硫胺素损失率（%）		30	45	75

（2）蔬菜在烹调过程中营养素的保护措施。蔬菜含有大量水分、丰富的维生素和矿物质，加工烹调不当，易使其营养素遭到破坏，尤其是维生素 C 的损失最为严重，所以在菜肴制作中合理地保护维生素是极为重要的。

1）合理洗切。蔬菜生长期间因施肥、杀虫，易受农药和寄生虫、虫卵的污染。蔬菜可采用整棵浸洗的方法，以减少农药的残留量，然后逐叶洗净。应采取

"先洗后切"的原则，以减少水溶性维生素的损失。原料切块要大，如切得过碎容易使营养素氧化而损失过多。原料还应现切现烹，现烹现吃，否则也易损失营养素。如蔬菜炒熟放置1小时，维生素损失约为10%，放置2小时约损失14%，时间再长，损失还多。

2) 沸水烫料。有时为除去食物原料中的异味或调整各种原料烹调成熟的时间，许多原料要做烫料处理。烫料时要火大水沸，加热时间宜短，操作宜快，原料要分次下锅，这样不仅能减轻原料色泽的改变，而且还可减少维生素的损失。若在冷水中烫料，维生素损失多，如土豆放在热水中煮熟，维生素C可保存90%，若放在冷水中煮熟，维生素C只能保存60%。蔬菜经水烫后，虽然会损失一部分维生素，但也可除去较多的草酸，有利于钙的吸收。炒新鲜蔬菜时，应尽量不要采用烫料，更不能挤去菜汁，如需要挤汁的菜，例如饺子馅，挤的菜汁可以加到肉馅中去。

3) 烹调方法选择。蔬菜应采用急火快炒的原则，因缩短了加热时间，可使原料中的营养素得到保护。如叶菜类用急火快炒的方法，维生素C的平均保存率为60%~70%，胡萝卜素的保存率可达76%~94%。另外在烹制蔬菜过程中可加入少许食醋，对蔬菜中维生素C的保存和钙、铁的吸收均有好处。烹调时为了使青菜保持青绿色泽，有的厨师在烹制蔬菜中加入少量食碱，这样会使大量水溶性维生素遭到破坏，应尽量避免。

烹制蔬菜时往往用淀粉勾芡，一方面可使汤汁浓稠、味美可口，另一方面又保护了维生素，因为淀粉中的谷胱甘肽含有的硫氢基（-SH）具有保护维生素C的作用。

（3）肉类等动物性食物在烹调中营养素的保护措施。肉类等动物性食物是人体蛋白质的主要来源。制作方法得当，营养素保存率较高，方法不当，营养素有一定损失。

1) 烹调方法选择。动物性食物的烹调方法很多，如炸、炒、熘、爆、烧、炖、蒸、煮等。一般以爆、炒、蒸、熘等方法营养素损失较少，而炸、煎、明火烤等营养素损失较多。爆，动作快，旺火热油，原料先经蛋清或湿淀粉挂浆拌匀，形成薄膜，再下油滑热，然后快速翻炒，营养素损失小。熘，一般是原料经油炸后再熘，原料外面裹有一层糊，油炸时糊受热形成焦脆的外壳，保护了原料的营养素。炒，旺火热油，加热时间短，营养素损失少。炸，油温高，蛋白质可严重变性，脂肪热解，破坏了部分维生素等。明火烤，如烤鸭，可使维生素A、B族维生素受到损失，同时还可产生3，4-苯并芘等致癌物，影响身体健康。

2) 上浆挂糊。在经改刀处理后的原料表面挂上一层黏性的淀粉糊，称为上浆挂糊。浆较薄，一般用于爆、炒等烹调方法，糊较厚，一般多用于炸、熘等烹调方法。烹调时，糊糊在原料表面形成一层保护层，可以使原料中的水分和营养素不至于大量溢出，其次保护了营养素不被更多氧化，还使蛋白质不变性过度，同时维生素少受高温影响，以防分解破坏。

3）油温。实验证明，油温在 150~200 摄氏度时炸或炒的食物，营养素的保存率相对较高，如用此油温炒肉丝，其硫胺素保存达 90%左右，核黄素保存近 100%。若油温达 250~350 摄氏度时脂肪的热解和聚合反应加强，可产生脂肪酸的聚合物，如二聚体、三聚体，它们对人体具有一定的毒性。过高温度还增加了维生素的损失率，使肉中的蛋白质焦化，可使色氨酸产生 γ–氨甲基衍生物，这种物质有强烈的致癌性。

4）烹调用具。烹制菜肴的最佳用具是铁锅，它具有下列优点：一是散热慢而传热快，使菜肴能得到充分的加热，可减少菜肴中营养素的破坏，特别是维生素保存率高。二是可给人体补充一部分铁质。

【能力训练】

1. 练习内容

模拟咨询中心，如何向家庭主妇介绍和演示最大程度保留蔬菜的营养。

2. 练习参考

（1）工作准备。

准备常见的新鲜蔬菜，如菠菜、番茄、四季豆等（建议 10 种以上）。

准备炊具、餐具、电子秤、计算器、食物成分表等。

（2）工作程序。

第一步，讲解蔬菜的营养特点。介绍菠菜、番茄、四季豆等蔬菜的自然属性和营养特点；自然属性包括蔬菜属种，生产季节；营养特点包括能量营养素特点，维生素特点，矿物质特点，其他营养特点。

第二步，摘去不可食用部位。去掉烂叶、黄叶和不能食用的部分，选用新鲜、无腐败变质的蔬菜。

第三步，讲解不同烹饪方法营养素的损失率。选择适宜的烹调方法，采用急火快炒、煮、焯水、凉拌等，尽量减少蔬菜中营养素的流失。

第四步，介绍相关技巧。最适烹调方法包括炒、爆、凉拌；可选烹调方法有炖、烧。

炒制时注意要点：可采用急火旺炒或采用勾芡，以最大限度地保留蔬菜中的维生素 B_1、维生素 C 和矿物质。并告之在炒菜时不可为了菜肴的碧绿好看而加碱。

炖制时的营养损失较大，但是儿童、消化不良者可以根据情况选用。炖菜时注意掌握入菜时间，入菜时间越早则维生素损失越大，但口感越软烂。提示如何补充损失的营养素。

第五步，示范和建议。可以生吃的蔬菜，可最大限度保存维生素 C 和 B 族维生素；可用炒或煮蔬菜的制作方法，但需连汤一起食用；四季豆的烹调方法，可用炖或长时间加热的方法，以防止其中皂苷和植物血凝素引起的食物中毒。

第六步，询问理解程度。结合相关知识的内容讲解，询问访问者理解程度，了解他们日常其他使用烹调保护的措施，并给予评价。

第七步，计算营养素含量。总结性地计算菜肴的营养素含量，主要计算热量、蛋白质、碳水化合物、脂肪，还可以加上客户关注的其他营养元素。

【练习任务】

分析食物在烹饪中加工不当会产生哪些有害物质？

子项目三　膳食纤维摄入量评估

【学习目标】

了解常见食物中膳食纤维的含量

了解不同人群膳食纤维的推荐摄入量

能推算膳食纤维的摄入量充足与否并给出合理建议

【知识内容】

膳食纤维是一种多糖，它既不能被胃肠道消化吸收，也不能产生能量。因此，曾一度被认为是一种"无营养物质"而长期得不到足够的重视。

然而，随着营养学和相关科学的深入发展，人们逐渐发现了膳食纤维具有相当重要的生理作用。以至于在膳食构成越来越精细的今天，膳食纤维更成为学术界和普通百姓关注的物质，并被营养学界补充认定为第七类营养素，和传统的六类营养素——蛋白质、脂肪、碳水化合物、维生素、矿物质与水并列。

现代人普遍膳食纤维摄入不足，膳食纤维的保健品也就出来了。吃膳食纤维是越多越健康还是吃多少才合适？怎么知道吃了多少？

一、膳食纤维饮食对健康的意义

众所周知，食物纤维对治疗和预防糖尿病、结肠癌、直肠癌、胃肠道病症、胆固醇高、心脏病、肥胖症具有重要作用。食物纤维可促进大量膨胀的食团通过消化道，使其更容易通过消化系统，利于粪便排出。

可溶性纤维可结合胆盐降低血液胆固醇的水平，血液胆固醇的含量低可降低发生心脏病的危险率。可溶性纤维也可降低糖尿病患者的血糖水平。不可溶性纤维具有促排泄的作用，可加速食物通过胃的速度，也可使粪便膨胀从而加快通过肠道的速度。由于这种原因，使不可溶性纤维具有一定治疗便秘的作用。因为对肠道的调节主要由于膨胀作用而不是增加了粪便中水分的含量，所以，除非采食量过多，一般都不会造成腹泻。

二、膳食纤维的来源和常见食物膳食纤维含量

一些水果（特别是橘子、苹果、香蕉）中含有可溶性纤维，燕麦、豆科植物（豌豆、黄豆及其他豆类）、甘蓝和胡萝卜等蔬菜中都含有可溶性纤维。豆科植物中含有的短链碳水化合物不能被人消化道所消化，但可以被小肠中的菌群消化，会导致肠胃胀气。所有的谷物、小麦、玉米纤维、菜花、芸豆、土豆等很多蔬菜中都含有大量的不可溶性纤维。由于水分含量较高，水果和蔬菜中纤维的含量相对于谷物及其副产品较低。水果中通常含有较多的果胶而蔬菜中纤维素的含量相对较高。谷物特别是麸皮中含有较高的半纤维素。

当从食物中获取的纤维不足时，有多种天然纤维可供补充利用。可供利用的可溶性纤维有欧车前、甲基纤维素、果胶等，见表4-2-7。

表4-2-7 常见食物中膳食纤维的含量

类别	食物名称	膳食纤维含量（克/100克可食部）	类别	食物名称	膳食纤维含量（克/100克可食部）
谷类	麸皮	31.3		魔芋精粉	74.4
	小麦	10.8		白薯干	2
	大麦	9.9	薯类	红薯	1.6
	玉米面	6.2		木薯	1.6
	苦荞麦粉	5.8		粉丝	1.1
	薏米面	4.8		土豆	0.7
	莜麦面	4.6		黄豆	15.5
	黄米	4.4		青豆	12.6
	高粱米	4.3		蚕豆	10.9
	黑米	3.9	干豆类	豌豆	10.4
	玉米糁	3.6		白芸豆	9.8
	玉米（鲜）	2.9		红芸豆	8.3
	荞麦	2.4		赤小豆	7.7
	小麦粉（标）	2.1		黄豆粉	7

续表

类别	食物名称	膳食纤维含量 （克/100 克可食部）	类别	食物名称	膳食纤维含量 （克/100 克可食部）
谷类	薏米	2	干豆类	绿豆	6.4
	青稞	1.8		绿豆面	5.8
	小米	1.6		豆腐丝	2.2
	馒头	1.3		蚕豆（去皮）	1.7
	挂面	0.7		豆腐干（卤）	1.6
	稻米	0.7		豆浆	1.1
	小米面	0.7		腐竹、千张	1
	小麦粉（强）	0.6		香干（豆腐干）	0.8
	米饭（蒸）	0.3		豆腐	0.4
				熏干（豆腐干）	0.3
蔬菜类	发菜（干）	35	水果类	干枣	6.2
	冬菇（干）	32.3		石榴	4.8
	香菇（干）	31.6		芭蕉	3.1
	木耳（干）	29.9		无花果	3
	紫菜（干）	21.6		猕猴桃	2.6
	黄花菜、金针菜	7.7		红玫瑰葡萄	2.2
	海带（干）	6.1		鲜枣	1.9
	蚕豆	3.1		柿子	1.4
	蒜薹	2.5		蜜橘	1.4
	扁豆	2.1		菠萝、芒果	1.3
	蒜苗、苋菜	1.8		草莓	1.1
	西蓝花	1.6		紫葡萄	1
	四季豆、黄豆芽	1.5		白兰瓜	0.8
	青椒、苦瓜	1.4		橙子	0.6
	韭菜、芹菜	1.4		巨峰葡萄	0.4
	茄子	1.3		柑橘	0.4
	茼蒿	1.2		香瓜	0.4
	胡萝卜	1.1		西瓜	0.3
	油菜	1.1	坚果类	大杏仁	18.5
	白萝卜	1		黑芝麻	14
	洋葱头	0.9		烤杏仁	11.8
	白菜	0.8		松子仁	10
	西红柿、黄瓜	0.5		白芝麻	9.8
水果类	红玉苹果	4.7		核桃、榛子	9.5
	梨	3.1		杏仁	8
	红富士苹果	2.1		炒花生仁	6.3
	桃	1.3		花生仁（生）	5.5

续表

类别	食物名称	膳食纤维含量 (克/100 克可食部)	类别	食物名称	膳食纤维含量 (克/100 克可食部)
水果类	苹果	1.2	坚果类	西瓜子仁	5.4
	鸭梨	1.1		南瓜子	4.9
	国光苹果	0.8		葵花子仁	4.5
	雪花梨	0.8		核桃（鲜）	4.3

三、膳食纤维的参考摄入量

成人以每日摄入 30 克左右膳食纤维为宜。美国饮食营养协会（ADA）推荐每个健康的成年人每天摄入 20~35 克膳食纤维。对于 2 岁以上的儿童，建议摄入量为儿童的年龄加 5 克。

四、膳食纤维过量可能的副作用

短时间内摄入大量的纤维素可导致胃气胀腹泻、胃肠疾病等不适症状。摄入过量的可溶性纤维常引起腹泻，加重过敏性肠综合征。食物纤维产生的负面效应主要有降低维生素、矿物元素、蛋白质的吸收率。一些不溶性纤维可与特定的矿物质相结合，如钙、镁、磷、铁等。

五、增加膳食纤维的途径

可通过下列途径帮助达到每天摄入 25~35 克膳食纤维的目标。

1. 早餐多吃高膳食纤维食物

家庭可用小米、绿豆等富含膳食纤维的食物做全谷物早餐，还可以用燕麦片、全麦饼干或全麦膨化食品。

2. 多吃全谷类食品

午餐或晚餐多吃全谷类食品，如全谷麦面点、米饭、二米饭等。

3. 食品多样化

要吃多种食品，这样既可吃到可溶性膳食纤维，也可吃到不溶性膳食纤维。

4. 多吃水果、蔬菜

有些水果如浆果、猕猴桃、无花果、火龙果等可带籽吃，籽中含膳食纤维较高。

5. 多吃整果，少喝果汁

水果中的膳食纤维主要存在于皮和果肉中，而加工果汁时，果皮和果肉已被去掉，果汁几乎不含膳食纤维。所以提倡吃全果整果，或是果蔬汁（包括果皮果肉的全果汁）。

6. 按照食品标签提示，选择高膳食纤维食品

按照食品标签提示，选择低能量、低脂肪、低糖、低碳水化合物的食品，选择高蛋白质、高膳食纤维的食品有利于身体健康。

7. 合理服用补充剂或保健食品（富含膳食纤维）

8. 合理膳食

按照《中国居民膳食宝塔》推荐的食物量，每天摄入蔬菜 500 克，水果 200 克，豆类 50 克，谷薯类 300 克，就能满足膳食纤维的需要量；如果摄入的上述食物量低于推荐量，则可判断膳食纤维摄入不足。

【知识链接】

膳食纤维补充误区

误区一：口感粗糙的食物中才有纤维。根据物理性质的不同，膳食纤维分为可溶性和不可溶性两类。不可溶性纤维主要存在于麦麸、坚果、蔬菜中，因为无法溶解，所以口感粗糙。主要改善大肠功能，包括缩短消化残渣的通过时间、增加排便次数，起到预防便秘和肠癌的作用，芹菜中就含有这种纤维。大麦、豆类、胡萝卜、柑橘、燕麦等都含有丰富的可溶性纤维，能够减缓食物的消化速度，使餐后血糖平稳，还可以降低血液胆固醇水平，这些食物的口感较为细腻，但也有丰富的膳食纤维。

误区二：纤维可以排出废物、留住营养。膳食纤维在阻止人体对有害物质吸收的同时，也会影响人体对食物中蛋白质、无机盐和某些微量元素的吸收，特别是对于生长发育阶段的青少年儿童，过多的膳食纤维，很可能把人体必需的一些营养物质带出体外，从而造成营养不良。所以，吃高纤维食物要适可而止，儿童尤其不能多吃。

误区三：肠胃不好的人要多补充膳食纤维。膳食纤维的确可以缓解便秘，但它也会引起胀气和腹痛。胃肠功能差者多食膳食纤维反而会对肠胃道造成刺激。对成人来说，每天摄入 25~35 克纤维就足够了。

【能力训练】

1. 练习内容

2013 年 5 月 24 日《重庆日报》报道《九成市民膳食纤维摄入量不足》，2013 年 4 月 1 日《北京青年报》报道《别拿膳食纤维不当回事》。

2010~2012 年《中国居民营养与健康状况监测》数据显示，中国居民膳食纤维的摄入水平呈下降趋势，目前平均每标准人每日膳食纤维（不可溶）的摄入量为 11 克，城市与农村基本一致。与中国居民膳食营养素推荐摄入量（DRIs）中膳食纤维的推荐量相比。能达到 AI（25 克）的人群不足 5%。

如何计算每天的膳食纤维摄入量（以自己为例）？如何增加居民的膳食纤维摄入量？

2. 练习参考

（1）工作准备。首先印制并下发膳食纤维摄入量评估表，如表4-2-8。然后准备计算器、电子秤、食物模型等。

表 4-2-8　膳食纤维评估表

食物类	常吃种类	最常吃	平均次/周	摄入量/周	估计膳食纤维摄入量
谷薯类					
蔬菜					
水果					
豆类					
坚果					
补充食品					
其他					
总计					
评价					

（2）工作程序。

程序1，询问膳食情况。应用调查表4-2-7，回顾自己每周摄入的高膳食纤维食物的摄入频率和摄入量。如实填写以下问题（摄入量可以参考食物模型或者直接用真实食物在电子秤称量）：

1）在过去的一个月内，你常吃的主食有哪些？吃得最多的主食是什么？在吃得最多的主食中，平均每周吃几次？每次平均大概吃多少？

2）在过去的一个月内，你都吃过哪些蔬菜？吃得最多的蔬菜是什么？在吃得最多的蔬菜中，平均每周吃几次？每次平均大概吃多少？

3）在过去的一个月内，你都吃过哪些水果？吃得最多的水果是什么？在吃得最多的水果中，平均每周吃几次？每次平均大概吃多少？

4）在过去的一个月内，你都吃过哪些干豆和豆制品？吃得最多的干豆和豆制品是什么？在吃得最多的干豆和豆制品中，平均每周吃几次？每次平均大概吃多少？

5）在过去的半年内，你都吃过哪些坚果？吃得最多的坚果是什么？在吃得最多的坚果中，平均每周吃几次？每次平均大概吃多少？

6）有无服用补充剂（膳食纤维）或其他药物。

程序2，估测膳食纤维水平。根据自己摄入的植物性食物的种类和频率，结合平衡膳食宝塔推荐的食物量和常见食物膳食纤维含量，判断自己每天膳食纤维摄入量水平。

1）按照平衡膳食宝塔推荐的食物量，每天摄入蔬菜 500 克，水果 200 克，豆 50 克，谷类 300 克，才有可能满足膳食纤维的需要量；如果摄入的上述食物量低于推荐量，则可判断膳食纤维摄入量不足。

2）根据上述询问得出的几种摄入量相对最多，摄入频率最高的食物及其膳食纤维的含量，计算平均每天膳食纤维的摄入量，如果低于 20 克，则可判断膳食纤维摄入量不足。

程序 3，建议。根据饮食习惯以及所学内容，推荐方便、切实可行的增加膳食纤维的方案和措施，包括高膳食纤维食物、纤维素补充剂等。

设计饮食方案，特别是高膳食纤维饮食方案。

【练习任务】

探讨食物加工中是否会对膳食纤维含量产生变化？

子项目四　体力活动水平评估

【学习目标】

了解体力活动的定义和分类

掌握运动量和运动强度的评估方式

能对体力活动与锻炼方式给予建议

【知识内容】

随着科学技术的发展，新技术、新设备的应用，机动车辆使用的增加，人们的职业劳动强度降低，久坐少动生活方式增加，体力活动水平逐渐降低。体力活动不足是心血管疾病、糖尿病、肥胖等的主要危险因素之一，因此，许多国家颁布了国家体力活动指南，评价居民体力活动水平，制定体力活动推荐量，以增加人们的体力活动，促进健康。

一、体力活动概要

体力活动一般包括职业劳动、交通中的体力活动，闲暇时间体力活动（包括锻炼）及家务劳动 4 个方面。不同国家、不同组织，针对不同健康促进目的制定的体力活动推荐量表达形式各异，包含的体力活动类型也不相同。其中，以体力活动的频率、时间及强度为表达形式的推荐量及评价标准应用广泛。

二、体力活动分类

1. 有氧运动

有氧运动即为有节奏的动力运动，主要由重复的低阻力运动组成，又称耐力运动，如步行、骑车、游泳等。耐力运动能够提高人体的最大吸氧量，增强耐力素质或身体工作能力。

2. 力量运动

力量运动又称无氧运动或阻力运动，主要由少量的高阻力运动组成，如举重、跳跃、快跑。通过特殊肌肉群的力量练习或循环阻力运动，可以增加肌肉体积、质量和力量。

3. 屈曲和伸展运动

即准备和放松运动。运动时缓慢、柔软、有节奏，可增加肌肉和韧带的柔韧性，预防肌肉和关节损伤。

三、运动量和运动强度

身体活动水平取决于运动的类型、运动的强度、运动持续的时间和运动的频率。

1. 运动量

运动量 = 运动强度 × 运动持续时间 × 运动频率

2. 运动强度

运动强度是以功能的百分数来表示的，包含一个相对于个体运动水平的度量。在日常活动中，常以心率和自觉疲劳程度来判断身体活动/运动强度的大小。

（1）通过心率评定运动强度。见心率评定表（表 4-2-9）。

正常人最大心率 = 220 - 年龄（次/分）

表 4-2-9　心率评定表

计算法	运动量	测量值
按心率增加	大运动量	最大心率×80%以上
	中运动量	最大心率×60%~80%
	小运动量	最大心率×60%以下
按心率恢复	大运动量	运动停止到安静时间：30分钟
	中运动量	运动停止到安静时间：15分钟
	小运动量	运动停止到安静时间：10分钟

（2）日常活动强度分级。日常活动分级见表 4-2-10。

表 4-2-10　日常活动分级

活动强度	耗能	状态	备注
基础代谢		睡觉，躺着不动	
静态状态	0.01 千卡/千克/米	阅读、书写、吃东西、看电视、驾驶	
轻度活动	0.02 千卡/千克/米	准备食物、洗碗盘，沐浴	行速：50 步/分 行速：3 千米/小时
中度活动	0.03 千卡/千克/米	铺床、擦地板、打保龄球	行速：100 步/分 行速：6 千米/小时
较高强度活动	0.06 千卡/千克/米	打网球、慢跑、举重、篮球、足球	
高强度活动	0.1 千卡/千克/米	游泳比赛、跑步、跳绳	

（3）以每天步行的步数分级。按每天步行的步数分类如下：①静态<5000 步；②低强度 5000~7490 步；③中强度 7500~10000 步；④较高强度 10000~12500 步；⑤高强度>12500 步。

（4）以每天运动时间（中等强度运动的时间）分级。按每天运动时间分类如下：①低运动量<30 分钟/天；②中运动量为 30~60 分钟/天；③高运动量>60 分钟/天（或高强度运动 30 分钟/天）。

（5）以每周平均运动量和运动频率判断。低强度不符合下列任何一条；中等强度达到下列任何一条：① 大于 20 分钟/天高强度运动或重体力活动>3 天/周；②步行>30 分钟/天，体力活动>5 天/周；③步行>30 分钟/天，体力活动>7 天/周；④步行或重高强度活动>5 天/周，运动量>600 梅脱×分钟/周。

代谢当量梅脱 = 1 千卡/小时/千克

高强度达到以下任何一种状态：①高强度运动/体力活动>3 天，总运动量>1500 梅脱×分钟/周；②每天步行或中等强度或高强度运动>7 天/周。

总运动量 > 3000 梅脱×分钟/周

四、不同运动项目能量消耗（千卡/小时）

不同运动的能量消耗见表 4-2-11。

表 4-2-11　不同运动的能量消耗

运动项目	能量消耗（千卡/小时）
步行	420
自行车	504
慢跑	700
太极拳	820

续表

运动项目	能量消耗（千卡/小时）
游泳	1554
排球	820
足球	630
羽毛球	630
篮球	860
乒乓球	630

【知识链接】

评价运动强度用"呼吸指数"，呼吸指数分为四级：一级现象为正常呼吸，没有不适；二级现象为呼吸加快，但可以与人正常交谈；三级现象为呼吸急促，还可以交谈但有困难；四级现象为气喘，甚至伴有胸闷等其他不适。

建议有氧训练时强度应该在二级或三级，一级强度太低，四级则是减慢速度和强度的标志。

【能力训练】

1. 训练内容

通过本次课学习的方法，对自己七日身体活动水平调查和评估。

2. 训练参考

（1）工作准备。准备身体活动记录表（见表 4-2-12）、计步器。

表 4-2-12　24 小时身体活动记录表

时间	活动记录		
	持续时间（分钟）	活动内容	活动水平
午夜 12 点到早上			
总的持续时间	1440（必须是 1440 分钟，即一天的 24 小时周期） 其中，中强度活动、高强度活动时间为 ＿＿＿ 分钟		

（2）工作程序。

1）填表。记录两天身体活动内容。①先在每天的身体活动记录日记工作表（表 4-2-12）上写上姓名和日期，并注明是星期几，工作日还是周末。②记录每天的身体活动从早上 12 点（午夜）开始，至下个午夜结束；或从早上起床时开始至第二天早上起床时结束，连续 24 小时。③按时间顺序，以流水账方式记录每一项活动持续的时间和内容，以及活动水平（根据身体活动强度分级记录）。④仅记录中强度活动、高强度活动时间即可。⑤如果是体育锻炼可以根据心率、步数等评定活动水平。

2）计算每天身体活动水平。连续填表 7 天计算平均每天中强度活动、高强度活动的时间。根据 7 天的身体活动记录，将每天中强度活动、高强度活动的时间相加，除以 7，得出平均每天身体活动水平。

3）分析活动频率、时间和强度。根据连续 7 天 24 小时身体活动记录（见表 4-2-13），选择每个能反映身体活动的习惯，并在相应的选择栏画"√"（注意是每周平均量，而不是随意一天的量）。

表 4-2-13　每周身体活动统计表

如游泳、快走	记分
活动频率（天/周）	
小于	0
1	1
2	2
3	3
4	4
5~7	5
活动持续时间（分钟）	
小于 5	0
5~14	1
15~29	2
30~44	3
45~59	4
≥60	5
活动强度（由工作人员填写）	
没有变化	0
几乎没有变化（如慢走、打保龄球、瑜伽）	1
有轻微的变化（打乒乓球、走路、打高尔夫球）	2
中等增加（休闲自行车、快走、轻松持续游泳）	3
间歇性呼吸加快、大量出汗（网球单打、篮球、壁球）	4
持续呼吸加快、大量出汗（慢跑、越野滑雪、跳绳等）	5

4）计算活动指数。将以下三项评分相乘，计算活动指数：

活动指数 = 活动频率评分 × 活动持续时间评分 × 活动强度评分

5）身体活动水平评估。①按平均每天活动时间评估：低强度<30 分钟；中

等强度为 30~60 分钟；高强度>60 分钟。②按活动指数评估：静态状态<15；低强度为 15~24；中强度为 25~40；活跃为 41~60；很活跃>60。通过以上两种方法判断自己的体力活动水平。

【练习任务】

单纯记录每天的锻炼，通过心率也可以估算自己的体力活动水平。请同学们通过心率记录法来测算自己的体力活动水平。

项目三

食品营养标签解读与制作

【内容提要】

营养标签到底有多重要？很容易解释：2013 年 1 月 1 日起，《预包装食品营养标签通则》（以下简称《通则》）将正式执行，市场上销售的预包装食品必须标注其营养成分，不标或标识不合格的产品都得下架。

也就是说没有营养标签，商家的食品就不准卖。

所谓食品营养标签，就是在食品的外包装上标注营养成分并显示营养信息，以及适当的营养声称和健康声明。一般来说，食品营养标签包括营养成分（营养信息）、营养声称和健康声明三大部分。只标明营养成分的为一般性食品标签，而食品营养标签必须标明营养成分的含量及其占日摄入量的百分比，也就是营养信息。

解读营养标签是选购预包装食品的重要方法。制作营养标签则要求科学、真实，并且要进行严谨的分析。

子项目一　食品营养标签解读

【学习目标】

能够正确解读营养标签

能够判断营养标签的缺陷

能够通过营养标签了解食物营养价值

【知识内容】

一、食品营养标签基本概念

评价一种食品的营养价值，可以从食品的配料、营养成分表、营养声称等几个方面进行参考。其中食品配料表明食品原料的基本构成和配比，营养成分和声称则表明了该食品的营养组成与特点。

能量是指食品中的供能物质在人体代谢中产生的能量。

能量（千卡）= 4 × 蛋白质 + 4 × 碳水化合物 + 9 × 脂肪 + 3 × 有机酸 + 7 × 乙醇（酒精）+ 2 × 膳食纤维

蛋白质 = 总氮量 × 氮折算系数

粗脂肪 = 甘油三酯 + 磷脂 + 固醇 + 色素等

总脂肪 = 脂肪酸甘油三酯 1 + 脂肪酸甘油三酯 2 + ……

碳水化合物 = 食品总质量 – pro – fat – 水分 – 灰分（计算能量还应减去膳食纤维）

碳水化合物 = 淀粉 + 糖

1. 预包装食品

预包装食品指预先定量包装或装入（灌入）容器中向消费者直接提供。

2. 食品标签

食品标签指包装的文字、图形、符号以及说明物，显示或说明食品的特征、作用、保存条件与期限，食用人群与食用方法以及其他有关信息。从某种意义上来讲食品标签是食品的一张"身份证"。

3. 食品营养标签

食品营养标签指在食品的外包装上向消费者提供食物营养特性的一种描述，向消费者提供食品营养成分信息和特性的说明包括营养成分表、营养声称和营养成分功能声称，是消费者最简单、最直接获取营养知识的途径，也是均衡膳食，提高公众健康的基础性内容。

4. 食品标签标准和食品营养标签的关系

在我国，食品通用标签标准先于食品营养标签的制定。食品标签的内容更注重食品安全问题，如生产商、生产日期、保存期、产品的质量等。消费者可根据生产商的信誉、生产保存期等选择产品。

食品营养标签，是消费者了解产品营养成分和营养特性、相关营养知识的重要途径。不同的食用人群应根据产品的营养特点选择不同的预包装食品。如婴儿选择婴儿配方奶粉，糖尿病人选择无糖的食品，高脂血症患者选择低脂肪、低胆固醇的产品。

从概念上，食品标签包含了食品营养标签，从内容上，食品标签和食品营养标签分别从不同的角度为消费者提供选择预包装食品的依据。

二、食品标签标准解读（《食品通用标签标准》（GB7718-2004））

强制性标示包括食品名称、配料表、净含量及固形物含量、制造者、经销者的名称和地址、日期标志和贮藏期、产品标准号以及质量（品质）等级。

非强制性标示包括批号、食用方法、能量、营养素。

《规范》仿照美国对健康声称的管理，要求营养素含量"高"、"强化"的食品及营养素补充剂标注可耐受最高摄入量（UL），并注明"超过该值对健康不利"；功能声称使用固定用语模式有助于避免产品通过文字技巧夸大宣传、误导消费者。

1. 必须标注的

必须标注能量和4种核心营养成分，即能量、蛋白质、脂肪总量（饱和脂肪酸、不饱和脂肪酸）、总碳水化合物和钠。食品企业对能量和4种核心营养素的标示应当比其他营养成分的标示更为醒目。

2. 可以标注的

可以标注的营养成分有能量、蛋白质、脂肪（饱和脂肪酸、不饱和脂肪酸）、胆固醇、碳水化合物、糖、膳食纤维（可溶性和不可溶性膳食纤维）、维生素14种和矿物质14种（钠、钙、钾、镁、磷、铁、锌、碘、硒、铜、氟、铬、锰、钼）。标示上款规定的营养成分不得改变名称。

3. 标注形式
营养成分的含量以每100毫升、每100克或每份中的实际"数值"标示。

4. 营养素参考值

营养素参考值（NRV）的百分比按占每份含量的多少标示。营养标签中营养成分标示应当以每100克（毫升）或每份食品中的含量数值标示，并同时标示所含营养成分占营养素参考值（NRV）的百分比。2008年5月，中国卫生部颁布的"食品营养标签管理规范"说明营养素参考值（NRV）是食品营养标签上比较食品营养成分含量多少的参考标准，是消费者选择食品时的一种营养参照尺度。"食品营养标签管理规范"提供了食品标签营养素参考值（NRV），标准营养素参考值是依据我国居民膳食营养素推荐摄入量（RNI）（见表4-3-1）和适宜摄入量（AI）制定的。

表4-3-1　营养素参考值日推荐摄入量表

营养素参考值日推荐摄入量标准			
	营养素参考值/天		营养素参考值/天
能量和宏量营养素			
能量	8400千焦或2000千卡	泛酸	5毫克
蛋白质	（60克）	生物素	30微克
脂肪	<60克	胆碱	450毫克
饱和脂肪酸	<20克	矿物质	
胆固醇	<300毫克		
总碳水化合物	300克	钙	800毫克

续表

营养素参考值日推荐摄入量标准			
	营养素参考值/天		营养素参考值/天
膳食纤维	25 克	磷	
维生素		钾	2000 毫克
维生素 A	800 微克（当量）	钠	2000 毫克
维生素 D	5 微克	镁	300 毫克
维生素 E	14 微克	铁	15 毫克
维生素 K	80 毫克	锌	15 毫克
维生素 B$_1$	1.4 毫克	碘	150 微克
维生素 B$_2$	1.4 毫克	硒	50 微克
维生素 B$_6$	1.4 毫克	铜	1.5 毫克
维生素 B$_{12}$	2.4 微克	氟	1 毫克
维生素 C	100 毫克	铬	50 微克
烟酸	14 毫克	锰	3 毫克
叶酸	400 微克	钼	40 微克

注：1. 蛋白质、脂肪、碳水化合物供能分占总能量的 13%、27% 与 60%。

5. 豁免的产品

食品的每日食用量不足 10 克或 10 毫升；生肉、生鱼、生蔬菜和水果；包装总面积小于 10 平方厘米的食品；现制现售的食品；酒精含量大于等于 0.5% 的产品；其他法律、行政法规、标准规定可以不标示标签的食品。

三、营养声称

利用任何声明、建议或暗示来表示食品具有特定的营养特性，包括：营养素名称及含量的声称；营养素生理功能的声称；特定营养需要人群的声称，如糖尿病人食品、儿童食品；其他营养特性的声称，如标签文字中包含有"营养"、"营养强化"、"营养强化食品"。

1. 含义

（1）营养素含量声称。能量或者某营养素含量"高"、"富含"、"低"、"无"等的声称。

（2）含量比较声称。能量或者某营养素与基准食物或者参考数值相比"减少"或"增多"的声称。

（3）营养属性声称。食品原料特性的声称，如"强化"、"增加"、"多维"的食品等。

在标示营养成分的同时必须符合相关标准的规定。

2. 当含量显著时才可以用声称

营养素含量声称应当执行《营养标签标示和健康声称》的有关规定。

3. 营养声称的标示

含量比较声称中必须用倍数或质量百分数标示所声称的差异，增加或减少的实际含量应当在≥25%以上，被比较的基准食物或数值应当符合下列要求：①比较的基准食物为消费者普遍认识，属于不同加工或形式的同种或同类的食品。②被比较的参考数值仅指膳食营养素参考数值（NRV）涉及的营养素。

4. 健康声称

三种健康声称中允许营养功能声称。食品营养标签中对某营养素维持人体正常生长、发育和生理功能作用的声称。

5. 健康声称调整和扩大

根据科学发展和实际情况需要由国务院卫生行政部门负责调整和扩大营养声称内容。

【知识链接】

国外食品营养标签标示

美国。营养标签采用的"食品单位"都是最符合人们生活习惯的量度单位，如一杯、一勺等。该单位后面也标注了精确的公制单位，如"克"，目的就是为了直观，也方便人们与类似产品进行比较。

英国。为了让消费者更能看懂营养标签，英国推广了"交通灯标签"，即在食物包装的正面以红、黄、绿三色标志来显示食物中含有的特定营养素含量的高、中或低等级。

澳洲和部分欧洲国家。推行了"营养素度量法"，即由专业第三方机构根据不同人群的营养需要先制定出营养成分组合模式，比如健康食品、低脂食品、低钠食品等，只有当食物符合这一模式，才可做出相应的营养标签，方便消费者选购。

【能力训练】

1. 训练内容

现有某营养麦片的食品标签，标注内容见表4-3-2。

该营养麦片富含9种维生素，6种矿物质，富含膳食纤维，丰富的钙质及帮助钙质吸收的维生素D_3，更低糖分。有益消化系统健康，防止便秘。有益骨骼健康。配料为全小麦粉、大米、大麦麦芽精、白砂糖、玉米粉、食盐、植脂末、稳定剂、低聚糖、矿物质、各种维生素、香兰素。

请完成下列操作：

（1）指出该产品已表达的营养标签信息。

（2）计算该麦片中蛋白质的质量指数（假设为40岁以下，轻体力男性食

表 4-3-2 该麦片每 100 克营养成分表

营养成分	每 100 克平均含量	每份 25 克平均含量
能量（千焦）	1554	390
脂肪（克）	5.6	1.4
蛋白质（克）	6.7	1.7
碳水化合物（克）	72.5	18.1
膳食纤维（克）	≥3.0	≥0.75
低聚糖（克）	≥3.0	≥0.75
维生素（毫克）	≥80	≥20
钙（毫克）	600	150

用），并对蛋白质、碳水化合物进行营养价值评价。

（3）描述该产品的营养特点。

2. 训练参考

（1）该产品已达的营养标签信息，包括营养成分表、营养声称和营养成分功能声称。

营养成分表指食物中含有的具有健康益处的成分，如每 100 克平均含量：能量 1554 千焦、脂肪 5.6 克、蛋白质 6.7 克、碳水化合物 72.5 克、膳食纤维≥3.0克、低聚糖≥3.0 克、9 种维生素、6 种矿物质。

营养声称指对食物营养特性的建议或说明，如富含膳食纤维，丰富钙质及帮助钙质吸收的维生素 D_3，更低糖分。

营养成分功能声称（健康声明）指食物或食物成分与人体健康关系的建议或说明，如有益消化系统健康，防止便秘，有益骨骼健康。

（2）计算该麦片中蛋白质的质量指数，并对蛋白质、碳水化合物进行营养价值评价。

蛋白质质量指数计算：INQ = 麦片营养素密度÷麦片能量密度 = $(6.7÷75)/$ $(1554÷10040) = 0.576 < 1$

对麦片蛋白质进行营养评价：麦片中蛋白质的含量仅为 6.7/100 克，且为植物蛋白质，赖氨酸含量较低，生物利用率较低，并通过计算：INQ<1，故蛋白质的营养价值较低。对碳水化合物进行营养评价：麦片中碳水化合物含量为 72.5 克/100 克，主要为淀粉，在人体内消化率高，营养价值较好，并含有较多的膳食纤维，有益肠道系统健康，防止便秘。

（3）描述该产品的营养特点。本产品含有丰富的可溶性膳食纤维、钙质及帮助钙质吸收的维生素 D_3，并含有低聚糖。因而产品有益于消化系统的健康，防止便秘，并有益于骨骼健康。

【练习任务】

在超市寻找预包装食品，解读 3 款袋装牛奶的营养标签。

子项目二　食品营养标签制作

【学习目标】

掌握制作营养标签的基本要求和方法

能够制作饼干的营养标签

【知识内容】

一、营养标签标示项目

营养标签标示项目与标示顺序见表 4-3-3 和表 4-3-4。

表 4-3-3　标示项目（基本格式）

■	能量
■	蛋白质
■	脂肪
■	——反式脂肪（酸）**
■	碳水化合物
■	钠

表 4-3-4　标示项目与顺序

■	能量	□	维生素 B$_{12}$
■	蛋白质	□	维生素 C
■	脂肪	□	烟酸
□	——饱和脂肪（酸）	□	叶酸
□	——不饱和脂肪（酸）	□	泛酸
□	——反式脂肪（酸）	□	生物素
□	胆固醇	□	胆碱
■	碳水化合物	□	磷
□	——糖	□	钾

续表

□	膳食纤维	□	镁
□	——可溶性膳食纤维	□	铁
□	——不溶性膳食纤维	□	锌
■	钠	□	碘
□	钙	□	硒
□	维生素 A	□	铜
□	维生素 D	□	氟
□	维生素 E	□	铬
□	维生素 K	□	锰
□	维生素 B_1	□	钼
□	维生素 B_2	■	水分*
□	维生素 B_6	■	灰分*

■：必须标示项目
□：自愿标示项目

注：** 反式脂肪（酸）：当食品中加入氢化油脂时为必须标示项目。
* 水分、灰分：数据用于计算碳水化合物，是必须检测的项目，不标示。

二、营养声称

1. 含量声称或比较声称使用要求和条件

使用含量声称或比较声称，必须满足表 4-3-5 所给出的能量或任一营养成分的含量要求，并符合其限制性条件。

表 4-3-5　营养声称使用条件

项目	声称方式	含量要求	限制性条件
能量	减少或减能量	与基准食品相比减少 25% 以上	基准食品应为消费者熟知的同类食品
	低能量	≤170 千焦/100 克固体 ≤80 千焦/100 毫升液体	
	无或零能量	≤17 千焦/100 克（固体）或 100 毫升（液体）	
蛋白质	低蛋白质	来自蛋白质的能量 ≤总能量的 5%	总能量指每 100 克或每份
	蛋白质来源、含有蛋白质或提供蛋白质	每 100 克的含量≥10% NRV 每 100 毫升的含量≥5% NRV 或者 每 420 千焦的含量≥5% NRV	
	高蛋白质、富含蛋白质或蛋白质丰富	"来源"的两倍以上	
脂肪	低脂肪	≤3 克/100 克固体；≤1.5 克/100 毫升液体	
	减少或减脂肪	与基准食品相比减少 25% 以上	基准食品的定义同上
	脱脂	液态奶和酸奶：脂肪含量≤0.5% 奶粉：脂肪含量≤1.5%	仅指乳品类

续表

项目	声称方式	含量要求	限制性条件
脂肪	零、无或不含脂肪	≤0.5 克/100 克（固体）或 100 毫升（液体）	1. 指饱和脂肪及反式脂肪的总和 2. 其提供的能量占食品总能量的 10%以下
	低饱和脂肪	≤1.5 克/100 克固体 ≤0.75 克/100 毫升液体	
	零、无或不含饱和脂肪	≤0.1 克/ 100 克（固体）或 100 毫升（液体）	指饱和脂肪及反式脂肪的总和
	瘦	脂肪含量≤10%	仅指畜肉类和禽肉类
胆固醇	减少或减胆固醇	与基准食品相比减少 25%以上	基准食品的定义同上
	低胆固醇	≤20 毫克/100 克固体 ≤10 毫克/100 毫升液体	应同时符合低饱和脂肪的声称含量要求和限制性条件
	无或不含、零胆固醇	≤0.005 克/100 克（固体）或 100 毫升（液体）	
糖	减少或减糖	与基准食品相比减少 25%以上	基准食品的定义同上
	低糖	≤5 克/100 克（固体）或 100 毫升（液体）	
	无或不含糖	≤0.5 克/100 克（固体）或 100 毫升（液体）	
钠	低钠	≤120 毫克/100 克或 100 毫升	
	极低钠	≤40 毫克/100 克或 100 毫升	
	无或不含、零钠	≤5 毫克/100 克或 100 毫升	
钙或其他矿物质	钙其他来源 或含有钙其他或提供钙其他	每 100 克中≥15% NRV 每 100 毫升中≥7.5% NRV　或者 每 420 千焦中≥5% NRV	
	高或富含其他或其他他的良好来源	"来源"的两倍以上	
	增加、加或减少、减其他	与基准食品相比增加或减少 25%以上	基准食品的定义同上
维生素	其他来源 或含有其他 或提供其他	每 100 克中≥15% NRV 每 100 毫升中≥7.5% NRV　或者 每 420 千焦中≥5% NRV	
	高或富含维生素	"来源"的两倍以上	
	增加、增或减少、减维生素	与基准食品相比增加或减少 25%以上	基准食品的定义同上
	多维	含量符合上述相应来源的含量要求	添加 3 种以上的维生素
膳食纤维	膳食纤维来源或含有膳食纤维	≥3 克/ 100 克 ≥1.5 克/ 100 毫升	膳食纤维总量符合其含量要求；或者可溶性膳食纤维、不溶性膳食纤维或单体成分任一项符合含量要求
	高或富含膳食纤维或良好来源	"来源"的两倍以上	

续表

项目	声称方式	含量要求	限制性条件
碳水化合物	增加或减少	与基准食品相比增加或减少 25%以上	基准食品的定义同上
	减少或减乳糖	与基准食品相比减少 25%以上	
	低乳糖	乳糖含量≤2 克/100 克（毫升）	仅指乳品类
	无乳糖	乳糖含量≤0.5 克/100 克（毫升）	

2. 营养成分功能声称使用要求和条件

根据食品的营养特性，可选用表 4-3-6 中一条或多条功能声称的标准用语。以下用语不得删改和添加。（完整标准用语内容请参考《食品营养标签管理规范》）

表 4-3-6　营养素功能声称标准用语

营养素	营养素功能声称标准用语
能量	人体需要能量来维持生命活动 机体的生长发育和一切活动都需要能量 适当的能量可以保持良好的健康状况
蛋白质	蛋白质是人体的主要构成物质并提供多种氨基酸 蛋白质是人体生命活动中必需的重要物质，有助于组织的形成和生长 蛋白质有助于构成或修复人体组织 蛋白质有助于组织的形成和生长 蛋白质是组织形成和生长的主要营养素
脂肪	脂肪提供高能量 每日膳食中脂肪提供的能量占总能量的比例不宜超过 30% 脂肪是人体的重要组成成分 脂肪可辅助脂溶性维生素的吸收 脂肪提供人体必需脂肪酸 饱和脂肪：饱和脂肪可促进食物中胆固醇的吸收；饱和脂肪摄入量应少于每日总脂肪的 1/3，过多摄入有害健康 过多摄入饱和脂肪可使胆固醇增高，摄入量应少于每日总能量的 10%
碳水化合物	碳水化合物是人类生存的基本物质和能量主要来源 碳水化合物是人类能量的主要来源 碳水化合物是血糖生成的主要来源 膳食中碳水化合物应占能量的 60%左右
钠	钠能调节机体水分，维持酸碱平衡 中国营养学会建议每日食盐的摄入量不要超过 6 克 钠摄入过高有害健康
钙	钙是人体骨骼和牙齿的主要组成成分，许多生理功能也需要钙的参与 钙是骨骼和牙齿的主要成分，并维持骨骼密度 钙有助于骨骼和牙齿的发育 钙有助于骨骼和牙齿更坚固
铁	铁是血红细胞形成的因子 铁是血红细胞形成的必需元素 铁对血红蛋白的产生是必需的

续表

营养素	营养素功能声称标准用语
锌	锌是儿童生长发育必需的元素 锌有助于改善食欲 锌有助于皮肤健康
维生素 A	维生素 A 有助于维持暗视力 维生素 A 有助于维持皮肤和黏膜健康
维生素 C	维生素 C 有助于维持皮肤和黏膜健康 维生素 C 有助于维持骨骼、牙龈的健康 维生素 C 可以促进铁的吸收 维生素 C 有抗氧化作用
维生素 D	维生素 D 可促进钙的吸收 维生素 D 有助于骨骼和牙齿的健康 维生素 D 有助于骨骼形成
膳食纤维	膳食纤维有助于维持正常的肠道功能

【能力训练】

1. 训练内容

制作青椒炒鸡蛋的营养标签。

2. 训练参考

（1）餐饮营养标签定义。以餐饮服务菜品营养标签为主要内容，显示菜品的营养特性和相关营养学信息，是向消费者提供餐饮菜品营养成分信息和特征的说明。包括营养成分表、营养声称和营养成分功能声称。

（2）标示数值获得方式。数据可通过菜品原料成分计算获得。是根据菜品原料的配比，用中国食物营养成分表、相关数据库中相似的同类菜品的成分数据，计算出产品的营养成分含量。

（3）工作程序。

1）计算菜肴营养成分含量。对原料进行预处理，除去籽、皮，沥干水分，称重。查食物成分表，获得青椒和鸡蛋的营养数据填入表 4-3-7，可食部以 100%计。

表 4-3-7　菜肴营养素含量

原料	重量（克）	能量（千卡）	蛋白质（克）	脂肪（克）	碳水化合物（克）	钠（毫克）
青椒						
鸡蛋						
食盐						
食用油						
总计						
每百克						

2）营养素参考数值计算。计算菜肴营养成分含量占推荐摄入量的百分比是进行营养声称的基础，计算公式如下：

$$某营养素\%NRV = \frac{某营养素含量 \times 单位重量}{该营养素 NRV} \times 100\%$$

3）营养声称选择。根据食品中营养成分占推荐摄入量的比例，按照声称要求条件判断是否允许进行声称，并挑选适宜的营养声称内容和用语。

本例中可以选择表4-3-8检查蛋白质含量是否可用声称。

表4-3-8 可用营养声称判断表

营养素	声称内容	钙含量要求	实际含量	判断
蛋白质	低蛋白	来自蛋白质的能量 ≤总能量的5%		×
	蛋白质来源、含有蛋白质或提供蛋白质	每100克的含量≥10% NRV 每100毫升的含量 ≥5% NRV 或者 每420千焦的含量 ≥5% NRV		√
	高蛋白质、富含蛋白质或蛋白质丰富	"来源"的两倍以上		×

4）营养标签核定和归档。最终根据营养素参考数值计算和营养声称判断，绘制营养标签，并把所有检验单、计算值和报告等填入表4-3-9归档。

表4-3-9 营养标签核定表

项目	每100克（毫升）或每份	NRV%
能量	千焦	%
蛋白质	克	%
脂肪	克	%
碳水化合物	克	%
钠	毫克	%

【练习任务】
制作山楂、胡萝卜汁饮料营养标签。

项目四

食品营养价值分析

【内容提要】

评价食物的营养价值有很多种方法，如感官的、化学的、物理的。甚至包括动物实验或人体实验。根据前人大量的研究经验，其中最基本的是判定食物营养素的含量、形式是否可满足人体需要，以及满足的程度；另外在消化吸收利用率、血糖调节甚至抗氧化能力等保健功能方面作用。

评定食物营养价值可以帮助我们全面了解各种食物的天然组成成分；了解在加工过程中食物营养素的变化；指导人们科学选购食物和合理配置营养平衡的膳食。

子项目一　能量密度和营养密度评价

【学习目标】

掌握能量密度和营养质量指数的概念

能利用食品标签数据计算食品能量密度

能通过营养质量指数用于食物营养指导和咨询

【知识内容】

能量能够维持机体生命，很多营养素的生理功能都体现在机体的能量代谢上。反过来，如果能量摄入过高而营养素摄入过低，则造成了多余的能量负荷，导致肥胖、各种慢性病的发病率增加。因此，在综合评价一种食物时，需要在了解食物能量值的同时，把食物中的营养素与其提供的能量结合在一起，以判断食物能量和营养素之间的供求关系。营养质量指数（INQ）就是这样一个指标，人们可以根据 INQ 值的大小直观地对食物营养质量进行判断，而且 INQ 最大的特点就是可以按照不同人群的营养需求分别进行计算。

1. 食物中能量密度计算

不同的食物能量差别极大，一般按能量由高到低排列有油脂、油料种子干果、肉类、淀粉类食物，这些都是高能量食品；而蔬菜水果能量较低。

为直观表示食品所提供的能量多少，可采用能量密度进行评估。选用 100 克食物为计量单位，根据食物标签的能量数值或者计算的能量数值，查询推荐的成人能量参考摄入量，根据公式求出能量密度。

$$能量密度 = \frac{一定量食物提供的能量值}{能量推荐摄入量}$$

不同种类食物的能量密度各不相同，这是了解不同食物能量高低，对人体满足程度的一个简单分析方法。长期食用低能量和能量密度低的食物，会影响儿童生长发育；长期食用高能量和能量密度高的食物，则容易造成成人体重过重或肥胖。

2. 营养质量指数计算方法

营养质量指数是一种结合能量和营养素对食物进行综合评价的方法，它能直观、综合地反映食物能量和营养素需求的情况。

1）计算 INQ。INQ 的计算首先在求出能量密度之后，同理求出某一个所关心的营养素密度，两者相除，得到 INQ 数值。INQ 是评价食物营养的简明指标。

$$营养素密度 = \frac{一定量食物提供的营养素含量}{相应营养素推荐摄入量}$$

$$食物营养质量指数（INQ） = \frac{营养素密度}{能量密度}$$

2）INQ 评价标准。

INQ = 1，表示食物提供营养素的能力与提供热能的能力相当，二者满足人体需要的程度相等，为"营养质量合格食物"。

INQ < 1，表示该食物提供营养素的能力小于提供热能的能力，长期食用此食物，会发生该营养素不足或供能过剩的危险，为"营养价值低食物"。

INQ > 1，表示该食物提供营养素的能力大于提供能量的能力，为"营养质量合格食物"，特别适合体重超重和肥胖者选择。

INQ 最大的特点就是因人而异，即要根据不同人群的营养需求来分别计算。同一个食物，对于一组正常人群可能是合格的，而对于肥胖人群可能就不是合格的。

【能力训练】

1. 训练内容

方便面和面包营养质量评价。

2.训练参考

（1）工作准备。①准备好两种市售产品，如方便面和面包。此产品标签应至少具有能量和某维生素、某矿物质的含量，如蛋白质、脂肪、水分等。也可以查找食物成分表，选择合适的食物举例。②《中国居民膳食营养素参考摄入量》表。③计算器、笔、纸等。

（2）工作程序。

1）查看食品标签数据。根据产品食品标签，在营养成分表一栏查找能量、营养素并记录在表4-4-1中。推荐摄入量需要针对目标人群选择，然后查表获得数据，例如我们可以选择成年男性，则能量推荐量为2400千卡，蛋白质推荐量为75克。

表4-4-1　食品标签数据表1

项目	每100克（毫升）或每份	NRV%	推荐摄入量
能量	千焦	%	
蛋白质	克	%	
脂肪	克	%	
碳水化合物	克	%	
钠	毫克	%	

2）计算营养质量指数。按公式分别计算能量密度、营养素密度和食物营养质量指数。

面包能量密度 = 100克面包能量（千卡）/2400千卡

面包蛋白质营养密度 = 100克面包蛋白质含量（克）/75克

依此类推，分别计算主要营养素，填写表4-4-2。

表4-4-2　食品标签数据表2

项目	营养素 INQ
能量	
蛋白质	
脂肪	
碳水化合物	
钠	

3）进行评价。分别根据营养素的 INQ 评价面包和方便面的营养价值。

【练习任务】

练习计算包括薯片在内的三种零食针对 8 岁女孩的 INQ，分析零食营养价值。

子项目二 碳水化合物评价

【学习目标】

了解食物碳水化合物的类型差异

掌握血糖生成指数的应用和评价方法

【知识内容】

一、血糖生成指数（GI）

1. 食物 GI 的概念

"血糖生成指数"（Glycemic Index，GI），简称"升糖值"。是指与标准化食物（通常指葡萄糖）对比，检测某一食物被人摄入后，引起血糖上升的速率。

高 GI 的食物，进入胃肠后消化快、吸收率高，葡萄糖释放快，葡萄糖进入血液后峰值高，也就是血糖升得高；低 GI 食物，在胃肠中停留时间长，吸收率低，葡萄糖释放缓慢，葡萄糖进入血液后的峰值低，下降速度也慢，简单说就是血糖比较低。因此，用食物血糖生成指数，合理安排膳食，对于调节和控制人体血糖大有好处。一般来说只要一半的食物从高血糖生成指数，替换成低血糖生成指数，就能获得显著改善血糖的效果。

当血糖生成指数在 55 以下时，可认为该食物为低 GI 食物；当血糖生成指数在 55~75 之间时，该食物为中等 GI 食物；当血糖生成指数在 75 以上时，该食物为高 GI 食物。

【知识链接】

研究结果表明，GI 与 2 型糖尿病的发生、发展有一定关系。长期高 GI 饮食，可使机体对胰岛素需求增加，增加糖尿病发病风险。动物实验显示，用高 GI 饲料喂养的小鼠比用低 GI 饲料喂养的小鼠更早产生胰岛素抵抗。

美国护士健康研究对 65173 名女性随访 6 年，结果显示，在校正了年龄、体质指数、运动量、能量和谷类纤维摄入量后，2型糖尿病发生的危险随膳食 GI 的增加而增高，GI 增加 15 单位和 20 单位时，2 型糖尿病的相对危险分别为 1.37（95% 可信区间为 1.09~1.71）和 1.47（95% 可信区间为 1.16~1.86）。卫生专业人员随访研究对 42759 名正常人的饮食状况随访 6 年，统计分析显示食物 GI 与糖尿病发病危险呈正相关，其结果与护士健康研究结果相似。

2. 影响 GI 的因素

理论上，影响 GI 的因素非常多，主要有以下几方面：

（1）食物中碳水化合物的类型。简单地说，单糖是直接吸收的，GI 值高于多糖。支链淀粉比直链淀粉消化快，GI 值较高。

（2）食物中其他成分含量的影响。食物中的其他成分如脂肪和蛋白质含量能延缓食物的吸收速率，从而降低 GI。但需注意的是，脂肪比例的增高可增加热量摄入，增加动脉粥样硬化风险，蛋白质比例的增高则增加肾脏负担，因此应按比例进行限制。增加食物中膳食纤维的含量则不仅有利于降低 GI，还有改善肠道菌群等作用。

（3）食物的形状和特征。较大颗粒的食物需经咀嚼和胃的机械磨碎过程，延长了消化和吸收的时间，血糖反应是缓慢、温和的形式。

（4）食物的加工烹饪方法。不同的加工烹饪流程、方法会影响食物的消化率。一般来说，加工越细的食物，越容易被吸收，升糖作用也越大。另外，烹调的方法也很重要，同样的原料烹调时间越长，食物的 GI 也越高。

（5）酸能延缓食物的胃排空率，延长进入小肠的时间，故可以降血糖，在各类型的醋中发现红曲醋最好，同时柠檬汁的作用也不可忽视。

3. 科学降低 GI

（1）应选择低 GI 和中 GI 的食物。尽量不用或少用单糖和双糖类，严格限制纯糖食品、甜点等。

（2）要合理搭配食物。选择高 GI 食物时，可以搭配低 GI 食物混合食用，如粗杂粮的 GI 值较低，但适口性较差细粮 GI 值较高，粗细粮搭配，既可以改善口感，又可以降低 GI。食物 GI 值见表 4-4-3。

表 4-4-3　主要食物的血糖生成指数（GI）

食物	GI	食物	GI
葡萄糖	100.0	煮黄豆	18.0
苹果	36.0	苹果汁	41.0
绵白糖	83.8	炖豆腐	31.9
梨	36.0	橘汁	52.0
蔗糖	65.0	绿豆	27.2

续表

食物	GI	食物	GI
桃	28.0	葡萄汁	48.0
巧克力	49.0	胡萝卜	71.0
樱桃	22.0	可乐饮料	40.3
果糖	23.0	南瓜	75.0
葡萄	43.0	芬达	34.0
蜂蜜	73.0	雪魔芋	17.0
李子	24.0	冰激凌	61.0
面条	81.6	芋头	47.7
葡萄干	64.0	全麦面包	69.0
富强粉馒头	88.1	青椒	<15.0
猕猴桃	52.0	生菜	<15.0
柑	43.0	饼干	70.0
大米饭	83.2	菜花	<15.0
柚子	25.0	油酥饼干	64.0
糙米饭	70.0	芹菜	<15.0
菠萝	66.0	多油蛋糕	54.0
粗玉米面粥	50.9	黄瓜	<15.0
芒果	55.0	酥皮糕点	59.0
小米粥	61.5	茄子	<15.0
香蕉	52.0	爆玉米花	55.0
煮土豆	66.4	西红柿	<15.0
西瓜	72.0	花生	14.0
煮红薯	76.7	菠菜	<15.0
牛奶	27.6	汉堡包	61.0
炸薯条	60.0	莴笋	<15.0
加糖酸奶	48.0	三鲜饺子	28.0

（3）选择科学的加工与烹调方法。粮食在精加工过程中，不仅会损失一些营养素，同时由于研磨颗粒变细，更利于吸收，GI 值也增高，如糙米饭 GI 值为70，精米饭 GI 值为 83.2。另外，α 糖苷酶抑制剂等能通过抑制碳水化合物在小肠上部的分解，对于以碳水化合物为主的中国饮食结构来说，可以直接降低食物GI 值。

（4）避免盲目认为碳水化合物升糖速度快而过于严格限制主食，并过多食用高蛋白质及高脂肪食物。这种做法只注意到即时血糖效应，而忽略了总能量、脂肪摄入量增加的长期危害。

（5）由于随着碳水化合物摄入量的增加，人体内的胰岛素反应会随着碳水化合物摄入量增高而增高，血糖不会无限制地增加，长期高胰岛素反应加重胰腺负担，易引发胰岛素抵抗型糖尿病。因此，食用含高碳水化合物饮食时，选择低食物血糖生成指数食物对降低胰岛素分泌相当重要。

【知识链接】

小窍门自制低"血糖生成指数"食物

1. "粗"粮不要细作

从食物血糖生成指数的概念出发，控制粮食碾磨的精细程度非常关键。以面包为例，白面包食物血糖生成指数为 70，但掺入 75%~80% 大麦粒的面包为 34，所以，提倡用粗制粉或带碎谷粒制成的面包代替精白面包。

2. 简单就好

在厨房要"懒"点，蔬菜能不切就不切，豆类能整粒吃就不要磨。蔬菜也是一样，一般薯类、蔬菜等不要切得太小或成泥状。宁愿多嚼几下，肠道多运动，对血糖控制有利。

3. 多吃膳食纤维

可溶性膳食纤维有许多种，日常可直接买到的有魔芋。另外，多选用天然膳食纤维丰富的蔬菜，如芹菜、竹笋等。木耳、菇类也是较好来源。

4. 增加主食中的蛋白质

如一般的小麦面条食物血糖生成指数为 81.6，强化蛋白质的意大利细面条食物血糖生成指数为 37，加鸡蛋的小麦扁面条为 55。典型的意大利通心粉用含蛋白质高的硬粒小麦颗粒粉制成，食物血糖生成指数仅 46。饺子是北方常用食物，蛋白质、纤维都高，也是低食物血糖生成指数食品。

5. 急火煮，少加水

食物的软硬、生熟、稀稠、颗粒大小对食物血糖生成指数都有影响。因此，除非营养治疗的特殊需要外，谷类煮熟必须经过长时间高温。因此加工时间越长，温度越高，水分多，糊化就越好，食物血糖生成指数也越高。

6. 吃点醋

食物经发酵后产生酸性物质，可使整个膳食的食物血糖生成指数降低。在副食中加醋或柠檬汁是简便易行的方法。

7. 高低搭配

高食物血糖生成指数与中食物血糖生成指数的食物与低食物血糖生成指数的食物一起，可以制作一个中食物血糖生成指数膳食。而高与高在一起当然就只能是高了。

二、血糖负荷（GL）

餐后血糖水平除了与碳水化合物的血糖指数（GI）高低有关外，还与食物中所含碳水化合物的总量有密切关系。GI 高的食物，如果碳水化合物含量很少，尽管其容易转化为血糖，但其对血糖总体水平的影响并不大。单纯以 GI 高低选择食物可能会产生错误。例如南瓜的 GI 值为 75，属于高 GI 食物，但事实上南瓜中碳水化合物的含量很少，每 100 克南瓜中仅含有 5 克碳水化合物，故日常食用量并不会引起血糖的大幅度变化。

由此看来，GI 值仅仅反映碳水化合物的"质"，并未反映出实际摄入碳水化合物的"量"，脱离碳水化合物含量及食物总体积、含水量等因素，仅看 GI 意义不大。1997 年，美国哈佛大学学者萨美隆（Salmerón）等将摄入碳水化合物的"质"和"量"结合起来，提出了一个新的概念，即血糖负荷（glycemic load，GL）。

食物 GL 是指特定食物所含碳水化合物的质量（克）与其血糖生成指数（GI）值的乘积，一般以克为计量单位。

GL = GI × 碳水化合物含量（克）/100

GL 指导人们膳食有三个判定标准：①当 GL 大于或等于 20 时为高 GL，提示食用的相应重量的食物对血糖的影响明显；②当 GL 在 10~20 时为中 GL，提示食用的相应重量的食物对血糖的影响一般；③当 GL 小于或等于 10 时为低 GL，提示食用的相应重量的食物对血糖的影响不大。

如果不想因为食物影响血糖，可依据 GL<10 的低负荷标准计算想要进食食品的安全量。例如，一个糖尿病患者想吃 200 克西瓜，那么，他可以依据三个参数了解西瓜对血糖有没有影响：

（GL<10、每 100 克西瓜含碳水化合物 5.5 克、西瓜 GI=72）计算一下，便知道是否可吃了，即 5.5 × 2 × 0.72 = 7.92 < 10，结果表明对血糖没有明显的影响，可以放心地进食这 200 克西瓜。

【能力训练】

1. 训练内容

计算一份混合食物的血糖生成指数和血糖负荷。

2. 训练参考

（1）工作准备。以一餐膳食为例，准备一杯牛奶（200 毫升）、半个馒头（50克）、一碗面条（150 克）；准备血糖生成指数表、食物成分表；准备计算器、记录纸。

（2）工作程序。

1）查阅食物碳水化合物含量和质量比。查阅食物成分表，查出膳食中每种食物的碳水化合物含量和膳食纤维含量，将碳水化合物减去膳食纤维量获得可利用碳水化合物含量（A）；根据混合膳食中每种配料求食物的重量（B），计算每种配料提供的碳水化合物量（C = A × B/100），以及混合膳食中的碳水化合物总量（∑C）；计算各配料提供的碳水化合物质量百分比（D = C/∑C × 100%）（见表 4-4-4）。

表 4-4-4　混合食物碳水化合物含量及重量比

食物名称	可利用碳水化合物 A（克/100 克）	重量	C=A×B/100	占一餐碳水化合物质量比 D（%）
一杯牛奶	3.4	200 毫升	6.8	10.2
半个馒头	47.0	50 克	23.5	35.2
一碗面条	24.3	150 克	36.5	54.6
总计	∑C=66.8			

2）混合食物 GI 计算。查阅资料，按照食物分类、名称、加工方法等，尽可能查找每种食物匹配的 GI 值；将每种食物的 GI 乘以占一餐中碳水化合物质量比（D），计算该食物对一餐总 GI 的贡献；将每种食物对 GI 的贡献相加得出一餐食物的总 GI（见表 4-4-5）。

表 4-4-5　混合膳食生糖指数的计算

食物名称	食物 GI	占一餐碳水化合物质量比 D（%）	对一餐 GI 的贡献
一杯牛奶	27.6	10.2	27.6×10.2%=2.8
半个馒头	88.0	35.2	31.0
一碗面条	37.0	54.6	20.2
总计			54.0

3）食物 GL 计算。根据公式计算 GL：

GL = 食物 GI × 摄入该食物的实际可利用碳水化合物的含量（克）

本例中 GL = 54.0% × 66.8 = 36.1

4）提出建议。综合 GI 与 GL 对混合膳食总 GI 进行评价，并结合它们的应用及意义，提出不同人群及不同情况下选择食物时的建议。

根据 GI、GL 分级和评价标准，本例中一餐 GI 为 50.7，属低 GI 膳食，GL 为 35，大于 20，属高 GL 食物；说明此餐为低 GI 膳食，但也不能食用过量。

【练习任务】

大致计算一下自己当日早餐的混合 GI 和 GL。

附 录

中国居民膳食营养素参考摄入量表 (DRIs)

附表1 能量和蛋白质的 RNIs 及脂肪供能比

年龄	能量 #				蛋白质		脂肪
	RNI/兆焦		RNI/千卡		RNI/克		占能量 百分比/%
	男	女	男	女	男	女	
0~	0.4 兆焦/千克		95 千卡/千克 *		1.5~3g/ (kg·d)		45~50
0.5~							35~40
1~	4.60	4.40	1100	1050	35	35	
2~	5.02	4.81	1200	1150	40	40	30~35
3~	5.64	5.43	1350	1300	45	45	
4~	6.06	5.83	1450	1400	50	50	
5~	6.70	6.27	1600	1500	55	55	
6~	7.10	6.67	1700	1600	55	55	
7~	7.53	7.10	1800	1700	60	60	25~30
8~	7.94	7.53	1900	1800	65	65	
9~	8.36	7.94	2000	1900	65	65	
10~	8.80	8.36	2100	2000	70	65	
11~	10.04	9.20	2400	2200	75	75	
14~	12.00	9.62	2900	2400	85	80	25~30
18~							20~30
体力活动 PAL▲							
轻	10.03	8.80	2400	2100	75	65	
中	11.29	9.62	2700	2300	80	70	
重	13.38	11.30	3200	2700	90	80	

续表

年龄	能量 #				蛋白质		脂肪
	RNI/兆焦		RNI/千卡		RNI/克		占能量百分比/%
	男	女	男	女	男	女	
孕妇		+ 0.84		+200	+5，+15，+20		
乳母		+ 2.09		+500		+20	
50~							20~30
体力活动 PAL▲							
轻	9.62	8.00	2300	1900			
中	10.87	8.36	2600	2000			
重	13.00	9.20	3100	2200			
60~					75	65	20~30
体力活动 PAL▲							
轻	7.94	7.53	1900	1800			
中	9.20	8.36	2200	2000			
70~					75	65	20~30
体力活动 PAL▲							
轻	7.94	7.10	1900	1700			
中	8.80	8.00	2100	1900			
80~	7.74	7.10	1900	1700	75	65	20~30

注：# 各年龄组能量的 RNI 值与其 EAR 值相同。

* 为 AI 值，非母乳喂养应增加 20%。

PAL▲，体力活动水平。

（凡表中数字缺如之处表示未制定该参考值）

附表 2　常量和微量元素的 RNIs 或 AIs

年龄	钙 Ca AI /毫克	磷 P AI /毫克	钾 K AI /毫克	钠 Na AI /毫克	镁 Mg AI /毫克	铁 Fe AI /毫克 (男)	铁 Fe AI /毫克 (女)	碘 I RNI /微克	锌 Zn RNI /毫克 (男)	锌 Zn RNI /毫克 (女)	硒 Se RNI /微克	铜 Cu AI /毫克	氟 F AI /微克	铬 Cr AI /微克	锰 Mn AI /毫克	钼 Mo AI /微克
0~	300	150	500	200	30	0.3		50	1.5		15 (AI)	0.4	0.1	10		
0.5~	400	300	700	500	70	10		50	8		20 (AI)	0.6	0.4	15		
1~	600	450	1000	650	100	12		50	9		20	0.8	0.6	20		15
4~	800	500	1500	900	150	12		90	12		25	1	0.8	30		20
7~	800	700	1500	1000	250	12		90	13.5		35	1.2	1	30		30
11~	1000	1000	1500	1200	350	16	18	120	18	15	45	1.8	1.2	40		50
14~	1000	1000	2000	1800	350	20	25	150	19	15.5	50	2	1.4	40		50
18~	800	700	2000	2200	350	15	20	150	15	11.5	50	2	1.5	50	3.5	60
孕妇 早期	800	700	2500	2200	400	15		200	11.5		50					
孕妇 中期	1000	700	2500	2200	400	25		200	16.5		50					
孕妇 晚期	1200	700	2500	2200	400	35		200	16.5		50					
乳母	1200	700	2500	2200	400	25		200	21.5		65					
50~	1000	700	2000	2200	350	15		150	11.5		50	2	1.5	50	3.5	60

(凡表中数字缺如之处表示未制定该参考值)

附表 3　脂溶性和水溶性维生素的 RNIs (推荐摄入量) 或 AIs (适宜摄入量)

年龄	维生素A RNI 微克 RE	维生素D RNI 微克	维生素E AI 毫克 α~TE*	维生素B$_1$ RNI 毫克	维生素B$_2$ RNI 毫克	维生素B$_6$ AI 毫克	维生素B$_{12}$ AI 微克	维生素C RNI 毫克	泛酸 AI 毫克	叶酸 RNI 微克 DFE▲	烟酸 RNI 毫克 NE△	胆碱 AI 毫克	生物素 AI 微克
0~	400 (AI)	10	3	0.2 (AI)	0.4 (AI)	0.1	0.4	40	1.7	65 (AI)	2 (AI)	100	5
0.5~	400 (AI)	10	3	0.3 (AI)	0.5 (AI)	0.3	0.5	50	1.8	80 (AI)	3 (AI)	150	6
1~	500	10	4	0.6	0.6	0.5	0.9	60	2.0	150	6	200	8
4~	600	10	5	0.7	0.7	0.6	1.2	70	3.0	200	7	250	12
7~	700	10	7	0.9	1.0	0.7	1.2	80	4.0	200	9	300	16
11~	700	5	10	1.2	1.2	0.9	1.8	90	5.0	300	12	350	20
14~	男 800 / 女 700	5	14	男 1.5 / 女 1.2	男 1.5 / 女 1.2	1.1	2.4	100	5.0	400	男 15 / 女 12	450	25
18~	男 800 / 女 700	5	14	男 1.4 / 女 1.3	男 1.4 / 女 1.2	1.2	2.4	100	5.0	400	男 14 / 女 13	450	30
孕妇 早期	800	5	14	1.5	1.7	1.9	2.6	100	6.0	600	15	500	30
孕妇 中期	900	10	14	1.5	1.7	1.9	2.6	130	6.0	600	15	500	30
孕妇 晚期	900	10	14	1.5	1.7	1.9	2.6	130	6.0	600	15	500	30
乳母	1200	10	14	1.8	1.7	1.9	2.8	130	7.0	500	18	500	35
50~	男 800 / 女 700	10	14	1.3	1.4	1.5	2.4	100	5.0	400	13	450	30

注：RE 为视黄醇当量。
α~TE* 为 α~生育酚当量。
DFE▲为膳食叶酸当量。
NE△为烟酸当量。
(凡表中数字缺如之处表示未制定该参考值)

附表 4　某些微量营养素的 ULs

年龄(岁)	钙/毫克	磷/毫克	镁/毫克	铁/毫克	碘/微克	锌/毫克	硒/微克	铜/毫克	氟/毫克	铬/毫克	锰/毫克	钼/微克	维生素A/微克RE	维生素D/微克	维生素B₁/毫克	维生素C/毫克	叶酸/微克DFE	烟酸/毫克NE*	胆碱/毫克
0~				10			55		0.4							400			600
0.5~				30		13	80		0.8							500			800
1~	2000	3000	200	30		23	120	1.5	1.2	200		80			50	600	300	10	1000
4~	2000	3000	300	30		23	180	2.0	1.6	300		110	2000	20	50	700	400	15	1500
7~	2000	3000	500	30	800	28	240	3.5	2.0	300		160	2000	20	50	800	400	20	2000
11~	2000	3500	700	50	800	男37 女34	300	5.0	2.4	400		280	2000	20	50	900	600	30	2500
14~	2000	3500	700	50	800	男42 女35	360	7.0	2.8	400		280	2000	20	50	1000	800	30	3000
18~	2000	3500	700	50	1000	男45 女37	400	8.0	3.0	500	10	350	3000	20	50	1000	1000	35	3500
孕妇	2000	3000	700	60	1000	35	400						2400	20		1000	1000		3500
乳母	2000	3500	700	50	1000	35	400							20		1000	1000		3500
50~	2000	3500	700	50	1000	男37 女37	400	8.0	3.0	500	10	350	3000	20	50	1000	1000	35	3500

注：NE* 为烟酸当量。
DFE 为膳食叶酸当量。
*60 岁以上磷的 UL 为 3000 毫克。
NE△为叶酸当量。
(凡表中数字缺如之处表示未制定该值)

营养学基础与应用

附表 5 蛋白质及某些微量营养素的 EARs

年龄/岁	蛋白质(克/千克)	锌/毫克(男/女)	硒/微克	维生素A RE*/微克	维生素D/微克	维生素B₁/毫克(男/女)	维生素B₂/毫克(男/女)	维生素C/毫克	叶酸/微克 DFE
0~	2.25~1.25	1.5		375	8.88*				
0.5~	1.25~1.15	6.7		400	13.8*				
1~		7.4	17	300		0.4	0.5	13	320
4~		8.7	20			0.5	0.6	22	320
7~		9.7	26	700		0.5	0.8	39	320
11~		13.1/10.8	36	700		1/0.7	1/1		320
14~		13.9/11.2	40			1/0.9	1.3/1	13	320
18~	0.92	13.2/8.3	41			1.4/1.3	1.2/1	75	320
孕妇 早期		8.3	50						
中期		5	50			1.3	1.45	66	520
晚期		5	50						
乳母	0.18	10	65			1.3	1.4	96	450
50~	0.92							75	320

注：RE* 为视黄醇当量。

#DFE 为膳食叶酸当量。

*0~2.9 岁南方为 8.88 微克，北方地区为 13.8 微克。

（凡表中数字缺如之处未表示未制定该参考值）

参考文献

[1] 葛可佑. 中国营养师培训教材. 北京：人民卫生出版社，2005.

[2] 葛可佑. 中国营养科学全书. 北京：人民卫生出版社，2004.

[3] 葛可佑. 公共营养师（基础知识）. 北京：中国劳动社会保障出版社，2012.

[4] 葛可佑. 公共营养师（国家职业资格三级）. 北京：中国劳动社会保障出版社，2012.

[5] 蔡威. 临床营养学. 上海：复旦大学出版社，2012.

[6] 劳动和社会保障部. 国家职业资格标准　公共营养师（试行），2004.

[7] 杨月欣. 中国食物成分表（2004）. 北京：北京大学医学出版社，2005.

[8] 赵霖. 营养配餐员（基础知识）. 北京：中国劳动社会保障出版社，2007.

[9] 赵霖. 营养配餐员（中级技能·高级技能·技师技能）. 北京：中国劳动社会保障出版社，2007.

[10] 任淑华. 营养学基础与应用. 大连：大连海事大学出版社，2009.

[11] 刘爱月. 食品营养与卫生. 大连：大连理工大学出版社，2012.

[12] 王丽琼. 食品营养与卫生. 北京：化学工业出版社，2011.

[13] 中国营养学会. 中国居民膳食指南（2007）. 拉萨：西藏人民出版社，2009.

[14] 中国营养学会. 中国居民膳食营养素参考摄入量. 北京：中国轻工业出版社，2000.

[15] 中华人民共和国卫生部. 食品营养标签管理规范，2008.

后 记

　　《营养学基础与应用》课程是大连职业技术学院"课程教学基本资源"建设立项课程。在历时一年的建设过程中，项目组整理了大量授课资料、培训资料和案例。经过大量企业调研，重新建立了《营养学基础与应用》课程项目化教学体系，编写授课教案35万字，PPT资料和视频资料1GB。本书就是在这样一个基础上编写的。

　　在组稿过程中，我们尽力将优秀的教学项目、教学成果收录于教材中，但在交付全部书稿之后，总觉得本书还有很多不完美的地方。基于工作过程，项目化教学的改革和课程开发是一个系统工程，需要反复的验证和修正。由于本人能力和水平有限，加之时间仓促，难免出现不妥之处，还希望项目化教学教材开发方面的专家和同行给予指导和帮助。

　　感谢项目组的同事为本教材的诞生所做的大量扎实而细致的工作，感谢大连职业技术学院为本书的出版提供了平台和资助，感谢家人的理解和支持。